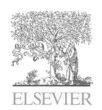

ELSEVIER

自身免疫性疾病系列手册（第10卷）

自身免疫性疾病之抗磷脂综合征

第2版

Antiphospholipid Syndrome in Systemic Autoimmune Diseases

著者 [西]理查德·塞韦拉　[西]杰拉德·埃斯皮诺萨　[英] 芒瑟·哈马什塔

主审 陈子江　王海燕

主译 赵爱民　吕良敬

上海交通大学出版社
SHANGHAI JIAO TONG UNIVERSITY PRESS

内容提要

本书引进自爱思唯尔公司，原著自2009年第1版问世以来，一直受到人们的高度关注。本书为第2版，中文翻译由山东大学附属生殖医院陈子江院士、北京大学第三医院王海燕教授主审，上海交通大学医学院附属仁济医院赵爱民教授、吕良敬教授主译，并组织了20多位资深专家和学者合力翻译。

本书共19章，内容涉及抗磷脂抗体综合征（APS）的历史、分类、诊断、遗传学和表观遗传特征、血清学标记，各系统的临床表现、新型抗凝药物的使用、风险评估以及预后等诸多内容。

本书对促进和规范我国APS和抗磷脂抗体携带者相关疾病的发病机制研究和诊疗工作具有积极影响，可供风湿免疫科、妇产科、血管外科等相关专业的医生和研究人员参考。

图书在版编目（CIP）数据

自身免疫性疾病之抗磷脂综合征：第2版/（西）理查德·塞韦拉，（西）杰拉德·埃斯皮诺萨，（英）芒瑟·哈马什塔著；赵爱民，吕良敬主译.—上海：上海交通大学出版社，2021.10
　　ISBN 978-7-313-25442-9

　　Ⅰ.①自⋯　Ⅱ.①理⋯　②杰⋯　③芒⋯　④赵⋯　⑤吕⋯　Ⅲ.①自身免疫病—血栓栓塞—综合征—诊疗　Ⅳ.①R593.2

　　中国版本图书馆CIP数据核字（2021）第184932号

自身免疫性疾病之抗磷脂综合征（第2版）
Antiphospholipid Syndrome in Systemic Autoimmune Diseases (Second Edition)

著　　者：[西]理查德·塞韦拉　[西]杰拉德·埃斯皮诺萨　[英]芒瑟·哈马什塔
主　　译：赵爱民　吕良敬
出版发行：上海交通大学出版社　　　　　　　　地　　址：上海市番禺路951号
邮政编码：200030　　　　　　　　　　　　　电　　话：021-64071208
印　　制：上海锦佳印刷有限公司　　　　　　　经　　销：全国新华书店
开　　本：889 mm×1194 mm　1/16　　　　　印　　张：15
字　　数：359千字
版　　次：2021年10月第1版　　　　　　　　印　　次：2021年10月第1次印刷
书　　号：ISBN 978-7-313-25442-9
定　　价：138.00元

版权声明

编译委员会

主　审　陈子江　王海燕

主　译　赵爱民　吕良敬

译　者（按姓氏笔画排序）

卜　军　上海交通大学医学院附属仁济医院心内科

王君颖　上海交通大学医学院附属仁济医院血液科

王　晗　上海交通大学医学院附属仁济医院血管外科

卢燕鸣　上海交通大学医学院附属仁济医院儿科

成扶雨　上海交通大学医学院附属仁济医院心内科

吕良敬　上海交通大学医学院附属仁济医院风湿免疫科

杨邵英　上海交通大学医学院附属仁济医院风湿免疫科

扶　琼　上海交通大学医学院附属仁济医院风湿免疫科

肖世金　上海交通大学医学院附属仁济医院妇产科

张　岚　上海交通大学医学院附属仁济医院血管外科

张晓欣　上海交通大学医学院附属仁济医院妇产科

陈丹丹　上海交通大学医学院附属仁济医院风湿免疫科

陈心竹　重庆医科大学

陈晓翔　上海交通大学医学院附属仁济医院风湿免疫科

范超凡　上海交通大学医学院附属仁济医院风湿免疫科

周　密　上海交通大学医学院附属仁济医院风湿免疫科

郑嘉懿　上海交通大学医学院附属仁济医院风湿免疫科

赵爱民　上海交通大学医学院附属仁济医院妇产科

柏文心　上海交通大学医学院附属仁济医院妇产科

钟　华　上海交通大学医学院附属仁济医院血液科

殷翰林　上海交通大学医学院附属仁济医院风湿免疫科

康晓敏　云南省第一人民医院生殖医学中心

熊　苗　上海交通大学附属第六人民医院妇产科

中文版前言

　　抗磷脂综合征（APS）是导致反复妊娠丢失以及诸多不良妊娠和生殖失败的最常见自身免疫疾病之一。由于缺乏对 APS 的基础和临床知识的全面了解，国内对有生育要求的 APS 患者和/或抗磷脂抗体携带者的诊疗存在诸多不规范的现象，诊疗不足、诊疗过度包括过度解读有关实验室检查结果、滥用免疫抑制剂、低分子肝素抗凝和 IVIG 治疗等现象普遍存在。这些都会对患者的治疗结果产生不利的影响，甚至存在巨大的安全隐患。解决这些问题就需要临床工作者系统学习并充分掌握 APS 有关的基础理论、临床诊疗知识和最新进展，只有不断学习，不断更新理论和知识，才能在临床实践中为患者提供最科学的诊疗决策，使患者在最大程度上获益。

　　Antiphospholipid Syndrome in Systemic Autoimmune Diseases 第 1 版自 2009 年问世以来，一直受到人们的高度关注。如今该书的第 2 版已经出版近 5 年。为了让更多的基础与临床工作者全面了解 APS 的有关问题，我们很荣幸地组织了有关人员对该书进行了中文版的翻译工作。该书共包含 19 章，内容全面系统，有深度、有广度，有经典、有进展，涉及 APS 的历史、分类、诊断、遗传学和表观遗传特征、血清学标记，各系统的临床表现、新型抗凝药物的使用、风险评估以及预后等诸多内容。我们相信该书中文版的问世必将进一步促进和规范我国 APS 和抗磷脂抗体携带者相关疾病的发病机制研究和诊疗工作。

　　在中文版《自身免疫性疾病之抗磷脂综合征》即将出版之际，我要衷心感谢每位译者的辛勤付出和不懈努力，感谢主审山东大学附属生殖医院首席专家陈子江院士、北京大学第三医院王海燕教授对翻译稿件的逐一审查，他们严谨治学的态度令我钦佩和感动。感谢出版社的各位同仁对本书的出版所付出的一切。

　　由于时间仓促和翻译水平有限，不足之处难免，恳请广大读者批评指正。

赵爱民

2021 年 4 月　上海

译者序

抗磷脂综合征，这个被风湿病学家们昵称为APS的疾病，是一个令人困惑却又引人入胜的神秘领域。自第1版面世，*Antiphospholipid Syndrome in Systemic Autoimmune Diseases*便成为自身免疫性疾病相关经典著作中的一颗璀璨明珠。

从APS的历史到对临床诊断的思考，从遗传学和表观遗传特征到血清学标记，从各系统的累及到新型抗凝药物的使用，从不同人群的APS表现到风险评估和合并症……本书全面而系统地阐述和解析了APS的机制和表现，并将APS近年来的新进展一一呈现。正如书中所说，这本书讲述了我们"已知的和正在探索的"。

四月芳菲，*Antiphospholipid Syndrome in Systemic Autoimmune Diseases*第2版的中译本《自身免疫性疾病之抗磷脂综合征》终于面世，愿为致力于APS的研究者和临床实践者带来更详尽的信息。衷心感谢每位编译者的辛勤付出和不懈努力。我也深切地期望，APS的机制研究和临床诊治，将在不远的未来取得更长足的进步。

我们，会一直走在探索的道路上。

吕良敬

2021 年 4 月于上海

英文第 2 版前言

自本书第 1 版出版以来，人们对抗磷脂综合征（APS）有了更进一步的认识。

目前，在 APS 血栓形成机制方面已经取得了许多重要进展，包括 β_2 糖蛋白 I（已证明针对其结构域 I 的抗体可能更具有致血栓性）结构特性的相关性研究和补体的参与机制等方面都取得了重要进展，抗磷脂抗体（aPL）诱导的血栓形成的更多的机制被揭示，比如"二次打击"现象和遗传方面的作用、APS 与其他自身免疫性疾病如干燥综合征以及桥本病的关联等已逐渐被认识。

在本版中，详细描述了 APS 在神经病学领域的重要研究进展（包括自主神经病变、颞叶癫痫和睡眠障碍等）。还重点关注了 APS 与心脏缺血的风险增加之间的关联。可以肯定的是，aPL 检测将成为促进 45 岁以下女性心绞痛患者康复的关键措施。

虽然关于 APS 的研究取得了很多重要进展，但是临床上仍然存在很多困惑，值得进一步研究，如 APS 与多发性硬化症的临床鉴别、aPL 与骨折之间的相关性、APS 妊娠未解决的问题（比如，APS 与死胎的关系，如何解释流产 3 次后才考虑 aPL 检测等问题）。

在治疗方面，尽管在临床上使用时间很短，但新型的口服抗凝剂的出现无疑拓展了人们对 APS 治疗手段的视野。

我认为临床上还有一个关键的问题就是"血清学阴性 APS"患者如何管理？临床上，这些患者在抗凝治疗后的临床结局通常与 aPL 阳性患者一样。但这些患者如何诊断、如何识别？比如在偏头痛患者、产科患者以及年轻女性心脏病患者中究竟有多少"血清学阴性的 APS"未被识别出来。我相信，这些问题将会通过 APS 研究者们之间的通力合作得到回答。塞韦拉（Cervera）、埃斯皮诺萨（Espinosa）和哈马什塔（Khamashta）三位博士强调他们非常愿意与本书的所有作者开展合作。

Graham Hughes

（graham.hughes@hcaconsultant.co.uk）

2016 年 3 月 2 日写于

伦敦狼疮研究中心

致　谢

理查德·塞韦拉博士希望把这本书献给
他的妻子卡姆以及女儿玛塔和劳拉；
杰拉德·埃斯皮诺萨博士
希望把本书献给他的妻子苏珊娜以及女儿朱莉娅和埃利亚；
芒瑟·哈马什塔博士希望把本书献给他的妻子弗朗西丝卡。

目　录

第 1 章　抗磷脂综合征的历史及分类
History, Classification, and Subsets of the Antiphospholipid Syndrome

Roger A Levy[a], Jose A Gómez-Puerta[b] and Ricard Cervera[c]　著

张晓欣　赵爱民　译

1.1　前言

　　抗磷脂综合征（antiphospholipid syndrome, APS）是以静脉和动脉血栓（常同时发生）或病态妊娠（流产、胎儿死亡及早产）为表现，血清中存在抗磷脂抗体（antiphospholipid antibodies, aPL）即狼疮抗凝物（lupus anticoagulant, LA）、抗心磷脂抗体（anticardiolipin antibodies, aCL）和（或）抗β_2糖蛋白I（anti-β_2 glycoprotein-I，抗β_2GP I）抗体的综合征。APS可发生在既无临床表现，又无实验室证据的患者（原发性或孤立性APS）中，也可与其他疾病相关，多继发于系统性红斑狼疮（SLE），少数与其他自身免疫疾病、感染、药物和恶性肿瘤有关。此外，还有一种少见的灾难性APS(CAPS)，患者病程从几天到几周，进展迅速。其他APS亚型还包括微血管病APS（MAPS）和血清学阴性APS。

1.2　历史回顾

　　Wassermann等人[1]发现一种针对先天性梅毒胎儿肝细胞乙醇提取物中抗原的反应性抗体。Pangborn[2]发现该抗原是一种磷脂，命名为心磷脂，并利用含有磷脂酰胆碱和胆固醇的心磷脂混合物，发展了各种沉淀补体固定技术，用来检测这种反应性抗体。

　　在第二次世界大战期间，没有临床疾病证据、梅毒血清学结果呈阳性的患者被鉴定出来。研究发现急性感染，例如疟疾或心内膜炎可能导致假阳性结果。1955年，有研究发现心内膜炎患者中SLE的发病率非常高[3]。

---

a　Department of Rheumatology, Hospital Universitário Pedro Ernesto, Universidade do Estado do Rio de Janeiro, Rio de Janeiro, Brazil

b　Grupo de Inmunología Celular e Inmunogenética, Sede de Investigación Universitaria, Universidad de Antioquia, Medellín, Colombia

c　Department of Autoimmune Diseases, Hospital Clínic, Barcelona, Catalonia, Spain

1952年，在2名SLE患者血清中发现了一种在体外实验中有抗凝作用的凝血抑制物，且该抗凝物与梅毒假阳性血清学试验结果有关，该物质可以被磷脂在血浆中中和吸收[4]。1972年，该抗凝物被命名为LA。LA尽管在体外有抗凝作用，但在体内却有促凝作用，与血栓的发生密切相关[5]。

20世纪80年代初，G.R.V.休斯及其同事在伦敦哈默史密斯医院进行进一步研究，并建立发展了固相免疫分析技术，用于aCL的检测[6]。研究发现，IgG型aCL与血栓形成之间存在高度相关性，aCL与LA之间也存在密切关联[7]。这些发现进一步加深了人们对后来被命名为APS的认识[8]。1987年，研究发现，一些并没有狼疮或抗核抗体（ANA）阳性的患者发展为APS。这些患者被归类为原发性APS（primary APS, PAPS）[9]，也被称为孤立性APS。1989年，有2个实验小组同时发表了关于PAPS的正式描述[10,15]。2007年，在意大利佛罗伦萨举办的国际aPL大会上，PAPS被正式命名为APS；"继发"的APS是指与其他系统性自身免疫性疾病相关的APS。

20世纪90年代初，有3个研究小组通过酶联免疫吸附试验（ELISA）同时发现aPL需要血浆蛋白中的一种"辅助因子"（β_2GPⅠ）才能与心磷脂结合，这一发现是APS研究中的重大进展。之后还发现了包括凝血酶原（prothrombin, PT）等其他辅助因子。1992年，Asherson发现了一类存在广泛凝血障碍的患者，这类患者主要是全身广泛小血管受累，并迅速导致多器官衰竭，被命名为灾难性抗磷脂综合征（CAPS）[11]。

1.3 APS 的分类

1999年，在日本札幌举行的专家研讨会提出并发布了APS初步的分类诊断标准[12]。鉴于临床表现和发病机制的多样性，会议一致认为有必要对APS分类诊断标准达成共识，这有助于APS的诊断和治疗。2004年，在澳大利亚悉尼举办的第十一届国际大会对APS的分类诊断标准提出了一些修改建议，如实验室标准增加了抗β_2GPⅠ抗体检测，抗体必须间隔在12周后复查予以证实。在这次修订中，尽管没有增加新的临床标准，但强调了APS的一些特征性的临床表现，如心脏瓣膜受累、网状青斑、血小板减少、APS肾病和非血栓性中枢神经系统表现[13]（见表1.1）。APS国际特别工作组积极倡议与在得克萨斯州加尔维斯顿举办的第十三届大会合作，并在巴西里约热内卢举办的第十四届大会上继续合作，建议在ACR/EULAR（美国风湿病学会/欧洲风湿病联盟）的支持下对APS的分类标准做进一步修订，目前正在研究中。

表1.1　APS修订版分类标准

临床标准
1. 血管性血栓[a]
任何组织或器官发生一次或一次以上动脉、静脉或小血管栓塞；血栓形成必须通过影像学、多普勒检测或组织病理学检查证实，但形成浅表静脉血栓除外；组织病理学还必须证实血管壁附有血栓，但没有明显炎症反应
2. 病理妊娠
a. 发生一次或多次在妊娠第10周或超过10周不明原因形态正常的死胎，正常形态学必须通过超声或胎儿直接检查证实； b. 发生一次或多次在妊娠34周前形态正常的新生儿早产，原因:(ⅰ)子痫或重度子痫前期，或(ⅱ)胎盘功能不全[b]； c. 在妊娠10周以前发生3次或3次以上不明原因的连续自然流产，排除母体解剖、激素异常及双亲染色体异常
在对超过一种以上病态妊娠患者群体的研究中，强烈鼓励研究者根据a、b或c对受试者群体进行分层

（续表）

实验室标准[c]
（1）用标准化酶联免疫吸附试验（ELISA）在血清或血浆中检测到中度或高滴度（即>40 GPL或MPL，滴度>99百分位）IgG和（或）IgM型抗心磷脂抗体，2次或2次以上，间隔至少12周
（2）根据国际血栓与出血学会（狼疮抗凝物/磷脂依赖性抗体科学小组委员会）的指南，在血浆中存在狼疮抗凝物（LA），2次或2次以上，间隔至少12周
（3）用标准化酶联免疫吸附试验（ELISA）在血清或血浆中检测到IgG和（或）IgM类的抗β_2糖蛋白Ⅰ抗体，2次或2次以上，间隔至少12周
（4）至少符合一项临床标准和一项实验室标准[c]，则可明确诊断为APS，并且至少在临床表现出现12周后进行第一次实验室检测[d]

注：a 当共存遗传性或获得性引起血栓的因素时也能诊断APS。然而2个APS亚组需被区分，根据（1）存在引起血栓形成的其他风险因素；（2）缺乏引起血栓形成的其他风险因素。风险因素（但并非详尽无遗）包括年龄（男性>55岁，女性>65岁），存在已知的任何心血管疾病的风险因素，如高血压、糖尿病、低密度脂蛋白（LDL）升高、高密度脂蛋白（HDL）降低、胆固醇降低、吸烟、心血管疾病早发的家族史、体重指数≥30 kg/m²、微量白蛋白尿、肾小球滤过率（GFR）<60 ml/min、遗传性血栓倾向、口服避孕药、肾病综合征、恶性肿瘤、卧床或外科手术。因此，符合APS分类标准的患者应根据血栓形成原因进行分层。

　　b 通常普遍认可的胎盘功能不全包括：① 异常或不稳定的胎儿监护试验。例如，非应激试验阴性提示胎儿低氧血症。② 异常的多普勒流量速度波形分析提示胎儿低氧血症。例如，脐动脉舒张末期血流缺失。③ 羊水过少。例如，羊水指数≤5 cm。④ 出生后体重小于同龄胎儿的第10百分位数。

　　c 强烈建议研究人员对APS患者根据以下标准进行分型。
　　Ⅰ：一项以上实验室指标阳性（任何组合）。
　　Ⅱa：仅抗心磷脂抗体阳性。
　　Ⅱb：仅狼疮抗凝物阳性。
　　Ⅱc：仅抗β_2糖蛋白Ⅰ抗体阳性。

　　d APS的诊断应避免临床表现和aPL阳性之间的间隔小于12周或超过5年。

　　APS可有不同的表现。例如，无症状的aPL"携带者"、典型的APS患者，即反复出现静脉和（或）动脉血栓，或反复发生妊娠丢失、aPL阳性但无血栓表现而有其他表现的APS（如血小板减少、溶血性贫血、网状青斑和癫痫发作）；或短时间内广泛微血栓形成的可危及生命的CAPS[14]。

1.4　原发性或孤立性 APS

　　在早期对APS的描述中，"原发性"APS（PAPS）被认为是狼疮发展的初级阶段[9]。目前，已经证实PAPS是一种独立的疾病，它不同于SLE。Asherson[9]描述了这些患者的一些其他特殊特征，如抗dsDNA持续阴性，低滴度抗核抗体阳性（1∶40～1∶160），以及抗线粒体抗体的存在。这些抗体是针对线粒体膜中的磷脂作用的抗体。

　　Asherson等人[15]对PAPS患者进行了首次多中心研究。这项研究包括70例患者，其中26例（37%）为男性；平均年龄为38岁（21～59岁），随访时间至少为5年。随访期间无1例进展为SLE。在该研究中，有38例（54%）患者有深静脉血栓（DVT）形成，其中18例有肺栓塞（PE）。31例患者（44%）有动脉血栓，主要表现为中风、短暂性脑缺血发作（TIA）和心肌梗死（MI）。24例（34%）患者伴有反复胎儿丢失。其他较少见的表现有14例患者（20%）有网状青斑和2例患者（3%）有缺血性坏死。32例患者（46%）抗核抗体（ANA）阳性，多数为低滴度（1∶10～1∶160）。只有6例患者表现为高滴度ANA（>1∶320）。抗线粒体抗体（M5型）检出率为11/40，其中60例患者LA和aCL阳性，5例患者单独aCL阳性，5例患者单独LA阳性。32名

（46%）患者出现血小板减少，10例（14%）患者抗人球蛋白（Coombs）试验阳性，3例患者出现自身免疫性溶血性贫血（4%）。

70例患者中只有5例与SLE、类风湿关节炎（RA）或与凝血倾向有关。与SLE相关的APS相比，PAPS患者较少出现瓣膜病变、网状青斑、舞蹈症、发热、肌痛和关节痛。在少数患者中可检测到类风湿因子、冷球蛋白或低补体血症，这提示PAPS的发病可能存在免疫介导机制。

Piette等人[16]提出了区分PAPS和SLE相关APS的排除标准。有下列任何一项标准都可以排除PAPS的诊断：面部蝶形红斑、盘状红斑、口腔或咽部溃疡、非侵蚀性关节炎、无PE或左心衰竭的胸膜炎、无心肌梗死（MI）或尿毒症的心包炎、蛋白尿＞0.5 g/d且活检证实的免疫复合物相关性肾小球肾炎、淋巴细胞减少（＜1×10⁹/L）、抗双链DNA（dsDNA）阳性、抗可提取性核抗原（抗ENA）阳性、ANA＞1∶320和药物治疗相关。作者建议在患者首次出现临床表现后需随访5年以上，以排除随后进展为SLE的可能。

Vianna等人[17]分析了PAPS与SLE相关APS的差异。该研究共有56例APS合并SLE患者，58例PAPS。除自身免疫性溶血性贫血（$P<0.05$）、心脏瓣膜病（$P<0.005$）、中性粒细胞减少（$P<0.01$）和低C4血症（$P<0.001$）2组间有统计学差异外，其余表现2组间无显著性差异，这些表现均在SLE相关APS患者中多见。Soltesz等人[18]对一个大样本的APS患者进行了队列研究，包括218名PAPS患者和288名SLE相关APS。PAPS中男性明显增多。与PAPS患者（77/218）相比，SLE相关的APS患者（128/288）脑血管血栓的发生率更高。2组在深静脉血栓（DVT）、冠状动脉、颈动脉和外周动脉血栓形成的发生率以及胎儿丢失率方面没有差异。LA、aCL-IgG和IgM阳性率两组相似。

PAPS在儿童中少见，很少有进展为SLE的报道。Gattorno等人[19]报道了少数几个儿童APS案例：他们研究了14名3～13岁（中位数年龄，9岁）有临床表现的APS患者（9名男孩），并随访了2～16年（中位数，6年）。共有6例患儿出现DVT，5例发生中风，2例发生外周动脉血栓，1例罹患布加氏综合征（Budd-Chiari综合征），1例发生心肌梗死。随访期间，有4例患儿发生一次或多次血栓。在最后的观察中，10名患儿仍然被诊断为PAPS，2名患儿（2人抗dsDNA均阳性）进展为SLE，1名患儿出现狼疮样综合征，1例在PAPS发病4年后诊断为霍奇金淋巴瘤。作者认为，一些具有PAPS特征的儿童可能会进展为SLE或狼疮样综合征。

但临床上，PAPS确实很少会进展为SLE。对128例PAPS患者随访9年发现只有8%进展为狼疮，Coombs试验阳性是临床上预测的重要方法。Gómez Puerta等人[20]发现16例SLE和狼疮样综合征患者（SLE 11例，狼疮样综合征5例）在长期随访后进展为一种在临床或血清学特征上符合"新"的自身免疫性疾病，1例出现重症肌无力。有30多例PAPS患者进展为SLE或狼疮样综合征[19,21～27]。在对儿童患者平均为期6年的随访中发现，儿童PAPS进展为SLE或狼疮样综合征的比例（21.4%），几乎是成人PAPS患者的2倍。

尽管APS患者临床表现各异，但根据某些特征可以将APS分为不同的亚型。Krause等人[28]对246例APS患者分层统计分析，发现APS有不同的亚型。第一种的特征是心脏瓣膜异常、网状青斑和神经系统表现异常（癫痫和偏头痛）。第二种表现为关节炎、血小板减少和白细胞减少。第三种表现为反复胎儿丢失和胎儿宫内生长受限；第四种表现为动脉和静脉血栓。作者强调，一旦某些特征或病变在患者中被发现，应特别注意随访将来会出现其他的临床表现。

1.5 与其他疾病相关的 APS

APS最初在SLE患者中被发现，后来在其他自身免疫性疾病中也有少量发现。此外，aPL偶尔也会出现在患有一系列慢性感染或恶性肿瘤的患者中，或者也可以由某些药物诱发。在一项对552名献血者的随机研究发现，aCL-IgG首次检出率高达9.4%，并且持续存在的比例约为1.4%[29]。12%～52%的老年人中可观察到aCL-IgG或IgM水平升高。在疑似DVT患者中，LA的检出率1.7%～8%[30]。此外，3次以上自然流产的妇女中，aPL阳性的发生率明显增加（10%～15%）。

1.5.1 APS与自身免疫性疾病

LA和aCL均阳性见于多种自身免疫性疾病和风湿性疾病中[32～34]。这些疾病包括溶血性贫血、特发性血小板减少性紫癜（高达30%）[35]、青少年关节炎（28%～46%）[36]、类风湿关节炎（RA）（7%～50%）[37]、银屑病关节炎（28%）[38]、系统性硬皮病（25%），尤其是重症型[39]、贝赫切特综合征（白塞氏）病（7%～20%）[40]、干燥综合征（25%～42%）[41,42]、混合性结缔组织病（22%）[43]、多发性肌炎/皮肌炎[44]、风湿性多肌痛（20%）[44]、慢性盘状狼疮[45]、嗜酸性粒细胞增多-肌痛综合征[46]、血管炎[47]以及自身免疫性甲状腺疾病（43%）[48]。

1.5.2 APS与感染

自从1983年以来，发现aPL阳性与很多感染有关。尽管这些抗体的致病作用通常并不明显，然而，很多研究表明很多感染不仅可能触发aPL的产生，而且伴随APS的临床表现[49～51]出现，尤其是CAPS[52]。一些作者认为感染可能触发易感者产生致病性的aPL。

由感染诱导产生的$\beta_2GP\,I$可能与自身/生理性的aPL结合，形成免疫复合物。目前，该形成机制尚不清楚，但遗传因素很可能在其中起作用。因此，由感染诱发的抗体对$\beta_2GP\,I$的依赖是异质的，少数可能表现为自身免疫疾病[53]。

由感染产生的介质可通过多种机制诱发自身免疫性疾病。分子模拟在aPL的产生中可能起重要作用。一种能被致病性抗$\beta_2GP\,I$单克隆抗体特异性识别的TLRVYK多肽已被鉴定出来[54]。研究者将该多肽的IgG通过静脉注射入小鼠体内来评估该多肽的致病潜力。研究发现在接种流感嗜血杆菌、淋病奈瑟菌和破伤风类毒素的小鼠中发现了高水平的抗$\beta_2GP\,I$抗体，且这些小鼠出现了明显的血小板减少、活化部分凝血活酶时间延长以及胎仔丢失率增加等表现。因此，通过给予某些与$\beta_2GP\,I$表位同源的致病性病原微生物可以诱发实验性APS[54]。

Cervera等人[55]研究了100例与感染有关的APS患者的临床和血清学特征，其中59例为女性。他们的平均年龄为（32±18）岁（1～78岁）。年轻患者24例（18岁以下），主要为皮肤和呼吸道感染。68例PAPS、27例SLE，2例狼疮样综合征、2例炎症性肠病、1例类风湿关节炎。在100例患者中，40例发生血栓，表现为CAPS。APS的主要临床表现包括肺部受累（39%）、皮肤受累（36%）和肾脏受累（35%）；9例有肾MAPS。相关感染包括皮肤感染（18%）、人类免疫缺陷病毒

（17%）、肺炎（14%）、丙型肝炎病毒（13%）、尿路感染（10%）、上呼吸道感染（9%）、败血症（6%）以及胃肠道感染（6%）等。

众所周知，感染是CAPS的常见诱因。CAPS注册管理中心资料（国际CAPS患者注册管理中心于2000年由欧洲aPL论坛创立，http://ontocrf. costaisa. com/es/web/CAPS）显示，至少60%发展成CAPS的患者有诱发因素，其中感染起着重要作用。这些感染包括非特异性病毒感染、肺炎、感染性腿部溃疡、上呼吸道、泌尿系统、胃肠道以及皮肤感染，也包括一些特异性感染[52]。例如，伤寒、疟疾和登革热等[52]。

1.5.3 APS与药物

研究发现一些药物被认为是aPL/APS的潜在诱导剂，包括吩噻嗪（氯丙嗪）、苯妥英钠、水杨酸、普鲁卡因胺、奎尼丁、苯妥英钠、乙琥胺、α-干扰素、阿莫西林、氯噻嗪、口服避孕药和普萘洛尔等[56,57]。

肿瘤坏死因子（TNF）抑制剂也可诱导自身抗体产生，如ANA、抗ds-DNA和aCL。在抗TNF治疗患者中出现aCL呈阳性的一个可能的机制是TNF的下调导致IL-10表达上调，而IL-10又激活了自身反应性B细胞，从而诱导自身抗体的产生[58]。Ferraccioli等人[59]研究了8例经依那西普治疗85周的类风湿关节炎患者aCL的出现情况，结果发现5例患者出现aCL-IgG水平升高，3例患者出现抗dsDNA阳性，而抗生素治疗可使aCL恢复到正常水平。作者认为，自身抗体的出现与细菌性尿路感染或上呼吸道感染有关。

Bobbio-Pallavicini等人[60]研究了39名使用英夫利昔单抗超过78周的类风湿关节炎患者，发现从30周开始aCL-IgM显著增加，78周起，aCL-IgG显著增加。然而在大多数情况下，即使在78周后，这些抗体水平也没有超过正常上限值，没有1例患者进展为APS。

1.5.4 APS与恶性肿瘤

自从aCL被发现以来，已有许多报道它与恶性肿瘤患者的血管事件有关，包括实体瘤、淋巴增殖性恶性肿瘤和血液恶性肿瘤[61,62]。关于aPL和恶性肿瘤的关系在第12章中将有更详细的解释。

1.6 血清学阴性的APS

APS的诊断标准中的临床事件为反复发生血栓性事件或病态妊娠，实验室标准为血清中aPL（LA、aCL、抗β$_2$GPⅠ或联合）持续存在。但临床上有部分患者仅表现有APS的临床特征，包括网状青斑、复发性妊娠丢失、深静脉血栓和血小板减少等，而血清aPL持续阴性。对这类有症状的但aPL阴性患者被称为血清学阴性APS。Hughes和Khamashta[63]于2003年首次描述并命名血清学阴性APS，用来描述临床表现高度提示APS，但常规aPL持续阴性的患者。

造成血清学阴性的APS的一些可能的原因包括：① 血栓形成急性期抗体的消耗；② 先前aPL阳性患者的暂时性阴性（可能性很小）；③ 抗磷脂抗体家族的异质性，可能存在迄今尚未被鉴定的新aPL抗体。aPL家族中最有可能的是抗磷脂结合血浆蛋白抗体包括凝血酶原、蛋白C、蛋白S、膜联蛋白Ⅴ和β_2GPⅠ结构域等抗体[64]、磷脂—蛋白复合物（波形蛋白/心磷脂复合物）、除心磷脂以外的阴离子磷脂［磷脂酰丝氨酸（PS）、磷脂酰肌醇（PI）］[65]，以及针对PS/PT复合物的抗体[66]。

1.7 灾难性 APS

灾难性APS是APS的一种加速形式，由于广泛小血管栓塞导致多器官功能衰竭。自Asherson[11]将其定义以来，CAPS管理中心已经收集了超过500个案例。

CAPS也被称为Asherson综合征[67]，CAPS有以下临床特征：① 在很短的时间累及多个器官；② 病理学证实广泛存在小血管栓塞；③ 实验室证实aPL存在。CAPS大多发生在突发事件（主要是感染）之后，但也与恶性肿瘤、创伤或外科手术、抗凝药物停用、使用避孕药、妊娠及产褥期[68～72]有关。

2002年，在意大利陶尔米纳举行的第十届国际会议期间举行的一次会前研讨会上，根据不同的临床表现，对CAPS进行了定义和分类（见表1.2）[73]，后来得到了验证[74]。根据对CAPS管理中心最初登记的176名患者的分析表明，89名（51%）患者为"确定"CAPS，70名（40%）为"可能"CAPS。该标准的敏感性为90.3%，特异性为99.4%。阳性和阴性预测值分别为99.4%和91.1%[74]。

表1.2　CAPS的初步分类标准

（1）涉及3个或3个以上器官、系统或组织[a]
（2）同时或不到1周内出现症状
（3）组织病理学证实至少有一个器官或组织有小血管栓塞[b]
（4）实验室检查确认aPL（LA，aCL或两者）的存在[c]

注：a 通常血管栓塞的临床证据是在适当时候通过成像技术加以证实。肾脏损害的定义是血清肌酐升高50%，严重的全身性高血压（>180/100 mmHg）或蛋白尿（>500 mg/24 h）。
　　b 经组织病理学检查证实，有血栓形成的显著证据，尽管血管炎可能偶尔共存。
　　c 如果患者之前没有被诊断为APS，根据建议的APS初步分类标准，实验室检测至少2次aPL阳性，且至少相隔6周（不一定在事件发生时）

有的患者可能一开始就表现为CAPS，既往无PAPS或SLE相关血栓形成史。然而已有研究表明，DVT、胎儿丢失或血小板减少是最常见的aPL相关表现。

1.8 国际 aPL/APS 大会

自从1984年举办第一届国际aPL/APS会议以来，该大会吸引了越来越多的与会者，大会着重介绍该领域的最新研究进展。这是一个涉及多学科的会议，包括与aPL和APS相关的基础和临床学科（见表1.3）。2010年，在得克萨斯州加尔维斯顿举行的第十三届国际大会上成立了APS协作组，他们的工作一直在进行中[75]。在巴西里约热内卢举行的第十四届国际大会上，该协作组使用等级法回顾了APS 5个主要领域的相关文献和专家意见，在 *Autoimmunity Reviews* 发表了许多关于临床表现[76]、实验室诊断的新技术[77]、产科并发症[78]、CAPS[79]和未来的治疗展望[80]等的文章。这些国际合作将不断更新APS的分类和诊断标准，我们希望即将于2016年9月在土耳其伊斯坦布尔举行的第十五届国际大会上能有一些新的发现。

表1.3　国际APS大会

事件	时间	城市，国家	参与者/摘要	组织者
I	1984	伦敦，英国	120/60	G.R.V. Hughes, E.N. Harris, A.E. Gharavi
II	1986	伦敦，英国	100/80	G.R.V. Hughes, E.N. Harris, A.E. Gharavi
III	1988	金斯顿，牙买加	120/120	E.N. Harris
IV	1990	西尔米奥奈，意大利	200/150	A. Tincani, P.–L. Meroni, G. Balestrieri
V	1992	圣安东尼奥，得克萨斯，美国	–/–	R.L. Brey
VI	1994	勒芬，比利时	–/–	J. Arnout
VII	1996	新奥尔良，洛杉矶，美国	350/222	W. Wilson, A.E. Gharavi
VIII	1998	札幌，日本	350/220	T. Koike
IX	2000	图尔斯，法国	–/–	M.–C. Boffac, J.C. Piette
X	2002	陶尔米纳，意大利	730/600	Y. Shoenfeld
XI	2004	悉尼，新南威尔士，澳大利亚	350/199	S. Krilis
XII	2007	弗罗伦萨，意大利	500/250	A. Tincani, P.–L. Meroni
XIII	2010	加尔维斯敦，得克萨斯，美国	280/157	S.S. Pierangeli, R.L. Brey
XIV	2013	里约热内卢，巴西	780/330	R.A. Levy, Y. Shoenfeld
XV	2016	伊斯坦布尔，土耳其	即将到来	D. Erkan

1.9　APS 行动

2011年，一个名为"APS行动"的国际组织成立，"APS行动"组织计划对aPL相关综合征进行研究。其主要任务是通过高质量、多中心和多学科的临床研究，以达到预防、治疗和治愈aPL相关临床疾病的目的。该组织将建立一个前瞻性的管理组织，收集1 000名aPL携带者和APS患者的临床和实验室数据。目前，该组织已收集了超过500例患者的资料。几个中心目前正在招募参与者，进行一项关于羟氯喹对持续aPL阳性但无血栓形成，排除系统性自身免疫性疾病患者的预防作用（政府临床实验，编号：NCT01784523）。

参 考 文 献

[1] Wassermann A, Neisser A, Bruck C. Eine serodiagnostiche reaktion bei syphilis. Dtsch Med Wochenschr 1906;32:745.

[2] Pangborn MC. A new serologically active phospholipid from beef heart. Proc Soc Exp Biol 1941;48:484–6.

[3] Moore JE, Lutz WB. The natural history of systemic lupus erythematosus: an approach to its study through chronic biologic false positive reactors. J Chronic Dis 1955;1:297–316.

[4] Conley CL, Hartman RC. A hemorrhagic disorder caused by circulating anticoagulant in patients with disseminated lupus erythematosus. J Clin Invest 1952;31:621–2.

[5] Feinstein DI, Rapaport SI. Acquired inhibitors of blood coagulation. Prog Hemost Thromb 1972;1:75–95.

[6] Harris EN, Gharavi AE, Boey ML, Patel BM, Mackworth-Young CG, Loizou S, et al. Anticardiolipin antibodies: detection by radioimmunoassay and association with thrombosis in systemic lupus erythematosus. Lancet 1983;ii:1211–14.

[7] Harris EN, Chan JK, Asherson RA, Aber VR, Gharavi AE, Hughes GR. Thrombosis, recurrent fetal loss, and thrombocytopenia. Predictive value of the anticardiolipin antibody test. Arch Intern Med 1986;146:2153–6.

[8] Hughes GRV. Thrombosis, abortion, cerebral disease and the lupus anticoagulant. Br Med J 1983;287:1088–9.

[9] Asherson RA. A "primary" antiphospholipid syndrome? J Rheumatol 1988;15:1742–6.

[10] Alarcon-Segovia D, Deleze M, Oria CV, Sanchez-Guerrero J, Gomez-Pacheco L, Cabiedes J, et al. Antiphospholipid antibodies and the antiphospholipid syndrome in SLE: a prospective analysis of 500 consecutive patients. Medicine (Baltimore) 1989;68:353–65.

[11] Asherson RA. The catastrophic antiphospholipid syndrome. J Rheumatol 1992;19:508–12.

[12] Wilson WA, Gharavi AE, Koike T, Lockshin MD, Branco DW, Piette JC, et al. International consensus statement on preliminary classification criteria for definite antiphospholipid syndrome: report of an international workshop. Arthritis Rheum 1999;42:1309–11.

[13] Miyakis S, Lockshin MD, Atsumi T, Branco DW, Brey RL, Cervera R, et al. International consensus statement on an update of the classification criteria for definite antiphospholipid syndrome (APS). J Thromb Haemost 2006;4:295–306.

[14] Espinosa G, Cervera R, Font J, Shoenfeld Y. Antiphospholipid syndrome: pathogenic mechanisms. Autoimmun Rev 2003;2:86–93.

[15] Asherson RA, Khamashta MA, Ordi-Ros J, Derksen RH, Machin SJ, Barquinero J, et al. The "primary" antiphospholipid syndrome: major clinical and serological features. Medicine (Baltimore) 1989;68:366–74.

[16] Piette JC, Wechsler B, Francis C, Godeau P. Systemic lupus erythematosus and the antiphospholipid syndrome: reflections about the relevance of ARA criteria. J Rheumatol 1992;19:1835–7.

[17] Vianna JL, Khamashta MA, Ordi-Ros J, Font J, Cervera R, Lopez-Soto A, et al. Comparison of the primary and secondary antiphospholipid syndrome: a European multicenter study of 114 patients. Am J Med 1994;96:3–9.

[18] Soltesz P, Veres K, Lakos G, Kiss E, Muszbek L, Szegedi G. Evaluation of clinical and laboratory features of antiphospholipid syndrome: a retrospective study of 637 patients. Lupus 2003;12:302–7.

[19] Gattorno M, Falcini F, Ravelli A, Zulian F, Buoncompagni A, Martini G, et al. Outcome of primary antiphospholipid syndrome in childhood. Lupus 2003;12:449–53.

[20] Gómez-Puerta JA, Martín H, Amigo MC, Aguirre MA, Camps MT, Cuadrado MJ, et al. Long-term follow-up in 128 patients with primary antiphospholipid syndrome: do they develop lupus? Medicine (Baltimore) 2005;84:225–30.

[21] Blanco Y, Ramos-Casals M, Garcia-Carrasco M, Cervera R, Font J, Ingelmo M. Sindrome antifosfolipidico primario que evoluciona a lupus eritematoso sistemico: presentacion de tres nuevos casos y revision de la literatura. Rev Clin Esp 1999;199:586–8.

[22] Carbone J, Orera M, Rodriguez-Mahou M, Rodriguez-Perez C, Sanchez-Ramon S, Seoane E, et al. Immunological abnormalities in primary APS evolving into SLE: 6 years follow-up in women with repeated pregnancy loss. Lupus 1999;8:274–8.

[23] Derksen RHWM, Gmelig-Meijling FHJ, de Groot PG. Primary antiphospholipid syndrome evolving into systemic lupus erythematosus. Lupus 1996;5:77–80.

[24] Asherson RA, Baguley E, Pal C, Hughes GRV. Antiphospholipid syndrome: five years follow up. Ann Rheum Dis 1991;50:805–10.

[25] Mujic F, Cuadrado MJ, Lloyd M, Khamashta MA, Page G, Hughes GRV. Primary antiphospholipid syndrome evolving into systemic lupus eryhtematosus. J Rheumatol 1995;22:1589–92.

[26] Queiro R, Weruaga A, Riestra JL. C4 deficiency state in antiphospholipid antibody-related recurrent preeclampsia evolving into systemic lupus erythematosus. Rheumatol Int 2002;22:126–8.

[27] Seisedos L, Muñoz-Rodriguez FJ, Cervera R, Font J, Ingelmo M. Primary antiphospholipid syndrome evolving into systemic lupus erythematosus. Lupus 1997;6:285–6.

[28] Krause I, Leibovici L, Brank M, Shoenfeld Y. Clusters of disease manifestations in patients with antiphospholipid syndrome demonstrated by factor analysis. Lupus 2007;16:176–80.

[29] Vila P, Hernandez MC, Lopez-Fernandez MF, Battle J. Prevalence, follow-up and clinical significance of the anticardiolipin antibodies in normal subjects. Thromb Haemost 1994;72:209–13.

[30] Shi W, Krilis SA, Chong BH, Gordon S, Chesterman CN. Prevalence of lupus anticoagulant in a healthy population: lack of correlation with anticardiolipin antibodies. Aust NZ J Med 1990;20:231–6.

[31] Melk A, Mueller Eckhardt G, Polten B, Lattermann A, Heine O, Hoffmann O. Diagnostic and prognostic significance of anticardiolipin antibodies in patients with recurrent spontaneous abortions. Am J Reprod Immunol 1995;33:228–33.

[32] Cervera R, Asherson RA. Clinical and epidemiological aspects in the antiphospholipid syndrome. Immunobiology 2003;207:5–11.

[33] McNeil HP, Chesterman CN, Krilis SA. Immunology and clinical importance of antiphospholipid antibodies. Adv Immunol 1991;49:193–280.

[34] Sebastiani GD, Galeazzi M, Tincani A, Piette JC, Font J, Allegri F, et al. Anticardiolipin and anti-beta2GP I antibodies in a large series of European patients with systemic lupus erythematosus. Prevalence and clinical associations. European Concerted Action on the Immunogenetics of SLE. Scand J Rheumatol 1999;28:344–51.

[35] Bidot CJ, Jy W, Horstman LL, Ahn ER, Yaniz M, Ahn YS. Antiphospholipid antibodies (APLA) in immune thrombocytopenic purpura (ITP) and antiphospholipid syndrome (APS). Am J Hematol 2006;81:391–6.

[36] Avcin T, Ambrozic A, Bozic B, Acceto M, Kveder T, Rozman B. Estimation of anticardiolipin antibodies, anti-beta2 glycoprotein I antibodies and lupus anticoagulant in a prospective longitudinal study of children with juvenile

idiopathic arthritis. Clin Exp Rheumatol 2002;20:101–8.

[37] Olech E, Merrill JT. The prevalence and clinical significance of antiphospholipid antibodies in rheumatoid arthritis. Curr Rheumatol Rep 2006;8:100–8.

[38] Buchanan RR, Warlaw JR, Riglar AG, Littlejohn GO, Miller MH. Antiphospholipid antibodies in the connective tissue diseases: their relation to the antiphospholipid syndrome and forme fruste disease. J Rheumatol 1989;16:757–61.

[39] Picillo U, Migliaresi S, Marcialis MR, Ferruzzi AM, Tirri G. Clinical significance of anticardiolipin antibodies in patients with systemic sclerosis. Autoimmunity 1995;20:1–8.

[40] Tokay S, Direskeneli H, Yurdakul S, Akoglu T. Anticardiolipin antibodies in Behcet's disease: a reassessment. Rheumatology (Oxford) 2001;40:192–5.

[41] Fauchais AL, Lambert M, Launay D, Michon-Pasturel U, Queyrel V, Nguyen N, et al. Antiphospholipid antibodies in primary Sjogren's syndrome: prevalence and clinical significance in a series of 74 patients. Lupus 2004;13:245–8.

[42] Ramos-Casals M, Nardi N, Brito-Zeron P, Aguilo S, Gil V, Delgado G, et al. Atypical autoantibodies in patients with primary Sjogren syndrome: clinical characteristics and follow-up of 82 cases. Semin Arthritis Rheum 2006;35:312–21.

[43] Sherer Y, Livneh A, Levy Y, Shoenfeld Y, Langevitz P. Dermatomyositis and polymyositis associated with the antiphospholipid syndrome – a novel overlap syndrome. Lupus 2000;9:42–6.

[44] Chakravarty K, Pountain G, Merry P, Byron M, Hazleman B, Scott DG. A longitudinal study of anticardiolipin antibody in polymyalgia rheumatica and giant cell arteritis. J Rheumatol 1995;22:1694–7.

[45] Ruffatti A, Veller-Fornasa C, Patrassi GM, Sartori E, Tonello M, Tonetto S, et al. Anticardiolipin antibodies and antiphospholipid syndrome in chronic discoid lupus erythematosus. Clin Rheumatol 1995;14:402–4.

[46] Carreira PE, Montalvo MG, Kaufman LD, Silver RM, Izquierdo M, Gomez-Reino JJ. Antiphospholipid antibodies in patients with eosinophilia myalgia and toxic oil syndrome. J Rheumatol 1997;24:69–72.

[47] Rees JD, Lanca S, Marques PV, Gómez Puerta JA, Moco R, Oliveri C, et al. Prevalence of the antiphospholipid syndrome in primary systemic vasculitis. Ann Rheum Dis 2006;65:109–11.

[48] Nabriski D, Ellis M, Ness-Abramof R, Shapiro M, Shenkman L. Autoimmune thyroid disease and antiphospholipid antibodies. Am J Hematol 2000;64:73–5.

[49] Galrao L, Brites C, Atta ML, Atta A, Lima I, Gonzalez F, et al. Antiphospholipid antibodies in HIV-positive patients. Clin Rheumatol 2007;26:1825–30.

[50] Ramos-Casals M, Cervera R, Lagrutta M, Medina F, Garcia-Carrasco M, de la Red G, et al. Clinical features related to antiphospholipid syndrome in patients with chronic viral infections (hepatitis C virus/HIV infection): description of 82 cases. Clin Infect Dis 2004;38:1009–116.

[51] Uthman IW, Gharavi AE. Viral infections and antiphospholipid antibodies. Semin Arthritis Rheum 2002;31:256–63.

[52] Rojas-Rodrıguez J, Garcıa-Carrasco M, Ramos-Casals M, Enriquez-Coronel G, Colchero C, Cervera R, et al. Catastrophic antiphospholipid syndrome: clinical description and triggering factors in 8 patients. J Rheumatol 2000;27:238–40.

[53] Asherson RA, Cervera R. Antiphospholipid antibodies and infections. Ann Rheum Dis 2003;62:388–93.

[54] Blank M, Krause I, Fridkin M, Keller N, Kopolovic J, Goldberg I, et al. Bacterial induction of autoantibodies to beta2-glycoprotein-1 accounts for the infectious etiology of antiphospholipid syndrome. J Clin Invest 2002;109:797–804.

[55] Cervera R, Asherson RA, Acevedo ML, Gómez-Puerta JA, Espinosa G, De La Red G, et al. Antiphospholipid syndrome associated with infections: clinical and microbiological characteristics of 100 patients. Ann Rheum Dis 2004;63:1312–17.

[56] Merrill JT, Shen C, Gugnani M, Lahita RG, Mongey AB. High prevalence of antiphospholipid antibodies in patients taking procainamide. J Rheumatol 1997;24:1083–8.

[57] Triplett DA. Many faces of lupus anticoagulants. Lupus 1998;7(Suppl. 2):S18–22.

[58] Atzeni F, Turiel M, Capsoni F, Doria A, Meroni P, Sarzi-Puttini P. Autoimmunity and anti-TNF-alpha agents. Ann NY Acad Sci 2005;1051:559–69.

[59] Ferraccioli GF, Mecchia F, Di Poi E, Fabris M. Anticardiolipin antibodies in rheumatoid patients treated with etanercept or conventional combination therapy: direct and indirect evidence for a possible associations with infections. Ann Rheum Dis 2002;61:358–61.

[60] Bobbio-Pallavicini F, Alpini C, Caporali R, Avalle S, Bugatti S, Montecucco C. Autoantibody profile in rheumatoid arthritis during long-term infliximab treatment. Arthritis Res Ther 2004;6:R264–72.

[61] Gómez-Puerta JA, Cervera R, Espinosa G, Aguilo S, Bucciarelli S, Ramos-Casals M, et al. Antiphospholipid antibodies associated with malignancies: clinical and pathological characteristics of 120 patients. Semin Arthritis Rheum 2006;35:322–32.

[62] Miesbach W, Scharrer I, Asherson R. Thrombotic manifestations of the antiphospholipid syndrome in patients with malignancies. Clin Rheumatol 2006;25:840–4.

[63] Hughes GR, Khamashta MA. Seronegative antiphospholipid syndrome. Ann Rheum Dis 2003;62:112.

[64] Cousins L, Pericleous C, Khamashta M, Bertolaccini ML, Ioannou Y, Giles I, et al. Antibodies to domain I of β-2-glycoprotein I and IgA antiphospholipid antibodies in patients with 'seronegative' antiphospholipid syndrome. Ann Rheum Dis 2015;74:317–19.

[65] Nayfe R, Uthman I, Aoun J, Saad Aldin E, Merashli M, Khamashta MA. Seronegative antiphospholipid syndrome. Rheumatology (Oxford) 2013;52:1358–67.

[66] Sciascia S, Khamashta MA, Bertolaccini ML. New tests to detect antiphospholipid antibodies: antiprothrombin (aPT) and anti-phosphatidylserine/prothrombin (aPS/PT) antibodies. Curr Rheumatol Rep 2014;16:415.

[67] Piette JC, Cervera R, Levy R, Nasonov EL, Triplett DA, Shoenfeld Y. The catastrophic antiphospholipid syndrome –

Asherson's syndrome. Ann Med Intern (Paris) 2003;154:95–6.

[68] Asherson RA, Espinosa G, Cervera R, Gómez-Puerta JA, Musuruana J, Bucciarelli S, et al. Disseminated intravascular coagulation in catastrophic antiphospholipid syndrome: clinical and haematological characteristics of 23 patients. Ann Rheum Dis 2005;64:943–6.

[69] Bucciarelli S, Espinosa G, Cervera R, Erkan D, Gómez-Puerta JA, Ramos-Casals M, et al. Mortality in the catastrophic antiphospholipid syndrome. Causes of death and prognostic factors in a series of 250 patients. Arthritis Rheum 2006;54:2568–76.

[70] Espinosa G, Bucciarelli S, Cervera R, Lozano M, Reverter JC, De la Red G, et al. Thrombotic microangiopathic haemolytic anaemia and antiphospholipid antibodies. Ann Rheum Dis 2004;63:730–6.

[71] Asherson RA, Cervera R, Piette JC, Font J, Lie JT, Borcoglu A, et al. Catastrophic antibody syndrome. Clinical and laboratory features of 50 patients. Medicine (Baltimore) 1998;77:195–207.

[72] Asherson RA, Cervera R, Piette JC, Shoenfeld Y, Espinosa G, Petri MA, et al. Catastrophic antiphospholipid syndrome: clues to the pathogenesis from a series of 80 patients. Medicine (Baltimore) 2001;80:355–76.

[73] Asherson RA, Cervera R, de Groot PG, Erkan D, Boffa MC, Piette JC, et al. Catastrophic Antiphospholipid Syndrome Registry Project Group. Catastrophic antiphospholipid syndrome: international consensus statement on classification criteria and treatment guidelines. Lupus 2003;12:530–4.

[74] Cervera R, Font J, Gómez-Puerta JA, Espinosa G, Cucho M, Bucciarelli S, et al. Validation of the preliminary criteria for the classification of catastrophic antiphospholipid syndrome. Ann Rheum Dis 2005;64:1205–9.

[75] Pierangeli SS, Brey RL. 13th International Congress on Antiphospholipid Antibodies (APLA 2010). Lupus 2011;20:152.

[76] Abreu MM, Danowski A, Wahl DG, Amigo MC, Tektonidou M, Pacheco MS, et al. The relevance of "non-criteria" clinical manifestations of antiphospholipid syndrome: 14th International Congress on Antiphospholipid Antibodies Technical Task Force Report on Antiphospholipid Syndrome Clinical Features. Autoimmun Rev 2015;14(5):401–14.

[77] Bertolaccini ML, Amengual O, Andreoli L, Atsumi T, Chighizola CB, Forastiero R, et al. 14th International Congress on Antiphospholipid Antibodies Task Force. Report on antiphospholipid syndrome laboratory diagnostics and trends. Autoimmun Rev 2014;13(9):917–30.

[78] de Jesús GR, Agmon-Levin N, Andrade CA, Andreoli L, Chighizola CB, Porter TF, et al. 14th International Congress on Antiphospholipid Antibodies Task Force report on obstetric antiphospholipid syndrome. Autoimmun Rev 2014;13(8):795–813.

[79] Cervera R, Rodríguez-Pintó I, Colafrancesco S, Conti F, Valesini G, Rosário C, et al. 14th International Congress on Antiphospholipid Antibodies Task Force Report on Catastrophic Antiphospholipid Syndrome. Autoimmun Rev 2014;13(7):699–707.

[80] Erkan D, Aguiar CL, Andrade D, Cohen H, Cuadrado MJ, Danowski A, et al. 14th International Congress on Antiphospholipid Antibodies: task force report on antiphospholipid syndrome treatment trends. Autoimmun Rev 2014;13(6):685–96.

第 2 章 抗磷脂综合征的流行病学
Epidemiology of the Antiphospholipid Syndrome

Laura Durcan[a] and Michelle Petri[b]   著

郑嘉懿 吕良敬   译

2.1 前言

抗磷脂综合征（APS）指在抗磷脂抗体（aPL）持续阳性的情况下，以动静脉血栓形成和病态妊娠为临床表现的一种自身免疫性疾病。这些抗磷脂抗体包括狼疮抗凝物（lupus anticoagulant, LA）、抗心磷脂抗体（anticardiolipin, aCL）以及抗 β_2 糖蛋白 I 抗体。

尽管早在数十年前人们就已认识到系统性红斑狼疮（systemic lupus erythematosus, SLE）患者可能存在凝血时间异常[2]，但 APS 最早被提及与 SLE 有关是在 20 世纪 80 年代初[1]。从那时起，人们认识到，APS 既可继发于全身性自身免疫性疾病（称为继发性 APS），也可以不伴有潜在的全身性自身免疫性疾病（称为原发性 APS）。灾难性 APS（catastrophic APS, CAPS）是指与抗磷脂抗体相关的以威胁生命的多器官血栓形成的 APS，为 APS 罕见的临床表现。

APS 分类目前根据 2006 年修订的《Sapporo APS 诊断标准》[3]。悉尼的会议共识还建议，出于研究目的，应根据实验室检查对患者进行分层（即不仅根据 LA，aCL 或抗 β_2GP I 抗体阳性做诊断）。此外，APS 还有很多临床表现目前未纳入诊断标准，其中包括血小板减少、网状青斑、肾脏受累和心脏瓣膜病等[4]。

Asherson 等人提出了 CAPS 的分类标准[5]。"明确的" CAPS 定义为在不到 1 周的时间内发生的 3 个或更多器官的血栓形成，至少一个器官的微血栓形成和持续的 aPL 阳性。如果患者满足这 4 条标准中的 3 条，则应诊断为"可能的" CAPS。

本章概述了总体人群、血栓性疾病患者和 SLE 患者中 APS 和 aPL 患病率的现有文献内容。

2.2 总体人群中的 APS 情况

APS 的实际发病率尚不清楚。根据目前的估计，发病率约为每年每 100 000 人 5 例，患病率为

---

a Division of Rheumatology, Department of Medicine, University of Washington, Seattle, WA, United States
b Hopkins Lupus Center, Hopkins University School of Medicine, Baltimore, MD, United States

每 100 000 人中 40 ~ 50 例[4]。Andreoli 等人的综述[6]探究了在不同血栓性疾病情况下 aPL 的患病率，并粗略估计了发病率。他们计算出，妊娠相关并发症的妇女有 6%aPL 阳性，中风患者中有 13.5% 阳性，心肌梗死患者中有 11% 阳性，深静脉血栓患者中有 9.5% 阳性。根据美国的人口普查数据，有研究估计每年有 280 000 例 aPL 相关事件。CAPS 较为罕见，仅占所有 APS 患者的 1%，但因病死率高，目前也是 APS 中重要的研究方向[7,8]。如表 2.1 所示，健康人群中可存在 aPL，且老年人口 aPL 阳性的比例更高。通常，aCL 和 LA 阳性在年轻健康对照中的概率为 1% ~ 5%[9]。早期由于测定方法缺乏一致性，相关研究存在一些异质性。多数情况下，在正常对照人群中这些抗体的滴度较低，且与 APS 表现无关。在檀香山心脏研究等涉及老年人的大型研究中，高达 12% 的正常对照存在 aPL 阳性（aCL 和抗 β_2GP I ）[10]。

表 2.1　aPL 在正常对照中的阳性率

研究及发表时间	样本数	对照来源	LA	aCL	IgG-aCL	IgM-aCL	IgA-aCL	β_2GP-IgM	β_2GP-IgG
Vaarala, et al. (1986)[64]	380	P+NP			1%	1%			
Manoussakis, et al. (1987)[65]	64	Elderly		50%					
El-Roeiy, et al. (1988)[66]	400	50% M			1.8%	1%	2.2%		
Briley, et al. (1989)[67]	800			1.6%					
Fields, et al. (1989)[68]	543			2%					
Lockwood, et al. (1989)[69]	737	P	2.7%	2.2%					
Shi, et al. (1990)[70]	499	BD	3.6%	5.6%	1.8%	4.3%			
Infante-Rivard, et al. (1991)[71]	993	P	3.8%	1.5%					
Perez, et al. (1991)[72]	1 200	P			1.25%				
Pattison, et al. (1993)[73]	933	P	1.2%	1%					
Phadke, et al. (1993)[74]	504				4.2%	5%			
Juby, et al. (1998)[75]	250	H		1.2%					
	63	HE		0%					
	301	E (disease)		12.3%					
Avcin, et al. (2001)[76]	113	61 Ch		11.4%	11.4%				3.2%
		52 BD		9.6%	5.7%		3.8%		1.9%
Brey, et al. (2001)[10]	1 360	Controls			12.1%[a]	4.4%[a]			1.9%
					0.8%[a]	9.0%[a]			
Harrison, et al. (2002)[77]	268	68 ET		23%				10.2%	2.9%
		200 H		1.5%				0.5%	1.5%
Pusterla, et al. (2004)[13]	200	100 L	7%	24%					
		100 H	1%	7%					
Meroni, et al. (2004)[78]	77	Centenarians			20%	2.5%		8.6%	54%

注：P，妊娠；NP，未怀孕；M，男性；HE，健康老人；E，老年人；ET，原发性血小板增多症；H，健康对照组；Ch，儿童；BD，献血者；L，淋巴瘤。

a β_2GP I 依赖及不依赖的结果。

病毒、细菌和寄生虫感染与aPL阳性有关。病毒主要包括丙型肝炎病毒、巨细胞病毒、EB病毒、人类免疫缺陷病毒、腺病毒和细小病毒B19[11]。细菌感染、麻风和梅毒感染也与aPL阳性相关[12]。肿瘤患者中也有较高的aPL阳性率[13,14]，但目前尚不清楚aPL是否与该人群中血栓疾病的高发病率相关。

儿童中aPL阳性率也较高。APS主要是依据成人分类标准诊断，而产科人群除外，未使用同样的标准。在没有任何潜在疾病的儿童中，aCL阳性的概率为3%～28%，而抗β_2GPⅠ为3%～7%[11]。目前认为儿童的高aPL阳性率与儿童感染率高有关[15]。在儿童中，由感染引起的aPL阳性常常是暂时性的[16～18]。在患APS的儿童中，SLE的发病率为9%～14%[19,20]。Kenet等人的荟萃分析[21]评价了16个病例-对照研究[22～36]，比较了有无血栓史的儿童中的aPL情况。他们发现aPL与动静脉血栓形成密切相关，比值比为5.9。

现有证据表明，如果没有潜在的自身免疫性疾病，则多个aPL阳性的人群血栓形成风险最高，这个现象在那些"三阳性"（即LA、aCL和抗β_2GPⅠ同时阳性）的患者中尤其如此。此类人群在2年内血栓形成风险为9.8%，10年内该风险增加到37%[37]。Mustonen等研究了aPL持续阳性但没有血栓病史的芬兰人，发现双重或三重阳性患者有更高的血栓事件风险，而服用阿司匹林预防的人血栓事件的发生率较低[38]。在霍普金斯大学狼疮队列研究中，研究者发现LA与终身血栓事件形成密切相关。在控制LA变量后，aCL并不能预测血栓形成风险。这些结果与其他关于SLE的研究结果相吻合，表明在aPL中，LA是血栓事件的最强预测因素[39]。

对aPL持续阳性但没有血栓病史的人群评估血栓事件发生风险，其aPL的效价也很重要。多项研究报道，有高滴度aPL的人和那些有自身免疫性疾病的人血栓形成率更高[40,41]。在正常人群和SLE患者中，LA是血栓形成的强烈预测指标[39,41,42]。50%的LA阳性的SLE患者在20年内出现血栓[41]。

心血管疾病的其他风险因素，例如吸烟和高血压，也可增加aPL阳性人群的血栓事件发生率[38,39,41]；高甘油三酯血症可预测静脉血栓形成，而高血压是动脉血栓形成的重要预测指标[43]。这些是特别值得注意的可变风险因素。

2.3 aPL 和静脉血栓

静脉血栓形成常表现为深静脉血栓，深静脉血栓是最常见的APS临床表现。据报道，在患有深静脉血栓的患者中，aPL阳性率为5.2%～30%[77,80,81～83,85]，LA阳性率为0.6%～5.5%，aCL阳性率为4%～24%。在静脉窦血栓患者中，aPL阳性率为8%～53%[78,79,84]。由于静脉窦血栓较为罕见，这些研究的样本量较少（见表2.2）。

表2.2 aPL在静脉血栓患者中的阳性率

研究及发表时间	样 本 数	aPL阳性率	LA	aCL
Mateo, et al. (1997)[79]	2 132	5.2%	0.6%	4%
Deschiens, et al. (1996)[80]	40 (VST)	8%		

（续表）

研究及发表时间	样　本　数	aPL 阳性率	LA	aCL
Carhuapoma, et al. (1997)[81]	15 (VST)	53%		
Bick, et al. (1999)[82]	100		4%	24%
Eschwège, et al. (1998)[83]	122	15%	16%	
Salomon, et al. (1999)[84]	109		5.5%	
Zanon, et al. (1999)[85]	227	30%		
Saasatnia, et al. (2004)[86]	30 (VST)	23.5%		20%
Roldan, et al. (2009)[87]	597 (first) 326 (recurrent)	24% 28%		

注：VST，静脉窦血栓形成；aPL，抗磷脂抗体；LA 狼疮抗凝物；aCL 抗心磷脂抗体。

　　Galli 等人进行的荟萃分析[42]评估了 4 184 例患者和 3 151 例对照人群，发现 LA 最能预测血栓形成，在 SLE 患者中，LA 也能高度预测静脉血栓形成[44]。高滴度 aCL 还可用于预测血栓事件和抗凝治疗后血栓复发风险[45]。

2.4　aPL 和动脉血栓

　　与许多先天性易栓症不同的是，任何血管床均可受 APS 影响。在动脉系统中，中枢神经系统是最常见的受累部位。中风是最常见的动脉受损临床表现。有证据表明，亚临床疾病可表现为磁共振成像上白质改变，但其临床意义尚不明确[46]。在 50 岁以下的人群中，aPL 与中风呈强相关，占总中风患者的 10%。Sciascia 等[47]进行了荟萃分析，评估了年轻中风患者中 aPL 的阳性率。43 项研究显示，5 217 名参与者中有 17.4%aPL 阳性。在老年人中，中风与 aPL 的关系不明确。Arvanitakis 等[48]对 607 例脑梗死的尸检发现，其中有 23% 的人至少一次 aPL 为阳性，但 aPL 阳性率与脑梗死之间没有关系。在患有中风的婴儿中，发现 62 名中的 12 名（约占 19%）aPL 阳性，但其临床意义尚不明确[49]。

　　心肌梗死也与 aPL 之间存在关联。这可能与血栓形成和动脉粥样硬化机制有关。据报道，aPL 在动脉粥样硬化的发生和发展中起着重要作用[50～52]。一些动物实验发现，aPL 与动脉粥样硬化相关，输注 aPL 或诱导的与鼠抗 β_2GP Ⅰ 交叉反应的抗体可以促进动脉粥样硬化斑块形成[53]。Belizna 等[54]发现，无论原发性 APS 还是继发性 APS，颈动脉内膜中层厚度都增加，且与其他疾病无关。Ames 等比较了 APS 患者与正常对照组的颈动脉内膜中层厚度，发现年轻组与对照组的颈动脉内膜中层厚度没有差异，但老年组的颈动脉内膜中层厚度存在差异[55]。在 SLE 中，LA 阳性与心血管事件有关，但与动脉粥样硬化的发展无关，表明血栓形成机制而非动脉粥样硬化机制才是心血管事件的主要因素[56,57]。

2.5　aPL 和不良妊娠

　　aPL 与不良妊娠之间存在关联。在有生育意愿的女性中，有约 1% 的女性发生反复流产[58]，有

10% ～ 15% 的反复流产妇女 aPL 阳性并诊断为产科 APS[59,60]。但是，不良妊娠和 aPL 之间的关联尚不明确[61]。APS 行动小组对相关研究进行了荟萃分析[61]，指出 aPL 阳性的孕妇流产的发生率更高。汇总分析后发现，患有严重先兆子痫和 aPL 之间存在明显相关，但 aPL 与先兆子痫或溶血、肝酶升高及低小板计数综合征（HELLP）综合征之间未发现关联。PROMISSE 研究发现，LA 是妊娠 12 周后不良妊娠结局的主要预测指标，在 LA 阴性情况下，aCL 和抗 β_2GP I 并不能预测不良妊娠结局[62]。

2.6 aPL 和 SLE

如表 2.3 所示，aPL 是 SLE 中最常见的自身抗体之一。aPL 也是最早在 SLE 人群中发现的[1]。但由于抗体情况会随着时间而波动，很难确定点患病率。在霍普金斯狼疮研究队列的纵向研究中，受试者每季度检测一次 aPL，发现 aCL 阳性率为 46%，而 LA 阳性率为 26%[63]。LA 阳性的 SLE 患者，20 年内血栓事件的风险为 50%[11]。在 SLE 患者中，螺旋 CT 结果提示 aCL 和 LA 与颈动脉内膜中层厚度，颈动脉斑块或冠状动脉钙化评分并不存在相关性[57]。

表 2.3 aPL 在 SLE 患者中的阳性率

Study and Year	Number	LA	aCL	抗 β_2GP
Alarcón–Segovia, et al. (1989)[88]	500		39%	
Buchanan, et al. (1989)[89]	117		30%	
Worrall, et al. (1990)[90]	100		38%	
Mayumi, et al. (1991)[91]	106	16%		
Wong, et al. (1991)[92]	91	11%		
Jones, et al. (1991)[93]	200		17%	
Picillo, et al. (1992)[94]	102		86%	
Cervera, et al. (1993)[8]	1 000	15%	24%	
Kutteh, et al. (1993)[95]	125		25%	
Axtens, et al. (1994)[96]	127		24%	
Somers, et al. (2002)[41]	678	27%	48%	
Petri (2010)[63]		26%	47%	32.5%
Woo, et al. (2010)[97]	88	34%	31.8%	11.4%

注：LA，狼疮抗凝物；aCL，抗心磷脂抗体；抗 β_2GP，抗 β_2GP I。

2.7 总结

在一般人群中，aPL 的阳性率较低。纵向研究表明 aPL 是血栓形成的风险因素。在一般人群中，血栓形成的风险会随着阳性抗体数量的增加而增加。在 SLE 中，只有 LA 是血栓形成的独立风险因素。在年轻人群中，aPL 和中风之间存在强相关，这种关联随着年龄的增长而减弱（尽管在老年人中抗体阳性率最高）。这些抗体在血栓事件以及动脉粥样硬化中的确切作用目前尚不清楚。

附：APS 的分类标准

经许可，复制于 Miyakis S, Lockshin MD, Atsumi T, et al. International consensus statement on an update of the classification criteria for definite antiphospholipid syndrome (APS). J ThrombHaemost, 2006, 4(2):295-306.

1. 临床标准

（1）血管性血栓。任何组织或器官中 ≥1 次的动脉、静脉或小血管血栓形成。

（2）病理妊娠：

　　a. ≥1 次在妊娠第 10 周或以后形态正常的胎儿无法解释的死亡；

　　b. ≥1 次在妊娠第 34 周之前，由于子痫，严重先兆子痫或胎盘功能不全导致的形态正常的早产；

　　c. 排除了母亲的解剖、激素异常，以及父亲和母亲的染色体异常，妊娠第 10 周之前 ≥3 次无法解释的连续自然流产。

2. 实验室标准

（1）≥2 次血浆中存在狼疮抗凝物阳性，且 2 次检测间隔至少 12 周。

（2）≥2 次中或高滴度 IgG 和（或）IgM 同种型的抗心磷脂抗体阳性（>40GPL 或 MPL，或 >99% 百分位数），且 2 次检测间隔至少 12 周。

（3）≥2 次中或高滴度（>第 99 个百分位数）的 IgG 和（或）IgM 同种型的抗 β_2 糖蛋白 I 抗体，且两次检测间隔至少 12 周。

致谢

本文受到 NIH RO-1 AR 43727 基金的支持。Durcan 博士获得了 Bresnihan Molloy 奖学金资助，该奖学金由爱尔兰皇家医师学院授予。

参 考 文 献

[1] Hughes GR. Thrombosis, abortion, cerebral disease, and the lupus anticoagulant. Br Med J (Clin Res Ed) 1983;287(6399):1088–9.

[2] Conley CL, Rathbun HK. Circulating anticoagulant as a cause of hemorrhagic diathesis in man. Bull Johns Hopkins Hosp 1948;83(4):288–96.

[3] Miyakis S, Lockshin MD, Atsumi T, et al. International consensus statement on an update of the classification criteria for definite antiphospholipid syndrome (APS). J Thromb Haemost 2006;4(2):295–306.

[4] Gómez-Puerta JA, Cervera R. Diagnosis and classification of the antiphospholipid syndrome. J Autoimmun 2014;48–49:20–5.

[5] Asherson RA. Multiorgan failure and antiphospholipid antibodies: the catastrophic antiphospholipid (Asherson's) syndrome. Immunobiology 2005;210(10):727–33.

[6] Andreoli L, Chighizola CB, Banzato A, Pons-Estel GJ, Ramire de Jesus G, Erkan D. Estimated frequency of antiphospholipid antibodies in patients with pregnancy morbidity, stroke, myocardial infarction, and deep vein thrombosis: a critical review of the literature. Arthritis Care Res (Hoboken) 2013;65(11):1869–73.

[7] Asherson RA. The catastrophic antiphospholipid syndrome, 1998. A review of the clinical features, possible pathogenesis and treatment. Lupus 1998;7(Suppl. 2):S55–62.

[8] Cervera R, Bucciarelli S, Plasín MA, et al. Catastrophic antiphospholipid syndrome (CAPS): descriptive analysis of a series of 280 patients from the "CAPS Registry". J Autoimmun 2009;32(3–4):240–5.

[9] Petri M. Epidemiology of the antiphospholipid antibody syndrome. J Autoimmun 2000;15(2):145–51.

[10] Brey RL, Abbott RD, Curb JD, et al. beta(2)-Glycoprotein 1-dependent anticardiolipin antibodies and

risk of ischemic stroke and myocardial infarction: the Honolulu Heart Program. Stroke 2001;32(8):1701–6.

[11] Biggioggero M, Meroni PL. The geoepidemiology of the antiphospholipid antibody syndrome. Autoimmun Rev 2010;9(5):A299–304.

[12] Sène D, Piette JC, Cacoub P. Antiphospholipid antibodies, antiphospholipid syndrome and infections. Autoimmun Rev 2008;7(4):272–7.

[13] Pusterla S, Previtali S, Marziali S, et al. Antiphospholipid antibodies in lymphoma: prevalence and clinical significance. Hematol J 2004;5(4):341–6.

[14] Zuckerman E, Toubi E, Golan TD, et al. Increased thromboembolic incidence in anti-cardiolipin-positive patients with malignancy. Br J Cancer 1995;72(2):447–51.

[15] Cabiedes J, Trejo-Hernández J, Loredo-Abdalá A, et al. Anti-cardiolipin, anti-cardiolipin plus bovine, or human beta(2)glycoprotein-I and anti-human beta(2) glycoprotein-I antibodies in a healthy infant population. Arch Med Res 2002;33(2):175–9.

[16] Male C, Lechner K, Speiser W, Pabinger I. Transient lupus anticoagulants in children: stepwise disappearance of diagnostic features. Thromb Haemost 2000;83(1):174–5.

[17] Male C, Foulon D, Hoogendoorn H, et al. Predictive value of persistent versus transient antiphospholipid antibody subtypes for the risk of thrombotic events in pediatric patients with systemic lupus erythematosus. Blood 2005;106(13):4152–8.

[18] Siemens HJ, Gutsche S, Brückner S, Bucsky P, Katus HA. Antiphospholipid antibodies in children without and in adults with and without thrombophilia. Thromb Res 2000;98(4):241–7.

[19] Levy DM, Massicotte MP, Harvey E, Hebert D, Silverman ED. Thromboembolism in paediatric lupus patients. Lupus 2003;12(10):741–6.

[20] Campos LM, Kiss MH, D'Amico EA, Silva CA. Antiphospholipid antibodies and antiphospholipid syndrome in 57 children and adolescents with systemic lupus erythematosus. Lupus 2003;12(11):820–6.

[21] Kenet G, Aronis S, Berkun Y, et al. Impact of persistent antiphospholipid antibodies on risk of incident symptomatic thromboembolism in children: a systematic review and meta-analysis. Semin Thromb Hemost 2011;37(7):802–9.

[22] Bonduel M, Sciuccati G, Hepner M, et al. Arterial ischemic stroke and cerebral venous thrombosis in children: a 12-year Argentinean registry. Acta Haematol 2006;115(3–4):180–5.

[23] Nowak-Göttl U, Sträter R, Heinecke A, et al. Lipoprotein (a) and genetic polymorphisms of clotting factor V, prothrombin, and methylenetetrahydrofolate reductase are risk factors of spontaneous ischemic stroke in childhood. Blood 1999;94(11):3678–82.

[24] Nowak-Göttl U, Langer C, Bergs S, Thedieck S, Sträter R, Stoll M. Genetics of hemostasis: differential effects of heritability and household components influencing lipid concentrations and clotting factor levels in 282 pediatric stroke families. Environ Health Perspect 2008;116(6):839–43.

[25] Sträter R, Vielhaber H, Kassenböhmer R, von Kries R, Göbel U, Nowak-Göttl U. Genetic risk factors of thrombophilia in ischaemic childhood stroke of cardiac origin. A prospective ESPED survey. Eur J Pediatr 1999;158(Suppl. 3):S122–5.

[26] Günther G, Junker R, Sträter R, et al. Symptomatic ischemic stroke in full-term neonates: role of acquired and genetic prothrombotic risk factors. Stroke 2000;31(10):2437–41.

[27] Kenet G, Sadetzki S, Murad H, et al. Factor V Leiden and antiphospholipid antibodies are significant risk factors for ischemic stroke in children. Stroke 2000;31(6):1283–8.

[28] Kenet G, Waldman D, Lubetsky A, et al. Paediatric cerebral sinus vein thrombosis. A multi-center, case-controlled study. Thromb Haemost 2004;92(4):713–18.

[29] Kurnik K, Kosch A, Sträter R, et al. Recurrent thromboembolism in infants and children suffering from symptomatic neonatal arterial stroke: a prospective follow-up study. Stroke 2003;34(12):2887–92.

[30] Duran R, Biner B, Demir M, Celtik C, Karasalihoğlu S. Factor V Leiden mutation and other thrombophilia markers in childhood ischemic stroke. Clin Appl Thromb Hemost 2005;11(1):83–8.

[31] Simchen MJ, Goldstein G, Lubetsky A, Strauss T, Schiff E, Kenet G. Factor V Leiden and antiphospholipid antibodies in either mothers or infants increase the risk for perinatal arterial ischemic stroke. Stroke 2009;40(1):65–70.

[32] Heller C, Heinecke A, Junker R, et al. Cerebral venous thrombosis in children: a multifactorial origin. Circulation 2003;108(11):1362–7.

[33] Heller C, Schobess R, Kurnik K, et al. Abdominal venous thrombosis in neonates and infants: role of prothrombotic risk factors – a multicentre case-control study. For the Childhood Thrombophilia Study Group. Br J Haematol 2000;111(2):534–9.

[34] Kosch A, Kuwertz-Bröking E, Heller C, Kurnik K, Schobess R, Nowak-Göttl U. Renal venous thrombosis in neonates: prothrombotic risk factors and long-term follow-up. Blood 2004;104(5):1356–60.

[35] Gurgey A, Balta G, Gumruk F, Altay C. Analysis of some clinical and laboratory aspects of adolescent patients with thrombosis. Blood Coagul Fibrinolysis 2004;15(8):657–62.

[36] Unal S, Varan A, Yalçin B, Büyükpamukçu M, Gürgey A. Evaluation of thrombotic children with malignancy. Ann Hematol 2005;84(6):395–9.

[37] Pengo V, Ruffatti A, Legnani C, et al. Incidence of a first thromboembolic event in asymptomatic carriers of high-risk antiphospholipid antibody profile: a multicenter prospective study. Blood 2011;118(17):4714–18.

[38] Mustonen P, Lehtonen KV, Javela K, Puurunen M. Persistent antiphospholipid antibody (aPL) in asymptomatic carriers as a risk factor for future thrombotic events: a nationwide prospective study. Lupus 2014;23(14):1468–76.

[39] Ruffatti A, Del Ross T, Ciprian M, et al. Risk factors for a first thrombotic event in antiphospholipid antibody carriers: a prospective multicentre follow-up study. Ann Rheum Dis 2011;70(6):1083–6.

[40] Finazzi G, Brancaccio V, Moia M, et al. Natural history and risk factors for thrombosis in 360 patients with antiphospholipid antibodies: a four-year prospective study from the Italian Registry. Am J Med 1996;100(5):530–6.

[41] Somers E, Magder LS, Petri M. Antiphospholipid antibodies and incidence of venous thrombosis in a cohort of patients with systemic lupus erythematosus. J Rheumatol 2002;29(12):2531–6.

[42] Galli M, Luciani D, Bertolini G, Barbui T. Anti-beta 2-glycoprotein I, antiprothrombin antibodies, and the risk of thrombosis in the antiphospholipid syndrome. Blood 2003;102(8):2717–23.

[43] Danowski A, de Azevedo MN, de Souza Papi JA, Petri M. Determinants of risk for venous and arterial thrombosis in primary antiphospholipid syndrome and in antiphospholipid syndrome with systemic lupus erythematosus. J Rheumatol 2009;36(6):1195–9.

[44] Wahl DG, Guillemin F, de Maistre E, Perret C, Lecompte T, Thibaut G. Risk for venous thrombosis related to antiphospholipid antibodies in systemic lupus erythematosus – a meta-analysis. Lupus 1997;6(5):467–73.

[45] Schulman S, Svenungsson E, Granqvist S. Anticardiolipin antibodies predict early recurrence of thromboembolism and death among patients with venous thromboembolism following anticoagulant therapy. Duration of Anticoagulation Study Group. Am J Med 1998;104(4):332–8.

[46] Tektonidou MG, Varsou N, Kotoulas G, Antoniou A, Moutsopoulos HM. Cognitive deficits in patients with antiphospholipid syndrome: association with clinical, laboratory, and brain magnetic resonance imaging findings. Arch Intern Med 2006;166(20):2278–84.

[47] Sciascia S, Sanna G, Khamashta MA, et al. The estimated frequency of antiphospholipid antibodies in young adults with cerebrovascular events: a systematic review. Ann Rheum Dis 2015;74(11):2028–33.

[48] Arvanitakis Z, Brey RL, Rand JH, et al. Relation of antiphospholipid antibodies to postmortem brain infarcts in older people. Circulation 2015;131(2):182–9.

[49] Berkun Y, Simchen MJ, Strauss T, Menashcu S, Padeh S, Kenet G. Antiphospholipid antibodies in neonates with stroke – a unique entity or variant of antiphospholipid syndrome? Lupus 2014;23(10):986–93.

[50] Sherer Y, Shoenfeld Y. Mechanisms of disease: atherosclerosis in autoimmune diseases. Nat Clin Pract Rheumatol 2006;2(2):99–106.

[51] Frostegård J. Atherosclerosis in patients with autoimmune disorders. Arterioscler Thromb Vasc Biol 2005;25(9):1776–85.

[52] Koniari I, Siminelakis SN, Baikoussis NG, Papadopoulos G, Goudevenos J, Apostolakis E. Antiphospholipid syndrome; its implication in cardiovascular diseases: a review. J Cardiothorac Surg 2010;5:101.

[53] Yasuda S, Bohgaki M, Atsumi T, Koike T. Pathogenesis of antiphospholipid antibodies: impairment of fibrinolysis and monocyte activation via the p38 mitogen-activated protein kinase pathway. Immunobiology 2005;210(10):775–80.

[54] Belizna CC, Richard V, Primard E, et al. Early atheroma in primary and secondary antiphospholipid syndrome: an intrinsic finding. Semin Arthritis Rheum 2008;37(6):373–80.

[55] Ames PR, Margarita A, Sokoll KB, Weston M, Brancaccio V. Premature atherosclerosis in primary antiphospholipid syndrome: preliminary data. Ann Rheum Dis 2005;64(2):315–17.

[56] Magder LS, Petri M. Incidence of and risk factors for adverse cardiovascular events among patients with systemic lupus erythematosus. Am J Epidemiol 2012;176(8):708–19.

[57] Petri M. The lupus anticoagulant is a risk factor for myocardial infarction (but not atherosclerosis): Hopkins Lupus Cohort. Thromb Res 2004;114(5–6):593–5.

[58] Stirrat GM. Recurrent miscarriage. Lancet 1990;336(8716):673–5.

[59] Rai RS, Regan L, Clifford K, et al. Antiphospholipid antibodies and beta 2-glycoprotein-I in 500 women with recurrent miscarriage: results of a comprehensive screening approach. Hum Reprod 1995;10(8):2001–5.

[60] Yetman DL, Kutteh WH. Antiphospholipid antibody panels and recurrent pregnancy loss: prevalence of anticardiolipin antibodies compared with other antiphospholipid antibodies. Fertil Steril 1996;66(4):540–6.

[61] Chighizola CB, Andreoli L, de Jesus GR, et al. The association between antiphospholipid antibodies and pregnancy morbidity, stroke, myocardial infarction, and deep vein thrombosis: a critical review of the literature. Lupus 2015;24(9):980–4.

[62] Lockshin MD, Kim M, Laskin CA, et al. Prediction of adverse pregnancy outcome by the presence of lupus anticoagulant, but not anticardiolipin antibody, in patients with antiphospholipid antibodies. Arthritis Rheum 2012;64(7):2311–18.

[63] Petri M. Update on anti-phospholipid antibodies in SLE: the Hopkins' Lupus Cohort. Lupus 2010;19(4):419–23.

[64] Vaarala O, Palosuo T, Kleemola M, Aho K. Anticardiolipin response in acute infections. Clin Immunol Immunopathol 1986;41(1):8–15.

[65] Manoussakis MN, Tzioufas AG, Silis MP, Pange PJ, Goudevenos J, Moutsopoulos HM. High prevalence of anti-cardiolipin and other autoantibodies in a healthy elderly population. Clin Exp Immunol 1987;69(3):557–65.

[66] el-Roeiy A, Gleicher N. Definition of normal autoantibody levels in an apparently healthy population. Obstet Gynecol 1988;72(4):596–602.

[67] Briley DP, Coull BM, Goodnight SH. Neurological disease associated with antiphospholipid antibodies. Ann Neurol 1989;25(3):221–7.

[68] Fields RA, Toubbeh H, Searles RP, Bankhurst AD. The prevalence of anticardiolipin antibodies in a healthy elderly population and its association with antinuclear antibodies. J Rheumatol 1989;16(5):623–5.

[69] Lockwood CJ, Romero R, Feinberg RF, Clyne LP, Coster B, Hobbins JC. The prevalence and biologic significance of lupus anticoagulant and anticardiolipin antibodies in a general obstetric population. Am J Obstet Gynecol 1989;161(2):369–73.

[70] Shi W, Krilis SA, Chong BH, Gordon S, Chesterman CN. Prevalence of lupus anticoagulant and anticardiolipin antibodies in a healthy population. Aust N Z J Med 1990;20(3):231–6.

[71] Infante-Rivard C, David M, Gauthier R, Rivard GE. Lupus anticoagulants, anticardiolipin antibodies, and fetal loss. A case-control study. N Engl J Med 1991;325(15):1063–6.

[72] Perez MC, Wilson WA, Brown HL, Scopelitis E. Anticardiolipin antibodies in unselected pregnant women. Relationship to fetal outcome. J Perinatol 1991;11(1):33–6.

[73] Pattison NS, Chamley LW, McKay EJ, Liggins GC, Butler WS. Antiphospholipid antibodies in pregnancy: prevalence and clinical associations. Br J Obstet Gynaecol 1993;100(10):909–13.

[74] Phadke KV, Phillips RA, Clarke DT, Jones M, Naish P, Carson P. Anticardiolipin antibodies in ischaemic heart disease: marker or myth? Br Heart J 1993;69(5):391–4.

[75] Juby AG, Davis P. Prevalence and disease associations of certain autoantibodies in elderly patients. Clin Invest Med 1998;21(1):4–11.

[76] Avcin T, Ambrozic A, Kuhar M, Kveder T, Rozman B. Anticardiolipin and anti-beta(2) glycoprotein I antibodies in sera of 61 apparently healthy children at regular preventive visits. Rheumatology (Oxford) 2001;40(5):565–73.

[77] Harrison CN, Donohoe S, Carr P, Dave M, Mackie I, Machin SJ. Patients with essential thrombocythaemia have an increased prevalence of antiphospholipid antibodies which may be associated with thrombosis. Thromb Haemost 2002;87(5):802–7.

[78] Meroni PL, Mari D, Monti D, et al. Anti-beta 2 glycoprotein I antibodies in centenarians. Exp Gerontol 2004;39(10):1459–65.

[79] Mateo J, Oliver A, Borrell M, Sala N, Fontcuberta J. Laboratory evaluation and clinical characteristics of 2,132 consecutive unselected patients with venous thromboembolism--results of the Spanish Multicentric Study on Thrombophilia (EMET-Study). Thromb Haemost 1997;77(3):444–51.

[80] Deschiens MA, Conard J, Horellou MH, et al. Coagulation studies, factor V Leiden, and anticardiolipin antibodies in 40 cases of cerebral venous thrombosis. Stroke 1996;27(10):1724–30.

[81] Carhuapoma JR, Mitsias P, Levine SR. Cerebral venous thrombosis and anticardiolipin antibodies. Stroke 1997;28(12):2363–9.

[82] Bick RL, Baker WF. Antiphospholipid syndrome and thrombosis. Semin Thromb Hemost 1999;25(3):333–50.

[83] Eschwège V, Peynaud-Debayle E, Wolf M, et al. Prevalence of antiphospholipid-related antibodies in unselected patients with history of venous thrombosis. Blood Coagul Fibrinolysis 1998;9(5):429–34.

[84] Salomon O, Steinberg DM, Zivelin A, et al. Single and combined prothrombotic factors in patients with idiopathic venous thromboembolism: prevalence and risk assessment. Arterioscler Thromb Vasc Biol 1999;19(3):511–8.

[85] Zanon E, Prandoni P, Vianello F, et al. Anti-beta2-glycoprotein I antibodies in patients with acute venous thromboembolism: prevalence and association with recurrent thromboembolism. Thromb Res 1999;96(4):269–74.

[86] Saadatnia M, Mousavi SA, Haghighi S, Aminorroaya A. Cerebral vein and sinus thrombosis in Isfahan-Iran: a changing profile. Can J Neurol Sci 2004;31(4):474–7.

[87] Roldan V, Lecumberri R, Muñoz-Torrero JF, et al. Thrombophilia testing in patients with venous thromboembolism. Findings from the RIETE registry. Thromb Res 2009;124(2):174–7.

[88] Alarcón-Segovia D, Delezé M, Oria CV, et al. Antiphospholipid antibodies and the antiphospholipid syndrome in systemic lupus erythematosus. A prospective analysis of 500 consecutive patients. Medicine (Baltimore) 1989;68(6):353–65.

[89] Buchanan RR, Wardlaw JR, Riglar AG, Littlejohn GO, Miller MH. Antiphospholipid antibodies in the connective tissue diseases: their relation to the antiphospholipid syndrome and forme fruste disease. J Rheumatol 1989;16(6):757–61.

[90] Worrall JG, Snaith ML, Batchelor JR, Isenberg DA. SLE: a rheumatological view. Analysis of the clinical features, serology and immunogenetics of 100 SLE patients during long-term follow-up. Q J Med 1990;74(275):319–30.

[91] Mayumi T, Nagasawa K, Inoguchi T, et al. Haemostatic factors associated with vascular thrombosis in patients with systemic lupus erythematosus and the lupus anticoagulant. Ann Rheum Dis 1991;50(8):543–7.

[92] Wong KL, Liu HW, Ho K, Chan K, Wong R. Anticardiolipin antibodies and lupus anticoagulant in Chinese patients with systemic lupus erythematosus. J Rheumatol 1991;18(8):1187–92.

[93] Jones HW, Ireland R, Senaldi G, et al. Anticardiolipin antibodies in patients from Malaysia with systemic lupus erythematosus. Ann Rheum Dis 1991;50(3):173–5.

[94] Picillo U, Migliaresi S, Marcialis MR, Longobardo A, La Palombara F, Tirri G. Longitudinal survey of anticardiolipin antibodies in systemic lupus erythematosus. Relationships with clinical manifestations and disease activity in an Italian series. Scand J Rheumatol 1992;21(6):271–6.

[95] Kutteh WH, Lyda EC, Abraham SM, Wacholtz MC. Association of anticardiolipin antibodies and pregnancy loss in women with systemic lupus erythematosus. Fertil Steril 1993;60(3):449–55.

[96] Axtens RS, Miller MH, Littlejohn GO, Topliss DJ, Morand EF. Single anticardiolipin measurement in the routine management of patients with systemic lupus erythematosus. J Rheumatol 1994;21(1):91–3.

[97] Woo KS, Kim KE, Kim JM, Han JY, Chung WT, Kim KH. Prevalence and clinical associations of lupus anticoagulant, anticardiolipin antibodies, and anti-beta2-glycoprotein I antibodies in patients with systemic lupus erythematosus. Korean J Lab Med 2010;30(1):38–44.

第 3 章 抗磷脂抗体的作用机制
Mechanisms of Action of the Antiphospholipid Antibodies

Cecilia B Chighizola[ab], Elena Raschi[a], Maria O Borghi[ab] and Pier L Meroni[abc] 著

郑嘉懿 吕良敬 译

3.1 前言

抗磷脂综合征（APS）是临床上以血管内血栓形成和（或）不良妊娠为特征的慢性自身免疫疾病。APS的实验室诊断主要有以下3种检测方法来鉴定抗磷脂抗体（aPL）：2项固相检测，即抗心磷脂（aCL）和抗β_2糖蛋白 I 抗体（抗β_2GP I），以及一项功能性检测，即狼疮抗凝物（LA）[1]。相距≥12周的2次测试中至少1次检出中/高滴度aPL阳性可以诊断APS[1]。aPL不仅可用来诊断APS，也参与疾病的发生（见图3.1）。有研究显示，一些具有相同自身抗原特异性和效价的aPL可能通过不同的发病机制而致病，并出现不同的临床表现[2]；某种aPL在某些情况下可能仅与血管事件有关，另在一些情况下有可能仅与不良妊娠事件有关[1]。虽然aPL被视为APS的风险因素，但这些观察结果从侧面反映了APS的发生可能需要其他因素共同作用[2]。此类因素或许可以用来解释造成血管性和产科APS在临床表现以及在生物学上差异的原因。

3.2 抗磷脂抗体

aPL是一类异源的自身抗体家族，但现有证据表明，只有与磷脂结合蛋白（phospholipid-binding protein），如β_2糖蛋白I（β_2 glycoprotein I，β_2GP I）和凝血酶原（prothrombin，PT）反应的抗体才具有致病性。

3.2.1 β_2GP I 依赖性自身抗体

β_2GP I 是由内皮细胞（endothelial cell，EC），肝细胞和滋养细胞合成的单链相对分子质量为43 000糖蛋白。β_2GP I 是补体调控蛋白（complement control protein，CCP）家族成员，由326个

a Department of Clinical Sciences and Community Health, University of Milan, Milan, Italy

b Experiment Laboratory of Immunological and Rheumatologic Researches, IRCCS Istituto Auxologico Italiano, Milan, Italy

c Division of Rheumatology, Istituto Gaetano Pini−CTO, Milan, Italy

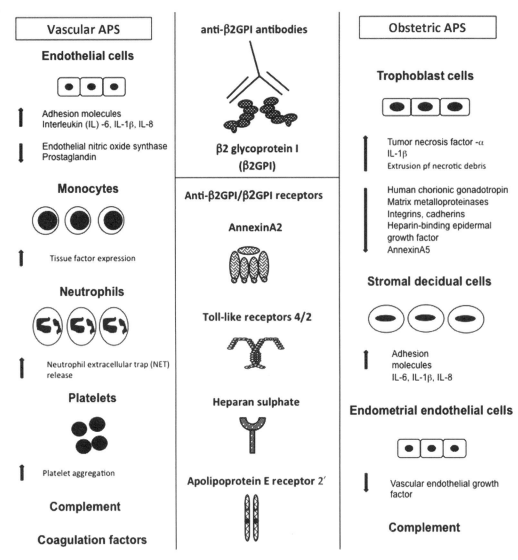

图3.1　抗-β_2GP Ⅰ抗体的致病作用示意图

氨基酸组成5个CCP重复结构域（D）。结构域Ⅰ～Ⅳ中，每个结构域包含60个氨基酸和2个二硫键；结构域Ⅴ由82个氨基酸，通过一个二硫键交联形成。结构域Ⅴ负责将磷脂结合于细胞膜。目前已知，β_2GP Ⅰ有三种构象：① 环形构象，即血浆中β_2GP Ⅰ的构象；② J形构象，用于结合如心磷脂（cardiolipin, CL）和其他磷脂（phospholipid, PL）或脂多糖（lipopolysaccharide, LPS）的阴离子表面；③ 中间型S形构象。β_2GP Ⅰ可以通过C末端与LPS特异性相互作用，这可能与β_2GP Ⅰ可以作为LPS载体或用于清除LPS有关[3]。

目前认为与β_2GP Ⅰ反应的aPL是主要的抗体亚群。亲和纯化的抗β_2GP Ⅰ-IgG在所有体内模型中均具有致病作用，而特异性吸收抗β_2GP Ⅰ活性可抑制血栓形成作用[4]。LA阳性主要指在体外PL相关的凝血时间延长，抗β_2GP Ⅰ的抗体是LA阳性的主要因素，通常高滴度IgG抗体可以介导这种现象。抗β_2GP Ⅰ抗体检测与通过aCL酶联吸附分析法（ELISA）鉴定的自身抗体可有部分重叠。aCL酶联吸附分析法通过使用CL包被的基质和牛或人的血清，从而检测与β_2GP Ⅰ结合的CL（β_2GP Ⅰ依赖的aCL）或独立CL（不依赖β_2GP Ⅰ的aCL）。

β_2GP I 结构域 I 中带正电荷的一个不连续结构是参与 β_2GP I /抗 β_2GP I 抗体结合的主要抗原表位。当 β_2GP I 为 J 构象时，表位暴露，抗体从而可以与 β_2GP I 结合；在环形构象中，由于结构域 I 与结构域 V 相互作用隐藏了关键表位[5]。一些体内实验也表明，β_2GP I 的免疫原性取决于其构象：仅当注射错误折叠的 β_2GP I 或 β_2GP I –CL 时，小鼠才会产生针对结构域 I 的抗体[6]。

大多数 APS 患者血清中可以检测到抗结构域 I 抗体，并且这些抗体与 LA 显著相关。此类自身抗体亚群的致病性已逐步明确：向小鼠输注合成 β_2GP I 结构域 I 的多肽可部分预防多克隆 aPL IgG 所致的血栓形成[7]。使用 MBB2（一种靶向 β_2GP I 结构域 I 的人单克隆 IgG 抗体）可直接使小鼠致病，表现为 LPS 致敏后大鼠的血栓形成，以及小鼠的胚胎丢失[8]。耐受性树突状细胞（tolerogenic dendritic cell, tDC）相关研究也反映了这种现象：将 tDC 输注到经 β_2GP I 免疫的 BALB/c 小鼠体内可降低胚胎丢失率，降低抗 β_2GP I 抗体滴度以及促进抗炎症细胞因子的表达。向小鼠大量输注结构域 I 多肽比大量输注整个 β_2GP I 分子能获得更好的效果[9]。

由此可知，抗 β_2GP I 结构域 I 抗体是致病性抗体，而抗 β_2GP I 结构域 IV / V 抗体并不参与致病，而无症状者的 IgG 通常与 β_2GP I 的结构域 IV / V 表位反应。但实际情况要复杂得多：存在抗 β_2GP I 抗体的 APS 患者中约有 1/3 抗 β_2GP I 结构域 I IgG 阴性[10,11]。一项多中心研究也证实，有恒定比例的 APS 患者不表达与结构域 I 表位反应的抗 β_2GP I 自身抗体[12]。

3.2.2　凝血酶原依赖性抗体

凝血酶原（PT）是在肝脏中合成的相对分子质量为 72 000 的维生素 K 依赖性糖蛋白。凝血酶原酶复合物（prothrombinase complex）由活化的 X 因子（factor X，F X）、V 因子（factor V，F V）、钙和 PL 组成。它介导了 PT 的生理激活。仅当带负电荷的 PL 与 PT 结合时，凝血酶原酶复合物才能将凝血酶原转化为凝血酶。要被抗原识别，人的 PT 必须结合在血小板上，或通过钙离子暴露于固定的磷脂酰丝氨酸（phosphatidylserine, PS）。用 ELISA 检测发现，抗 PS/PT 复合物的抗体与抗 PT 的自身抗体存在差异[13]。

体外实验表明，针对 PT 的抗体可干扰凝血因子并激活内皮细胞，从而促进血栓形成。抗 PT 抗体与抗 β_2GP I 抗体是 LA 阳性的主要原因：大约 2/3 的 IgG 型抗 PT 抗体表现出体外抗凝活性。PT/抗 PT/PL 三分子复合物可以抑制凝血酶原酶和 F X 的活化，并可以与凝血因子竞争结合 PL 表面，这导致了凝血时间的延长[14]。由于人抗体与动物 PT 不存在交叉反应性，因此，目前尚缺乏相关动物模型证据。相对于抗 PT 抗体，抗 PS/PT 复合物抗体与临床事件的关系更密切，提示抗体可能是通过识别在钙离子作用下形成的 PT/PL 复合物上的构象表位产生致病作用[15]。从与 β_2GP I 和 PS/PT 均反应的人血清中提取的单克隆抗体或者亲和纯化的多克隆抗 β_2GP I 抗体都仅与 β_2GP I 反应，也说明抗 PS/PT 抗体与抗 β_2GP I 抗体不存在交叉反应[16]。

3.2.3　针对其他磷脂抗原的抗体

目前，也有抗 CL 以外的带负电荷 PL 的自身抗体致病作用的相关研究。PS、磷脂酰肌醇和磷脂酸是最典型的抗原。由于 aCL 识别 β_2GP I /PL 复合物，它可以与抗 PS 和磷脂酰肌醇的抗体广泛发生交叉反应。因此，交叉反应主要是由与 $\beta_2GP\ I$ 反应的自身抗体介导[17]。

针对磷脂酰乙醇胺（phosphatidylethanolamine, PE）的抗体也值得研究。PE 是一种双亲离子 PL，可以通过激活 F X 和 PT 促进血栓形成，同时也可以通过增强活化蛋白 C（activated protein C, APC）活性促进抗凝。抗 PE 抗体（anti-PE）与激肽原（kininogen）结合，形成的抗体 /PE/ 激肽三分子复合物可以增强凝血酶诱导的血小板聚集。目前，还缺乏抗 PE 抗体在血管事件中的相关研究，但对怀孕小鼠输注抗 PE 抗体可以引起胎盘血栓形成和出血[18]。

3.3　aPL 介导的血栓形成机制

一些流行病学研究表明，aPL 与血栓形成之间存在关联[2]。有很多体外实验证实 aPL 参与了血栓形成，同时也有三个体内实验分别阐述了不同的 aPL 介导的血栓形成机制[2]：在机械或化学因素作用下，aPL 可以增加血栓大小；向大鼠输注 aPL IgG 以及少量 LPS 可以诱导血栓形成[19]。

aPL 促凝作用主要是由抗体与不同细胞膜上 PL 结合蛋白的反应性所调控的。目前，尚不清楚 aPL 是否在流动相中与 PL 结合蛋白发生反应。但由于 aPL 是一种低总结合力的抗体（low-avidity antibody）。因此，在流动相中形成复合物需要化学计量的抗原—抗体比率在患者中并不常见[20]。此外，循环中的 $\beta_2GP\ I$ 采用环形构象，在与细胞膜上的 PL 结合后打开形成 J 构象。此时，高抗原密度使自身抗体的结合更加容易。

3.3.1　内皮细胞

内皮细胞也是 APS 致病的主要参与者，aPL 能诱导促炎和促凝的内皮表型，导致血栓形成。

在体外研究发现，aPL 可使内皮细胞黏附分子（cellular adhesion molecule, CAM）显著上调。血管表面的 CAM 表达有利于白细胞黏附于内皮，发挥促凝作用。体内实验也表明输注 aPL 可以增加白细胞的黏附作用。一些体外实验结论不完全相同，但有研究描述了 APS 受试者中可溶性 CAM 的水平升高现象。此外，体外研究发现 aPL 能上调内皮细胞中促炎细胞因子，如白细胞介素（interferon）IL-1β，IL-6 和 IL-8 的表达，抑制内皮细胞一氧化氮合酶的合成，从而影响血管紧张度的调节，aPL 还可改变内皮细胞前列腺素的代谢[21]。

与对照组相比，APS 患者始终表现出血管内皮紊乱，尤其可以表现为肱动脉血流介导的血管舒张反应受损，以及循环中的内皮细胞，组织纤溶酶原激活剂（tPA）和 von Willebrand 因子（vWF）增加[2,22]。

3.3.2　单核细胞

单核细胞也参与了 APS 发病。单核细胞是组织因子（tissue factor, TF）的主要来源，组织因子可以引发凝血级联反应。aPL 能显著增加单核细胞和内皮细胞中组织因子的表达。在 APS 患者中，单核细胞的血管内皮生长因子及其受体 fms 样酪氨酸激酶 1（fms like tyrosine kinase, Flt-1）表达上调，进而促进了下游组织因子的表达[2,21]。

3.3.3　血小板

虽然 aPL 可以诱导血小板的聚集和活化，但血小板必须先结合活化剂，如凝血酶或胶原蛋白，才能被活化。由于 PS 是带负电荷的 PL，有利于 $\beta_2GP\text{ I}$ 与抗原在血小板膜上的黏附，并形成有利于 aPL 结合的构象。此外，aPL 能影响 $\beta_2GP\text{ I}$ 对 vWF 的抑制作用：aPL 在结合 $\beta_2GP\text{ I}$ 后抑制了 vWF 与 $\beta_2GP\text{ I}$ 的相互作用，从而影响 vWF 依赖的血小板黏附。这种现象或许可以解释为在 aPL 持续阳性者经常出现的轻度血小板减少的原因。一些小鼠实验也可以反应 aPL 参与血小板的激活：① 在低浓度腺苷二磷酸预处理的动物中，输注 aPL 会产生富含血小板的血栓；② 血小板参与光化学损伤诱导的血栓形成。同时，体外实验发现，APS 患者尿液中的血小板合成的血栓烷代谢产物水平升高[2,21]。

3.3.4　中性粒细胞

中性粒细胞在凝血中也发挥作用：中性粒细胞死亡后会释放由染色质和核蛋白组成的中性粒细胞胞外诱捕网（neutrophil extracellular trap, NET）。NET 积极参与了凝血过程：NET 衍生的蛋白酶激活凝血级联反应，其结构充当血栓组装的支架。NET 也可能损害内皮，介导动脉粥样硬化和动脉血栓形成。最近，关于 NET 在 APS 中作用的相关研究结果显示与健康志愿者相比，APS 患者的血清和血浆中无细胞 DNA 和 NET 的水平均显著升高，APS 患者的中性粒细胞能自发释放出更高水平的 NET。APS 患者的血清和 IgG 以及人 aPL 单克隆抗体，特别是针对 $\beta_2GP\text{ I}$ 的抗体，可以刺激对照组的中性粒细胞释放 NET。该过程能被活性氧形成抑制剂以及 toll 样受体 4（Toll-like receptor 4, TLR 4）信号传导通路所抑制[23]。

3.3.5　凝血成分

体外模型和一些离体实验证实 aPL 可以干扰血液中的凝血成分[2,24,25]。目前相关研究已发现 aPL 可与多个丝氨酸蛋白酶（serine protease, SP）家族成员发生反应。这其中就包括促凝因子，如凝血酶、PT、F Ⅶ a、F Ⅸ a、F Ⅹ a；抗凝物质，如蛋白 C（protein C, PC）；纤溶物质，如纤溶酶和 tPA。aPL 与这些蛋白质的相互作用是由与 $\beta_2GP\text{ I}$ 和丝氨酸蛋白酶结构域所共有的构象表位介导的。重要的是，aPL 与凝血酶和 F Ⅹ a 的相互作用会干扰凝血酶–抗凝血酶（antithrombin, AT）复合物以及 F Ⅹ a–抗凝血酶复合物的形成，从而阻碍抗凝血酶介导的凝血酶和 F Ⅹ a 的失活。此外，aPL 破坏了 PC 和蛋白 S（protein S, PS）途径：APS 患者存在与 PS 或 PC 反应的 aPL，并且与 PC 及 PS 的血浆浓度降低有关。在各种报道中，APS 患者抗 PC 和抗 PS 抗体的阳性率以及与临床事件的关联方面差异很大[26,27]。此外，aPL 可通过竞争结合 PL 而降低 APC 活性，在 APS 患者中也存在 APC 抵抗增加现象。

一些 aPL 能抑制纤溶酶介导的纤维蛋白溶解，特别是干扰纤溶酶介导的纤维蛋白溶解或抑制 tPA 介导的纤溶酶原向纤溶酶的转化。一些 APS 患者存在针对 tPA 的抗体，而且这些抗体与血浆 tPA 活性呈负相关。除了对抗凝物质的抑制作用外，aPL 可能会增加促凝物的活性：某些 aPL 亚型可使 PT 活性增强，促进纤维蛋白形成。此外，膜联蛋白 A5（annexinA5）可以降低促凝物对 PL 的生物利用度而发挥抗凝作用，而 aPL 可以通过破坏膜联蛋白 A5 在内皮细胞上的结合从而发挥促凝作用[2,24,25]。

3.3.6 补体

补体激活是 aPL 介导的血栓形成中的必要步骤。体外实验证实 APS 患者血清多可结合补体；另一些体内模型阐述了补体在 aPL 相关血栓事件中的作用：缺乏补体或补体受体的动物，或注入补体激活抑制剂的动物不会发生 aPL 相关血栓事件。单克隆抗 β_2GP I 结构域 I 抗体 MBB2 可成功致病，而母体单克隆抗体 MBB2 Δ CH2 不能诱导大鼠血栓形成[8]。MBB2 Δ CH2 具有与 MBB2 相同的抗原特异性，但由于缺少 CH2 结构域而不能激活补体。这一结果也进一步证实了补体参与 aPL 导致血栓的形成过程[8]。而且由于 MBB2 Δ CH2 可以竞争性结合与 β_2GP I 反应的自身抗体，它在体内可以抑制 aPL 的促凝作用[8]。在小鼠模型中，补体 C5 抑制剂 rEV576 coversin 可以抑制 aPL 介导的静脉血栓形成和组织因子产生，这同样也间接证实了补体参与 aPL 介导的血栓形成[28]。然而，目前只有两项研究报告了原发性 APS 伴有轻度低补体血症[2]，且尚无 APS 患者补体水平明显下降的报道。

3.4 aPL 在妊娠相关并发症中的作用机制

aPL 是妊娠相关并发症最常见的危险因素[1]。一些动物实验证实了这种关联：输注 aPL IgG 可引起小鼠胚胎丢失和生长迟缓[2]。β_2GP I 可与合体滋养层外膜上的 PS 相结合，因此滋养层细胞上 β_2GP I 含量较高，这一点也可以解释 aPL 对胎盘组织的高倾向性结合。自从有关 APS 胎盘组织病理学报道以来，就有学说提出 aPL 会引起螺旋动脉血栓形成，从而导致胎盘梗死，母婴血液交换障碍[29]。aPL 也可以破坏滋养层细胞上的膜联蛋白 A5，诱导促凝状态。有研究表明，aPL 阳性女性胎盘的绒毛间隙表面膜联蛋白 A5 数量减少。但组织病理学相关报道显示 aPL 阳性和 aPL 阴性的女性发生绒毛间静脉血栓情况大致相似，大多来自 APS 患者的流产标本和胎盘也未能找到任何表明血栓形成的组织病理学依据[30]。胎盘血栓和梗死不太可能是导致早期流产的原因，因为早孕期绒毛间隙中不存在大量的母体血流。人们目前认为，APS 相关的妊娠并发症有可能与一些非血栓形成机制有关[29]。胎盘炎症反应就是一种可能机制。在人类研究中，发现 aPL 可通过炎症小体诱导孕早期滋养细胞释放促炎细胞因子 IL-1β。向胚胎着床后的怀孕小鼠注射大量人 aPL 会引起强烈的胎盘炎性损害，导致妊娠丢失和胎儿发育迟缓。免疫组织化学和组织学检查显示，蜕膜存在中性粒细胞浸润和局部肿瘤坏死因子-α（tumor necrosis factor-α, TNF-α）分泌，同时血液 TNF-α 短暂升高。D6 是降解炎症因子的一种胎盘受体，缺乏 D6 的小鼠与野生型怀孕小鼠相比，当注入少量的人 aPL IgG 时，其更容易出现妊娠丢失[31]。但另一方面，对胚胎着床前的小鼠注射少量人 aPL IgG，胎盘组织病理学没有出现明显的炎症现象[32]。类似的研究表明，流产或足月妊娠的 APS 妇女的胎盘未显示任何急性局部炎症现象[2]。

体内研究也提示补体在 aPL 相关妊娠并发症中的作用。缺乏补体 C3、C5、C5a 受体，或用 C3 转化酶抑制剂治疗的妊娠小鼠不会出现 aPL 相关的胎儿丢失。此外，单克隆抗结构域 I 抗体 MBB2 可以诱导胎儿丢失，而 CH2 缺失的 MBB2，即缺乏补体结合位点的 MBB2 则不会[8]。一项回顾性研究发现，aPL 阳性女性的胎盘中存在补体沉积；另一个研究报道发现，APS 妇女流产的胎儿中没有补体沉积。而最近的一项关于流产和足月胎盘的前瞻性研究显示，胎盘仅存在轻度补体沉积，且与妊娠结局或治疗无关[2]。

目前，有确凿的证据表明 aPL 对胎盘存在直接损伤作用。体外实验发现，来自 APS 患者的多克隆 IgG 和人抗 β_2GP I–IgM 单克隆抗体可在人的胎儿（滋养层细胞）和母体（蜕膜间质细胞）和人子宫内膜内皮细胞（human endometrial endothelial cell, HEEC）侧与 β_2GP I 发生反应。

aPL 与胎儿组织的直接作用可以表现为：① 抑制滋养层细胞的分化，表现为人绒毛膜促性腺激素分泌减少；② 损害绒毛外滋养细胞的侵袭性，表现为基质金属蛋白酶、整合素、钙黏附蛋白和肝素结合表皮生长因子显著下调；③ 导致滋养层细胞损伤和凋亡；④ 促进能够激活母体内皮细胞坏死的滋养层细胞碎片排出。

aPL 与母体组织的作用表现为：① 诱导蜕膜基质细胞的促炎表型表达；② 通过抑制 HEEC 血管生成分化和促血管生成因子的产生，阻止子宫内膜血管生成[33]。

3.5　β_2GP I / 抗 β_2GP I 抗体复合物的受体

aPL 的作用主要取决于自身抗体与细胞膜上的 β_2GP I 的反应性。几种不同的受体都可以介导 β_2GP I 对内皮细胞的黏附。膜联蛋白 A2 是 tPA 和纤溶酶原的受体，它可以直接将 β_2GP I 与内皮细胞和单核细胞/巨噬细胞结合。膜联蛋白 A2 缺少胞内段，所以它有一个共受体来触发信号级联反应。TLR2 和 TLR4、硫酸乙酰肝素和载脂蛋白 E 受体 2′（apolipoprotein E receptor 2′, ApoER2′）也可以将 β_2GP I 结合于内皮表面[2,21]。TLR4 是导致内皮功能紊乱的关键因素：TLR4 沉默而非膜联蛋白 A2 沉默可抑制黏附分子的上调[34]。TLR4 与膜联蛋白 A2、钙网蛋白和核仁素可以组成多蛋白复合物，参与了 aPL 诱导的内皮细胞活化[35]。

在单核细胞上，aPL 可与脂筏上的 β_2GP I，膜联蛋白 A2 和 TLR4 相互作用。然而，β_2GP I 与 LPS 的相互作用能使 aPL 显著激活 TLR4。LPS/β_2GP I 复合物可介导 β_2GP I 固定于细胞膜。β_2GP I 激活巨噬细胞同时需要 LPS 和 TLR4 的参与，LPS 灭活剂多黏菌素可以抑制 β_2GP I 与巨噬细胞的结合[36]。LPS/β_2GP I 复合物对内皮细胞的作用取决于 LPS 的浓度。低浓度 LPS 不会影响 β_2GP I /TLR4 相互作用和内皮细胞激活。在高浓度下，LPS 可能通过 TLR4 上调来促进 β_2GP I 结合。同时沉默膜联蛋白 A2 和 TLR4 不能完全抑制抗 β_2GP I 抗体的结合，提示细胞膜可能存在表面 β_2GP I 受体[34]。TLR1，TLR2 和 TLR6 均可能为 β_2GP I 的共受体。TLR2 参与了内皮细胞的细胞内 aPL 信号转导。值得注意的是，TLR2 仅在细胞活化时才表达于内皮细胞，而 TLR4 是组成性表达于内皮细胞表面。也有研究为 TLR2 参与 aPL 介导的单核细胞激活提供了间接证据[2,37]。TLR1，TLR2 和 TLR6 与 aPL IgG 共定位；阻断 TLR1、TLR2 和 TLR6 的抗体可降低人单核细胞中 aPL 介导的 TNF 和 TF 的上调[38]。

目前，也有针对膜联蛋白 A2、TLR4 和 ApoER2′ 的体内研究。有趣的是，缺乏这些分子的动物并不能完全免受 aPL 血栓形成的影响，提示 aPL 介导的血栓形成可能由多条通路共同作用[2]。最近的一项离体研究证实了 TLR2 和 TLR4 的作用：APS 患者的外周血单核细胞显示这些固有免疫受体的 mRNA 表达增加，TLR 转导通路中的 IRAK-1 磷酸化水平也显著升高[38]。

两种细胞膜受体可能参与介导血小板与 aPL 的相互作用。低密度脂蛋白（LDL）受体家族成员

ApoER2′能通过其结合LDL的结构域Ⅰ来识别β₂GPⅠ结构域Ⅴ中带正电荷的赖氨酸残基。LDL受体的抑制剂可以阻断aPL诱导的血小板活化和血栓烷合成。此外，β₂GPⅠ能直接与血小板上的糖蛋白（glycoprotein, GP）相互作用，与GPⅠb-Ⅸ-Ⅴ的亚基Ibα结合。有体内实验证实了糖蛋白在APS发病中的作用：GPⅡb/Ⅲa缺陷型小鼠在输注aPL后，不会发生APS血栓事件；单克隆抗GPⅡb/Ⅲa抗体预处理可抑制aPL介导的血栓形成[21]。

3.6 细胞内途径

β₂GPⅠ受体与靶细胞结合后，aPL可以招募内皮细胞和单核细胞中的核因子κB（nuclear factor κB, NFκB）和p38丝裂原活化蛋白激酶（MAPK）[2]。aPL主要通过网格蛋白依赖的内吞途径激活NFκB通路，该机制需要CD14（TLR4共受体）和膜联蛋白A2共同参与[39]。

哺乳动物雷帕霉素靶蛋白（mammalian target of rapamycin, mTOR）是一种调节细胞生长，增殖和凋亡的激酶。aPL可以通过磷脂酰肌醇3-激酶（phosphatidylinositol 3-kinase, PI3K）-AKT途径招募mTOR。在人微血管内皮细胞中，用aPL IgG刺激可以通过PI3K介导的mTOR通路激活S6核糖体蛋白（S6 ribosomal protein, S6RP）和AKT[40]。

APS患者的单克隆aPL以及IgG片段可以通过激活内体NADPH-氧化酶2（NADPH-oxidase-2, NOX2）诱导NLRP3和半胱氨酸天冬氨酸蛋白水解酶（caspase-1）的转录，活化炎症小体（inflammasome）。也有研究显示，APS患者的单核细胞内caspase-1和NLRP3的表达增加，而血清IL-1β浓度增加了3倍[41]。

血栓性APS和产科APS的不同临床表现可能是由于不同的病理机制所导致的。目前，也有单核细胞的体外实验支持这一理论：血栓性APS患者的IgG可以导致NFκB和p38MAPK磷酸化以及TF上调，但产科APS患者、aPL持续阳性者或健康对照的IgG却不会出现这一现象[42]。另一方面，早孕期滋养细胞相关实验也发现了不同IgG之间的差异：产科APS患者的aPL可以明显抑制TLR4介导的滋养细胞的侵袭性，而血栓性APS的患者的aPL却不会出现类似现象[43]。

3.7 二次打击假说

尽管aPL携带者血清中持续存在自身抗体，但aPL持续阳性者并不经常发生血栓事件。有学者基于这一现象，提出了二次打击假说（two-hit hypothesis）。这种假说认为aPL是血栓形成的风险因素（即一次打击），但不足以引发血栓形成；发生血栓事件同时也需要其他的风险因素作用（即二次打击）[2]。目前，已有相关动物模型支持这一假说。aPL仅在受到LPS、机械、化学或光化学刺激的动物中产生致病性[2,19]。在临床上，感染常发生在aPL相关事件之前，因此，有人认为感染过程可能也是二次打击[44]。β₂GPⅠ依赖的aPL对内皮细胞和单核细胞的活化可能与TLR2和TLR4参与有关，而这一现象也为二次打击假说提供了理论支持：静息内皮细胞上表达的β₂GPⅠ量不足以结合足够的aPL触发凝血。LPS可能通过上调TLR2和TLR4来增加β₂GPⅠ在血管壁上的分布，使其达到阈值[34]。在小鼠的研究中发现LPS可以上调小鼠中β₂GPⅠ表达，从而证实了这一假说所提出的假设[45]。

目前，也有观点认为肠道菌群在自身免疫病中起重要作用。肠道是健康个体中 LPS 的主要来源，肠道菌群可能会影响 LPS 的摄取。共生菌群可能通过分子模拟或促进 $\beta_2GP\,I$ 的构象变化诱导自身反应性 $CD4^+$ T 细胞以及抗 $\beta_2GP\,I$ 抗体的产生，从而参与 APS 的发病。在易患 APS 的动物模型中，使用广谱抗生素清除肠道微生物可防止血栓事件发生，增加生存率，并降低抗 $\beta_2GP\,I$–IgG 滴度[46]。

二次打击假说并不适用于产科 APS：在小鼠模型中，aPL IgG 可以直接诱发妊娠丢失而不需要二次打击。在生理条件下，$\beta_2GP\,I$ 就大量表达于胎盘组织中；并且文献报道，标记的外源性 $\beta_2GP\,I$ 也可以结合于妊娠小鼠的滋养层和内皮细胞[45]。$\beta_2GP\,I$ 在胎盘上的高表达水平以及妊娠期间的激素和血流变化可能足以促使自身抗体致病[4]。

3.8　遗传学和表观遗传学

APS 的遗传相关性最早是在 1966 年由 Harvey 提出的。他描述了一个家庭，其中有些成员曾有血栓疾病史，梅毒检测结果呈假阳性。计算 APS 患者家庭成员的 aPL 阳性率时发现，该患者的亲属更可能携带 aPL。

研究者对至少有 2 个 APS 患者的 7 个家庭的一项研究表明，疾病的发生符合常染色体显性遗传模型，而不符合常染色体隐性遗传模型以及单纯环境因素致病模型（这项研究中，APS 的诊断根据半定量评分，而非国际标准）。此后出现了许多关于 APS 与人类白细胞抗原（human leukocyte antigen, HLA）基因相关性的遗传学研究。DRB1*04、DR7、DQB1*0301/4、DQB1*0604/5/6/7/8/9 及 DQA1*0301/2 在原发性 APS 患者中出现频率较高；在患原发性 APS 的非洲裔美国人和英国白种人中，抗 $\beta_2GP\,I$ 抗体阳性与 DRB1*1302 和 DQB1*0604/0605 单倍型密切相关，而在高加索人和墨西哥裔美国人中，DQB1*0302 与抗 $\beta_2GP\,I$ 抗体密切相关。

此外，目前还有许多 APS 与非 HLA 基因相关性的研究，尤其是关于 $\beta_2GP\,I$ 单核苷酸多态性（single-nucleotide polymorphisms, SNP）的研究。但是，目前有关 Cys/Gly，Trp/Ser 和 Val/Leu SNP 的研究存在不同的结果。最近的一项关于 Val247Leu 多态性的荟萃分析发现，APS 患者中 Val/Val 基因型相较其他基因型更为常见，特别是在携带抗 $\beta_2GP\,I$ 抗体的 APS 患者中尤其常见，但这与动静脉血栓形成并无明显关联[47]。多个免疫球蛋白受体 $Fc\gamma R\,II\,A$ 的 SNP 也与 APS 发生存在弱相关；目前研究也发现 APS 患者家族中存在促炎基因型（即在 $IL1\beta$、$TNF\alpha$、$TGF\beta$、IL6 和 TLR4 基因中的单核苷酸多态性）。STAT4 和 BLK 均与狼疮易感性相关。研究发现它与 APS 也表现出很强的遗传关联，而 IRF5 与 APS 的关联很弱，BANK1 与 APS 则没有关联。

许多研究报告狼疮患者家属中 aPL 阳性率增加。一项对 1 506 个个体进行的全基因组连锁分析也证实了这一发现：IgM 型 aCL，而非 IgG 型 aCL，在这些狼疮谱系中表现出很强的家族聚集性。

遗传性易栓症相关危险因素也可增加 aPL 阳性者的血栓形成风险。FV Leiden 与血栓形成风险增加有关，而 PT 中的功能获得性突变和 AT，PC 和 PS 中的功能丧失、突变与静脉血栓形成事件相关[48]。

表观遗传学也可能参与 APS 的发病，如 miR-19b 和 miR-20a 均可下调单核细胞上的 TF 表达，其中miR-20a直接结合TF mRNA发挥调节作用；在APS患者的单核细胞中，miR-19b和miR-20a表达下调，且与细胞膜上的TF表达成反比。然而对比aPL阴性狼疮患者相关基因的表达情况发现，这种现象不是APS特有的[49]。

3.9 总结

目前的研究集中于探究APS发病相关分子机制以及APS自身抗体亚群的诊断和预后价值。有些研究已可用于区分致病性抗体和非致病性抗体。例如，抗β$_2$GPⅠ抗体的结构域特异性。目前，也有关于抗体其他特征的相关研究，如抗β$_2$GPⅠ抗体的Fc糖基化比例可能与自身抗体的致病性有关[50]。其他因素如ABO血型，也用来评估每位患者发生临床症状的风险[51]。希望未来几年在aPL介导的致病机制领域的研究能有新的进展，以便用于对血栓事件和产科事件的风险评估，指导APS的个体化治疗。

参 考 文 献

[1] Miyakis S, Lockshin MD, Atsumi T, Branch DW, Brey RL, Cervera R, et al. International consensus statement on an update of the classification criteria for definite antiphospholipid syndrome (APS). J Thromb Haemost 2006;4:295–306.

[2] Meroni PL, Borghi MO, Raschi E, Tedesco F. Pathogenesis of antiphospholipid syndrome: understanding the antibodies. Nat Rev Rheumatol 2011;7:330–9.

[3] Chighizola CB, Gerosa M, Meroni PL. New tests to detect antiphospholipid antibodies: anti-domain I beta-2-glycoprotein-I antibodies. Curr Rheumatol Rep 2014;16:402–9.

[4] Meroni PL, Chighizola C. Pathophysiology of the antiphospholipid syndrome (APS). Rev Med Interne 2012;33:A2–A4.

[5] de Laat B, Derksen RHWM, van Lummel M, Pennings MTT, de Groot PG. Pathogenic anti-beta2-glycoprotein I antibodies recognize domain I of beta2-glycoprotein I only after a conformational change. Blood 2006;107:1916–24.

[6] de Laat B, van Berkel M, Urbanus RT, Siregar B, de Groot PG, Gebbink MF, et al. Immune responses against domain I of β(2)-glycoprotein I are driven by conformational changes: domain I of β(2)-glycoprotein I harbors a cryptic immunogenic epitope. Arthritis Rheum 2011;63:3960–8.

[7] Ioannou Y, Romay-Penabad Z, Pericleous C, Giles I, Papalardo E, Vargas G, et al. In vivo inhibition of antiphospholipid antibody-induced pathogenicity utilizing the antigenic target peptide domain I of beta2-glycoprotein I: proof of concept. J Thromb Haemost 2009;7:833–42.

[8] Agostinis C, Durigutto P, Sblattero D, Borghi MO, Grossi C, Guida F, et al. A non-complement-fixing antibody to β$_2$ glycoprotein I as a novel therapy for antiphospholipid syndrome. Blood 2014;123:3478–87.

[9] Zandman-Goddard G, Pierangeli SS, Gertel S, Blank M. Tolerogenic dendritic cells specific for β$_2$-glycoprotein-I

domain-I, attenuate experimental antiphospholipid syndrome. J Autoimmun 2014;54:72–80.

[10] Andreoli L, Chighizola CB, Nalli C, Gerosa M, Borghi MO, Pregnolato F, et al. Clinical characterization of antiphospholipid syndrome by detection of IgG antibodies against β$_2$-glycoprotein I domain 1 and domain 4/5: ratio of anti-domain 1 to anti-domain 4/5 as a useful new biomarker for antiphospholipid syndrome. Arthritis Rheumatol 2015;67:2196–204.

[11] Pengo V, Ruffatti A, Tonello M, Cuffaro S, Banzato A, Bison E, et al. Antiphospholipid syndrome: antibodies to domain 1 of β$_2$-glycoprotein 1 correctly classify patients at risk. J Thromb Haemost 2015;136:161–3.

[12] Artenjak A, Locatelli I, Brelih H, Simonič DM, Ulcova-Gallova Z, Swadzba J, et al. Immunoreactivity and avidity of IgG anti-β$_2$-glycoprotein I antibodies from patients with autoimmune diseases to different peptide clusters of β$_2$-glycoprotein I. Immunol Res 2014;61:35–44.

[13] Pregnolato F, Chighizola CB. Phospholipid autoantibodies (nonanticardiolipin)-antiprothrombin antibodies. In: Shoenfeld Y, Meroni PL, Gershwin E, editors. Autoantibodies. Oxford: Elsevier; 2014. p. 741–9.

[14] Bevers EM, Zwaal RFA, Willems GM. The effect of phospholipids on the formation of immune complexes between autoantibodies and beta2-glycoprotein I or prothrombin. Clin Immunol 2004;112:150–60.

[15] Bertolaccini M. Antibodies to prothrombin. Lupus 2012;21:729–31.

[16] Pregnolato F, Chighizola CB, Encabo S, Shums Z, Norman GL, Tripodi A, et al. Anti-phosphatidylserine/prothrombin antibodies: an additional diagnostic marker for APS? Immunol Res 2013;56:432–8.

[17] Bertolaccini M, Amengual O, Atsumi T, Binder WL, de Laat B, Forastiero R, et al. "Non-criteria" aPL tests:

report of a task force and preconference workshop at the 13th International Congress on Antiphospholipid Antibodies, Galveston, TX, USA, April 2010. Lupus 2011;20:191–205.

[18] Velayuthaprabhu S, Matsubayashi H, Sugi T, Nakamura M, Ohnishi Y, Ogura T, et al. A unique preliminary study on placental apoptosis in mice with passive immunization of anti-phosphatidylethanolamine antibodies and anti-factor XII antibodies. Am J Reprod Immunol 2011;66:373–84.

[19] Fischetti F, Durigutto P, Pellis V, Debeus A, Macor P, Bulla R, et al. Thrombus formation induced by antibodies to beta2-glycoprotein I is complement dependent and requires a priming factor. Blood 2005;106:2340–6.

[20] Tincani A, Spatola L, Prati E, Allegri F, Ferremi P, Cattaneo R, et al. The anti-beta2-glycoprotein I activity in human anti-phospholipid syndrome sera is due to monoreactive low-affinity autoantibodies directed to epitopes located on native beta2-glycoprotein I and preserved during species' evolution. J Immunol 1996;157:5732–8.

[21] Meroni PL, Chighizola CB. Anti-phospholipid antibody mechanisms of thrombosis. In: Mackay I, Rose N, Diamond B, Davidson A, editors. Encyclopedia of medical immunology. New York, NY: Springer; 2014. p. 63–70.

[22] Erkan D, Willis R, Murthy VL, Basra G, Vega J, Ruiz-Limon P, et al. A prospective open-label pilot study of fluvastatin on proinflammatory and prothrombotic biomarkers in antiphospholipid antibody positive patients. Ann Rheum Dis 2014;73:1176–80.

[23] Yalavarthi S, Gould TJ, Rao AN, Mazza LF, Morris AE, Nunez-Alvarez C, et al. Antiphospholipid antibodies promote the release of neutrophil extracellular traps: a new mechanism of thrombosis in the antiphospholipid syndrome. Arthritis Rheumatol 2015;67(11). http://dx.doi.org/10.1002/art.39247.

[24] Pierangeli SS, Chen PP, Raschi E, Scurati S, Grossi C, Borghi MO, et al. Antiphospholipid antibodies and the antiphospholipid syndrome: pathogenic mechanisms. Semin Thromb Hemost 2008;34:236–50.

[25] Giannakopoulos B, Passam F, Rahgozar S, Krilis SA. Current concepts on the pathogenesis of the antiphospholipid syndrome. Blood 2007;109:422–30.

[26] Wahl D, Membre A, Perret-Guillaume C, Regnault V, Lecompte T. Mechanisms of antiphospholipid-induced thrombosis: effects on the protein C system. Curr Rheumatol Rep 2009;11:77–81.

[27] Arachchillage DRJ, Efthymiou M, Mackie IJ, Lawrie AS, Machin SJ, Cohen H. Anti-protein C antibodies are associated with resistance to endogenous protein C activation and a severe thrombotic phenotype in antiphospholipid syndrome. J Thromb Haemost 2014;12:1801–9.

[28] Romay-Penabad Z, Carrera Marin A, Willis R, Weston-Davies W, Machin S, Cohen H, et al. Complement C5-inhibitor rEV576 (coversin) ameliorates in-vivo effects of antiphospholipid antibodies. Lupus 2014;23:1324–6.

[29] Viall CA, Chamley LW. Histopathology in the placentae of women with antiphospholipid antibodies: a systematic review of the literature. Autoimmun Rev 2015;14:446–71.

[30] Meroni PL, Tedesco F, Locati M, Vecchi A, Di Simone N, Acaia B, et al. Anti-phospholipid antibody mediated fetal loss: still an open question from a pathogenic point of view. Lupus 2010;19:453–6.

[31] de la Torre YM, Buracchi C, Borroni EM, Dupor J, Bonecchi R, Nebuloni M, et al. Protection against inflammation- and autoantibody-caused fetal loss by the chemokine decoy receptor D6. Proc Natl Acad Sci USA 2007;104:2319–24.

[32] La Torre de YM, Pregnolato F, D'Amelio F, Grossi C, Di Simone N, Pasqualini F, et al. Anti-phospholipid induced murine fetal loss: novel protective effect of a peptide targeting the β_2 glycoprotein I phospholipid-binding site. Implications for human fetal loss. J Autoimmun 2012;38:J209–15.

[33] Di Simone N, D'Ippolito S. The pathogenic mechanisms for antiphospholipid antibodies (aPL)-mediated pregnancy loss. In: Meroni PL, editor. Antiphospholipid antibody syndrome. From bench to bedside. Cham: Springer; 2014. p. 37–46.

[34] Raschi E, Chighizola CB, Grossi C, Ronda N, Gatti R, Meroni PL, et al. β_2-glycoprotein I, lipopolysaccharide and endothelial TLR4: three players in the two hit theory for anti-phospholipid-mediated thrombosis. J Autoimmun 2014;55:42–50.

[35] Allen KL, Fonseca FV, Betapudi V, Willard B, Zhang J, McCrae KR. A novel pathway for human endothelial cell activation by antiphospholipid/anti-β_2 glycoprotein I antibodies. Blood 2012;119:884–93.

[36] Laplante P, Amireault P, Subang R, Dieudé M, Levine JS, Rauch J. Interaction of β_2-glycoprotein I with lipopolysaccharide leads to Toll-like receptor 4 (TLR4)-dependent activation of macrophages. J Biol Chem 2011;286:42494–503.

[37] Boles J, Mackman N. Role of tissue factor in thrombosis in antiphospholipid antibody syndrome. Lupus 2010;19:370–8.

[38] Benhamou Y, Bellien J, Armengol G, Brakenhielm E, Adriouch S, Iacob M, et al. Role of Toll-like receptors 2 and 4 in mediating endothelial dysfunction and arterial remodeling in primary arterial antiphospholipid syndrome. Arthritis Rheumatol 2014;66:3210–20.

[39] Brandt KJ, Fickentscher C, Boehlen F, Kruithof EKO, de Moerloose P. NF-κB is activated from endosomal compartments in antiphospholipid antibodies-treated human monocytes. J Thromb Haemost 2014;12:779–91.

[40] Canaud G, Kamar N, Anglicheau D, Esposito L, Rabant L, Noel LH, et al. Eculizumab improves posttransplant thrombotic microangiopathy due to antiphospholipid syndrome recurrence but fails to prevent chronic vascular changes. Am J Transplant 2013;13:2179–85.

[41] Müller-Calleja N, Köhler A, Siebald B, Canisius A, Orning C, Radsak M, et al. Cofactor-independent antiphospholipid antibodies activate the NLRP3-inflammasome via endosomal NADPH-oxidase: implications for the antiphospholipid syndrome. Thromb Haemost 2015;113:1071–83.

[42] Lambrianides A, Carroll CJ, Pierangeli SS, Pericleous

C, Branch W, Rice J, et al. Effects of Polyclonal IgG derived from patients with different clinical types of the antiphospholipid syndrome on monocyte signaling pathways. J Immunol 2010;184:6622–8.

[43] Poulton K, Ripoll VM, Pericleous C, et al. Purified IgG from patients with obstetric but not IgG from non-obstetric antiphospholipid syndrome inhibit trophoblast invasion. Am J Reprod Immunol 2015;73:390–401.

[44] Shoenfeld Y, Blank M, Cervera R, Font J, Raschi E, Meroni PL. Infectious origin of the antiphospholipid syndrome. Ann Rheum Dis 2006;65:2–6.

[45] Agostinis C, Biffi S, Garrovo C, Durigutto P, Lorenzon A, Bek A, et al. In vivo distribution of β_2 glycoprotein I under various pathophysiologic conditions. Blood 2011;118:4231–8.

[46] Ruff WE, Vieira SM, Kriegel MA. The role of the gut microbiota in the pathogenesis of antiphospholipid syndrome. Curr Rheumatol Rep 2014;17:472.

[47] Chamorro A-J, Marcos M, Mirón-Canelo J-A, Cervera R, Espinosa G. Val247Leu β_2-glycoprotein-I allelic variant is associated with antiphospholipid syndrome: systematic review and meta-analysis. Autoimmun Rev 2012;11:705–12.

[48] Soriano A, Blank M, Shoenfeld Y. Genetics and origin of antiphospholipid syndrome. In: Meroni PL, editor. Antiphospholipid antibody syndrome. From bench to bedside. Cham: Springer I; 2014. p. 1–12.

[49] Meroni PL, Penatti AE. Epigenetics and systemic lupus erythematosus: unmet needs. Clin Rev Allergy Immunol 2015. http://dx.doi.org/10.1007/s12016-015-8497-4.

[50] Fickentscher C, Magorivska I, Janko C, Biermann M, Bilyy R, Nalli C, et al. The pathogenicity of anti-β_2GP I - IgG autoantibodies depends on Fc glycosylation. J Immunol Res 2015;7:1–12.

[51] Nascimento NM, Bydlowski SP, Soares RP, de Andrade DC, Bonfá E, Seguro LP, et al. ABO blood group in primary antiphospholipid syndrome: influence in the site of thrombosis? J Thromb Thrombolysis 2015;40:374–8.

第 4 章　抗磷脂综合征的实验室标志物及其临床意义

Laboratory Markers With Clinical Significance in the Antiphospholipid Syndrome

Olga Amengual[a], Maria L Bertolaccini[b] and Tatsuya Atsumi[a]　著

陈丹丹　吕良敬　译

4.1　前言

　　抗磷脂综合征（APS）是一种临床上以反复的动脉和（或）静脉血栓形成和（或）病态妊娠为特征的自身免疫性疾病。循环抗磷脂抗体（aPL）是诊断APS必不可少的实验室标志物。APS的最新分类标准（悉尼分类标准[1]）明确指出确诊APS需要在患者血浆中检测到持续存在的中、高滴度的狼疮抗凝物（LA）、IgG或IgM亚型的抗心磷脂抗体（aCL）和（或）抗β_2糖蛋白 I 抗体（抗β_2GP I）[1]（见表4.1）。aPL是一组具有异质性的自身抗体，与其名称不同，它们并不直接识别带负电荷的磷脂，而是识别对血浆磷脂具有亲和力的几种血浆蛋白。其中，β_2GP I 和凝血酶原被认为是大多数aPL识别的主要靶标蛋白，而一部分抗β_2GP I 抗体和抗凝血酶原抗体会在体外表现为狼疮抗凝物[5~8]。

　　aPL最早是在1906年被Wassermann等人发现的[9]。他们最早注意到梅毒患者的血清可以使脂质组织提取物凝集。随后在1940年代初期，Pangborn[10]发现在这些测试中使用的组织提取物中的相关抗原成分是被称为心磷脂的磷脂。这种识别心磷脂的抗体被命名为凝集素。血清样品中的凝集素可以用心磷脂、胆固醇和磷脂酰胆碱（性病研究实验室或VDRL抗原）的混合物检测到，即在体外测定中产生肉眼可见的絮状物。尽管研究发现凝集素主要与梅毒感染有关，但他们却不是识别梅毒螺旋体的特异性抗原。1950年代对梅毒螺旋体特异抗原检测技术的发展也进一步表明，梅毒血清学检测持续生物学假阳性（BFP-STS）的个体，通常会在随访多年后发展为系统性红斑狼疮（SLE）。而且这些患有SLE并持续BFP-STS的患者会发生反复的自然流产、血小板减少和血栓栓塞事件[11]。1952年，Conley和Hartmann[12]在2名SLE患者中观察到的"狼疮抑制剂"现象，这些患者的凝血时

---

a Division of Rheumatology, Endocrinology and Nephrology, Hokkaido University Graduate School of Medicine, Sapporo, Japan

b Graham Hughes Lupus Research Laboratory, Division of Women's Health, King's College London, The Rayne Institute, St Thomas' Hospital, London, United Kingdom

表 4.1　修订的抗磷脂综合征分类标准

临床标准
（1）血管性血栓：≥1 次在任何组织或器官中发生的动脉、静脉或小血管血栓形成，发作是通过客观检查证实的。比如通过影像学或组织病理学检查证实的，没有明显的血管壁炎症证据
（2）病理妊娠： 　　a. ≥1 次在妊娠第 10 周或以后，形态正常的无法解释的胎儿死亡 　　b. ≥1 例因子痫、严重先兆子痫或胎盘功能不全而在妊娠第 34 周之前形态正常的早产儿，或在妊娠第 10 周之前 ≥ 3 例原因不明的连续自然流产（排除母体生殖道解剖或内分泌异常以及父母的染色体异常）

实验室标准
（1）根据国际血栓形成和止血协会的指导标准，至少间隔 12 周，≥ 2 次检测到血浆中存在狼疮抗凝物[2,3]
（2）通过标准化 ELISA 测定，2 次或 2 次以上，至少相隔 12 周的存在于血清或血浆中的中度或高滴度中 IgG 和（或）IgM 抗心磷脂抗体[4]
（3）通过标准 ELISA 测定，间隔至少 12 周，≥ 2 次，在血清或血浆中 IgG 和（或）IgM 抗 β_2 糖蛋白 I 抗体的滴度＞99%[4]

注：如果满足至少一项临床标准和一项实验室标准，则诊断抗磷脂综合征。

资料来源：酶联免疫吸附试验（ELISA）. FromMiyakis S, Lockshin MD, Atsumi T, R, et al. International consensus statement on an update of the classification criteria for definite antiphospholipid syndrome (APS). J Thromb Haemost. 2006, 4(2):295–306.

间延长，且有 BFP-STS。Feinstein 和 Rapaport 将该"狼疮抑制剂"命名为"狼疮抗凝物（LA）"[13]，成为该领域许多的错误名词之一。这些抗体之所以被称为 LA，是因为它们最初是在 SLE 患者的血浆中检测到的，却并不是只出现在 SLE 患者中。这些抗凝物质会延长体外的凝血时间，但不会抑制单个的凝血因子，他们与出血倾向无关，除非患者体内还存在其他的凝血缺陷。1960 年代初期，就有人怀疑 SLE 患者的 LA 与血栓形成之间可能存在特别的关联[14]，但是直到 1980 年，这种联系才被广泛认可[15]，研究指出 LA 现象的产生是由于抗体会与参与凝血反应的带负电荷的磷脂反应引起的[16]，LA 的实验室检测具有重要的临床意义。

在 1980 年代初期，建立了使用固相磷脂的放射免疫测定和酶联免疫吸附测定（ELISA）方法[17~19]。因为心磷脂是梅毒血清学检测的主要抗原，这些检测手段直接选择心磷脂用于检测循环中的 aCL。研究者注意到，aCL 也会与带负电荷的磷脂（如磷脂酰丝氨酸和磷脂酰甘油）发生交叉反应[20]。因此，aCL 的名称被扩展为 aPL。进一步的研究表明，LA 和 aPL 定义了两群截然不同但又相关的患者，但这两群患者均与血栓形成的风险增加相关，aCL ELISA 的使用也从适用于 LA 的人群的检测扩展为常规的实验室检测手段[21]。

在 1990 年，有研究发现在固相免疫检测实验中自身免疫性 aCL 与磷脂的结合需要 β_2GP I 的存在[5,22,23]。当 β_2GP I 吸附在聚苯乙烯板上或与带负电荷的表面相互作用时，抗原结合位点才会暴露出来[24]。

凝血酶原是自身免疫性 aPL 的第二个主要抗原靶标。在 APS 患者的血清中还发现了许多对磷脂具有高亲和力的蛋白质，包括膜联蛋白 V、蛋白 S、蛋白 C、高分子量和低分子量激肽原和 XII 因子[7,25~27]。这些磷脂结合蛋白中，有一些蛋白上的 aPL 识别表位的出现不依赖磷脂的存在。

在实验室中，没有一种可用于诊断 APS 的特别检测或"金标准"实验。个别患者通常会混合具有不同特异性的抗体。但是，诊断性 aPL 可以大致分为 2 类。通过固相测定法检测的抗体、例如 aCL、抗 β_2GP I、抗凝血酶原抗体或磷脂酰丝氨酸依赖性抗凝血酶原抗体（aPS/PT），以及通过其延长磷脂依赖性凝血试验的特性而检测到的抗体，称为 LA。

在本章中，我们将详细介绍当前可用于检测 aPL 的实验室检测方法，并讨论每种 aPL 作为 APS 实验室标记物的价值。

4.2　固相免疫分析法检测 aPL

主要使用固相（即固定化）方法（主要是 ELISA 方法）测定的自身免疫抗体。基于化学发光的自动化技术最近正在兴起，该技术用于现有的固相免疫分析法检测 aPL，似乎表现良好，并且结果与经典 ELISA 相当。而且它们易于应用，具有完全自动化的优势[28]。

4.2.1　抗心磷脂抗体检测

最初的 aCL 是采用放射免疫分析法测定的，使用心磷脂作为抗原，使用明胶 / 磷酸盐缓冲盐水（PBS）的混合物稀释患者的血清，并使用放射物标记的抗人 IgG 或 IgM 检测结合的 aCL。随后改用胎牛或成年牛血清代替明胶 /PBS 作为样品稀释液，并使用酶标记的抗人 IgG 或 IgM 抗体[29]。胎牛或成年牛血清的使用增加了结合的 aCL 的光密度读数[30]。尽管当时还不清楚，但这种信号的增加可能是由于存在抗 $\beta_2 GP \ I$ 的抗体[5,22,23]。因此，aCL 不仅要检测存在于血清或血浆样品中和（或）存在于样品稀释剂或封闭缓冲液中的抗心磷脂抗体，而且还要检测识别与心磷脂结合的 $\beta_2 GP \ I$ 的抗体。

至少 2 次，相隔至少 12 周，中等或高滴度的 IgG 和（或）IgM aCL 阳性是当前确诊 APS 分类标准中关于实验室标志物上的要求[1]。标准中也指出，检测到的 aCL 必须是依赖于 $\beta_2 GP \ I$ 存在的 aCL。测定过程中应包括无 $\beta_2 GP \ I$ 的孔，以区分 APS 无关的 aCL 和 $\beta_2 GP \ I$ 依赖的 aCL。目前，已经开发了许多内部的和商业化的方法来定量 aCL[31]，并且已经举办了国际研讨会来评估标准化各种检测方法，并对检测方法进行了各种修改[32]。1987 年，国际上首次建立了由亲和纯化的 aCL 免疫球蛋白组成的用于计算 IgG 或 IgM aCL 单位的国际标准品[33]。抗 $\beta_2 GP \ I$ 的嵌合单克隆抗体制备的校准物标准品也被引入以协助全球实验室进行 aCL 分析[34~36]。

aCL 的 ELISA 方法是一种灵敏、简单且快速的检测方法，可帮助诊断 APS。然而，aCL 并非对 APS 特异，在感染或其他自身免疫性疾病患者中可以发现假阳性结果[37]。与 IgG 型相比，aCL 的 IgM 型抗体与 APS 临床表现的相关性较低[38]。有证据表明，高滴度的 IgG aCL 与动脉血栓形成和静脉血栓形成的风险增加相关[38~40]，并且是产科并发症的风险因素[41]。低滴度 aCL 的价值尚存在争议[42]。

IgA aCL 检测在诊断 APS 中的价值尚不确定。大量研究调查了 IgA 水平升高的可能意义，但这些研究中测定 IgA 的效能存在显著性差异[42~44]。一些报道发现 IgA aCL 与某些与 APS 相关的临床特征之间存在关联，特别是血栓形成、流产和血小板减少症[45~49]。但其他研究未能发现 IgA aCL 的存在与 APS 的临床体征之间有任何关系[50,51]。患者的种族也会影响 aCL 的亚型分布。在非洲裔美国人[52]，非洲加勒比海地区[53] 和日本患者[54] 中，IgA aCL 似乎是最普遍的亚型。但单独的 IgA aCL 阳性不常见。研究发现在多数 APS 主要的临床表现已经出现情况下，aCL IgA 与 IgG 和（或）IgM 相关。根据目前的证据，IgA aCL 的检测可能仅限于强烈怀疑 APS 和 aPL 检测阴性的患者[42,55]。

4.2.2 抗 β_2GP I 抗体检测

由于在 aCL 检测中研究人员已证明 β_2GP I 是 aPL 的相关抗原，已经开发了特异性 ELISA 用于检测抗 β_2GP I 抗体[56,57]。有大量证据证实，抗 β_2GP I 抗体对血栓形成和妊娠并发症更具特异性[58~60]，被感染或药物诱导的可能性较小[61]。因此，IgG 和 IgM 抗 β_2GP I 抗体被纳入 APS 的修订标准中[1]。

人 β_2GP I 是一种单链糖蛋白，由 326 个氨基酸残基和 5 个寡糖附着位点组成[62,63]。β_2GP I 属于蛋白质超家族，其特征是重复延伸约 60 个氨基酸的残基，每个残基具有 16 个保守序列和 2 个完全保守的二硫键。这些重复单元可以叫作短同源重复序列（SCR），补体调控蛋白或 sushi 结构域。β_2GP I 由 5 个 SCR 结构域组成。就其氨基酸序列而言，前 4 个是规则的 SCR 结构域。其特征是 4 个由保守半胱氨酸残基构成的框架，和内部的二硫键桥[64]。第 5 个 SCR 结构的 C 端显著偏离常见的 SCR 折叠结构。结构域 V 明显异常，通过 3 个内部二硫键稳定，包括 82 个氨基酸残基、6 个半胱氨酸。结构域 V 通过一簇带正电荷的氨基酸将 β_2GP I 与阴离子磷脂结合[65~67]。

当 β_2GP I 与由带负电荷的磷脂构成的脂质膜相互作用时，或者当 β_2GP I 吸附在经过 γ 射线或电子处理的聚氧化聚苯乙烯板上时，β_2GP I 的抗体会识别 β_2GP I 分子上暴露的隐性表位[68,69]。抗 β_2GP I ELISA 要优于 aCL ELISA，因为所用的微量滴定板涂有单一且比较确定的抗原。

尽管与 aCL ELISA 相比，固相抗 β_2GP I 检测具有更高的特异性，但抗 β_2GP I 抗体检测仍存在一些诊断上的缺陷。抗 β_2GP I 抗体是一组异质性的抗体，包含针对位于 β_2GP I 所有 5 个结构域不同表位的亚类[69~72]。ELISA 方法检测抗 β_2GP I 抗体可以检测到所有与 β_2GP I 反应的抗体亚类，包括非致病性和低亲和力抗 β_2GP I 抗体，这使它们不太适合作为诊断性的检测手段，因为有报道称，高亲和力的抗 β_2GP I 抗体才是检测 APS 最特异性抗体[73]。

为了标准化和统一抗 β_2GP I ELISA 检测方法，研究人员进行了多次尝试，但是检测结果仍然存在较大的不一致性。欧洲论坛关于 aPL 的报道也指出，抗 β_2GP I 抗体检测存在较高的批间变异和实验室间差异[74]。为此，检测抗 β_2GP I 抗体的推荐方案也已经发表[44,75,76]，国际血栓和止血协会最近也提供了一套指南[77]。此外，用于标准化抗 β_2GP I 抗体分析的最佳候选材料也在积极的研发中，针对这些材料也制定了充分的质控方法[42,78]。抗 β_2GP I 结果以多种不同且不可互换的单位（即 IU/mL、U/mL、SGU、SMU、SAU、ng/mL 或 μg/mL）报告，具体测试结果单位取决于分析制造商或实验室执行的操作方法[4]。因此，建立抗 β_2GP I 抗体的国际测量单位将大大提高不同检测结果之间的可比性。

除 IgA aCL 外，APS 分类标准中也未包括 IgA 型抗 β_2GP I。目前，由于缺乏标准化的检测方法，检测手段的局限性以及使用不同的商业化检测方法造成的实验室检测结果多样性，令 IgA 抗 β_2GP I 的诊断价值受到限制。IgA 抗 β_2GP I 普遍存在于 SLE 患者中，并与血栓栓塞事件增加有关。但在大多数情况下，IgA 与 IgG 和（或）IgM 抗 β_2GP I 抗体的同时存在使得这一发现很难用单独的 IgA 抗 β_2GP I 抗体解释[55]。然而，已经有几项研究报道了孤立的 IgA 抗 β_2GP I 抗体阳性患者的 APS 临床表现[48,79,80]，提示 IgA 抗 β_2GP I 的检测可能有助于评估 SLE 患者血栓形成和（或）妊娠并发症的风险[42]。

与 $\beta_2GP\ I$ 的 $IV \sim V$ 结构域结合的 IgA 抗 $\beta_2GP\ I$ 抗体的亚型的检测可能具有临床意义[81]，但是，目前已有的数据不足以得出明确的结论[82~84]。

4.2.3　抗 $\beta_2GP\ I$ 蛋白结构域 I 的抗体

$\beta_2GP\ I$ 被公认为 APS 中的主要抗原，但并非所有携带抗 $\beta_2GP\ I$ 抗体的患者都会出现 aPL 相关的临床表现。如前所述，抗 $\beta_2GP\ I$ 包括一组异质性的自身抗体，它们识别 $\beta_2GP\ I$ 上的不同表位[6,85~89]。$\beta_2GP\ I$ 蛋白的结构域 I（DI）的 N 端结构域已被确定为参与 $\beta_2GP\ I$ /抗 $\beta_2GP\ I$ 抗体结合的最相关抗原靶标[87,90]。大量研究表明，针对 DI 的抗体（抗 DI 抗体）在 APS 的发病机制中发挥重要的作用。抗 DI 抗体可诱导体外凝血时间延长[91]。合成 DI 肽可抑制人多克隆 aPL IgG 在幼鼠体内介导的血栓形成[92]。此外，当与脂多糖一起注入时，人单克隆抗 DI IgG 可以在幼鼠中引起凝血和流产，这直接证明了抗 DI 抗体的致病作用[93]。

抗 DI 抗体的存在与血栓形成有关[6]。一项国际多中心研究报道了抗 DI 抗体与患者血栓史之间的紧密联系，抗 DI 抗体与妊娠并发症也有一定的，但是相对较小的关联[94]。目前，人们日益认识到，多种 aPL 抗体阳性的患者发生临床并发症的风险更高[95]，并且这些患者中的抗 DI 抗体阳性率和滴度更高[96]。

目前，已有许多检测抗 DI 抗体的方法。大多数研究使用两步 ELISA 检测法，将不同来源的抗原包被在亲水性和疏水性微量滴定板上。但只有将 DI 被包被在疏水性的板上时，抗 DI 抗体才会对其靶标表位反应。另外，在链霉亲和素板上使用 N 端生物素标记的 DI 检测抗 DI 抗体的捕获法 ELISA 也有了报道。与非生物素标记的 DI ELISA 相比，捕获法 ELISA 能够区分 APS 患者和对照组。除此之外，还有另外两种检测手段：使用固定后的完整 $\beta_2GP\ I$ 和合成的 $\beta_2GP\ I$–DI 作为抑制剂的液相抑制测定法，以及基于 BIOFLASH 系统（Inova Diagnostics，美国），使用重组 DI 耦合到磁珠上进行测定的新型化学发光免疫测定法[97]。

既往研究已证明抗 DI 抗体对 APS 的诊断具有很高的特异性，并且出现高滴度抗 DI 抗体的 APS 患者往往会有进展性更强的临床表现[96,98]。但抗 DI 比抗 $\beta_2GP\ I$ 抗体检测表现出更低的灵敏度。实际上，一些在 APS 患者中发现的抗 $\beta_2GP\ I$ 抗体也会识别除 DI 表位以外的 $\beta_2GP\ I$ 抗原表位[99]。因此，并非所有的抗 $\beta_2GP\ I$ 抗体都能通过抗 DI 实验检测到。目前，这方面研究的数量仍然有限，仍需进一步的研究来明确检测抗 DI 抗体的临床意义。

4.2.4　抗凝血酶原抗体

凝血酶原（F II）是 APS 中 aPL 的另一个重要的抗原靶标。凝血酶原是一种维生素 K 依赖的单链糖蛋白，有 579 个氨基酸残基，相对分子质量为 72 000，在正常血浆中的浓度约为 100 μg/mL[100]。

抗凝血酶原抗体可通过 ELISA 方法检测，并与 APS 紧密相关。抗凝血酶原抗体 ELISA 检测可鉴定出两个抗体群，即仅与凝血酶原结合的抗体（抗凝血酶原抗体或 aPT-A）和与磷脂酰丝氨酸—凝血酶原复合物（aPS/PT）结合的抗体[101,102]。在这里，aPT-A 和 aPS/PT 属于不同的自身抗体群体，即使它们可以同时出现在同一患者中[102,103]。

数项研究调查了 APS 相关临床特征与 aPT-A 之间的关系，但结论相互矛盾。在 2 项前瞻性研究中，aPT 患者中的 aPT-A 似乎是血栓栓塞事件的预测指标，但主要是对 LA 阳性的患者[59,104]。最近的系统综述表明，抗凝血酶原的抗体（aPT-A 和 aPS/PT）均可增加血栓形成的风险。与 aPT-A 相比，aPS/PT 似乎代表了更高的动脉和（或）静脉血栓发生的风险因素[105]。因此，aPS/PT 被认为可能有助于确定先前有血栓形成史或 SLE 患者的血栓形成风险[105]。

既往已有 aPS/PT 在 APS 诊断中的临床实用性方面的报道。多项研究发现 aPS/PT 与血栓形成和妊娠并发症之间存在关联[102,103]。aPS/PT 也与 LA 显著相关[102]，表明这些抗体检测有可能替代 LA 检测。虽然与 LA 阴性组相比，aPS/PT 似乎会增加 LA 阳性患者较高的静脉血栓形成和流产风险，但两组均存在该风险，只是 LA 阳性组的 aPS/PT 滴度明显更高[106]。此外，经多变量分析后，发现 LA 和 aPS/PT 是血栓形成和流产发生的独立风险因素[106]。此外，对 SLE 患者的 23 种 aPL 组合的回顾性分析表明，LA、抗 β₂GP Ⅰ 和 aPS/PT 组合检测对 APS 的诊断准确性最高，甚至比应用悉尼实验室标准检测的要好[107]。

一项正在进行的关于 aPS/PT 的诊断价值的多中心研究结果尚未发表，但初步数据表明 aPS/PT 是与 APS 相关的代表性自身抗体，其中 IgG aPS/PT 的检测可能是鉴定高风险 APS 患者的有效手段[108]。根据目前的数据，不建议将 aPT-A 作为常规评估 APS 的检测方法。另一方面，aPS/PT 的存在也预示着了血栓形成的风险。因此，aPS/PT 的检测既有助于评估血栓形成的风险，也能更好地鉴定 APS 患者[42]。

4.2.5　除心磷脂以外的带负电荷的磷脂抗体

在 APS 患者中，已经报道了多种抗带负电荷磷脂的抗体。例如，抗磷脂酸（anti-PA），磷脂酰肌醇（anti-PI）和磷脂酰丝氨酸（anti-PS）的抗体。与 aCL 相比，使用这些磷脂（特别是 PS）的检测分析对 APS 患者更具特异性。已有多个介绍这些抗体性质的综述[43]。一些研究表明，使用心磷脂以外的磷脂进行检测可能有助于鉴别有复发性流产史的妇女[109]，而其他研究却未发现同时使用这些抗体检测与 aCL 和 LA 组合测定时诊断 APS 的性能会得到改善[43]。根据目前的证据，在 APS 的最初诊断过程中检测抗 PA、抗 PI 和抗 PS 抗体的临床意义并不大，因为这些抗体可能与其他被认为可诊断该疾病的抗体发生重叠[42,110,111]。

4.2.6　磷脂酰乙醇胺抗体

抗磷脂酰乙醇胺（anti-PE）的抗体已被报道为某些疑似患有 APS 的患者血浆中唯一的 aPL。该抗体是在蛋白 C 系统的磷脂依赖性反应中起重要作用的两性离子磷脂。尽管抗 PE 与血栓形成和妊娠有关[112,113]，但其他报道未能发现任何相关性。目前的数据没有提供明确的证据支持抗 PE 与血栓形成或妊娠并发症之间的关联[42]。

4.2.7　其他 aPL 特性

据报道，APS 患者还有许多其他自身抗体，包括抗膜联蛋白 Ⅴ[114,115]、高分子量和低分子量激肽原、前激肽释放酶和 Ⅺ 因子[26,116]、抗血管肝素硫酸盐蛋白酶[117]、肝素[118]、Ⅻ 因子[27,119～121] 和凝血酶[122] 的抗体。还有一些研究表明自身抗体可能识别 PC 途径的组成部分[25]，包括 PC[123]，

PS[124,125]和血栓调节蛋白[126]。

4.3　狼疮抗凝物

LA 检测主要是用来判定 aPL 延长磷脂依赖性凝血时间的能力。由于 aPL 的异质性使得根据分类标准进行一项以上的凝血试验来诊断变得必要[2,3]。LA 检测时有许多问题需要明确：① 磷脂依赖性凝血时间的延长；② 混合正常血浆之后仍存在的抑制凝血作用；③ 磷脂依赖的证据；④ 排除因其他凝血因子的特异性抑制作用产生的影响。原则上，检测 LA 的实验室测试应首先使用敏感的筛选试验，然后进行特定的确诊试验[127]。目前，已经有多种可用于检测 LA 的试验，但所有测试的灵敏度都不同。最常用的是活化的部分凝血活酶时间（APTT），然后是稀释的 Russell 蛇毒时间。LA 的存在最终要通过磷脂中和后，延长的凝血时间恢复正常来进行确认[128]。

值得一提的是，在接受口服抗凝治疗的某些受试者中，准确检测 LA 可能具有一定的挑战性。国际止血和血栓形成协会的指南指出，如果国际标准化比（INR）< 1.5，则可以在未稀释血浆中直接检测 LA；如果 INR 在 1.5 ～ 3.0 之间，考虑到稀释效应，可以在与正常血浆进行 1 : 1 混合后进行检测试[3]。接受治疗剂量肝素的患者的 LA 无法解释，因此不能直接用未处理的血浆进行测试。直接凝血酶抑制剂会干扰所有 LA 分析，并有可能产生假阳性结果。一项关于抗活化因子 X（F X a）药物利伐沙班的最新研究表明，Taipan 蛇毒时间和 Ecarin 蛇毒时间是检测 LA 的敏感组合[129]。这两种毒液都是凝血酶原激活剂，因此不受 F X a 抑制作用的影响[130]。

LA 是血栓形成的最重要的风险因素之一[38,131～135]。一项对 SLE 患者中 APS 和静脉血栓形成风险的荟萃分析发现，LA 阳性患者发生此类事件的可能性比 LA 阴性患者高 6 倍[136]。随后对无基础免疫疾病的患者进行的 aPL 和静脉血栓的荟萃分析也得出 LA 比 aCL 更能预测血栓形成的结论[137]。

对文献的系统综述也认为，LA 是血栓形成的风险因素，但与部位（静脉或动脉）和事件的类型（首次或复发）无关，而 aCL 并不是很强的风险因素，除非 aCL 抗体是 IgG 亚型或者呈现中或高滴度[38]。

抗 β_2GP I 和抗凝血酶原抗体均具有 LA 效应[138～140]。ELISA 检测方法被认为比直接检测凝血时间方法可能更具优势，因为凝血时间检测方法只能在体外进行定性评估。但是，有两项较早的系统综述并未找出支持用 ELISA 替代凝血试验的证据。目前，这种替代方式仍存在争议[38,58]。

4.4　膜联蛋白 A5 耐药性测试：致病性 aPL 抗体的检测

膜联蛋白 A5 耐药性（Λ5R）分析主要基于以下原理：膜联蛋白 A5 具有较强的抗凝活性，因为它能在磷脂上形成二维晶体，从而阻止了后者在关键的凝血酶反应中发挥作用[141～143]。众所周知，aPL 可以破坏抗凝药物的保护作用并暴露血栓形成所需的阴离子磷脂，继而可能导致 APS 患者的血栓形成和妊娠并发症[144～148]。A5R 分析是一个两步法凝血分析，模仿了磷脂悬浮液的这一机制[149～151]。

A5R 测定法主要是测量患者血浆对膜联蛋白 A5 抗凝活性的影响，结果以凝血时间延长的百分比表示。百分比低于参考范围的患者被认为患有 A5R。值得注意的是，对膜联蛋白 A5 抗凝活性的

抵抗性与可识别 β_2GP Ⅰ的 D Ⅰ上的表位的 aPL 相关联[150]。来自 5 项研究的汇总数据显示，与对照组和非 APS 血栓形成受试者的 2%～5% 相比，APS 患者中有 52% 的膜联蛋白 A5 耐药性比例[43]，而在血栓性和产科 APS 中，对膜联蛋白 A5 抗凝活性的抵抗性与靶向 DI 的 IgG 抗体滴度成反比关系[43]。

4.5 aPL 检测新技术

尽管与 LA 的功能测定相比，固相测定更容易执行，但固相检测仍存在较大的实验室间差异[152,153]。引入新的自动化方法，可以克服这一严重缺陷。自动化化学发光免疫测定法是 ELISA 的另一种方法，可提高可重复性，并减少实验室间变异[154]。与目前使用的 ELISA 相比，它们的诊断性能已经有了评估结果[28,153,155]。总体而言，这些新的化学发光分析显示出了良好的性能[153,156,157]，对 APS 患者的敏感性为 100%，特异性为 72%[158]。该技术最初是用于 aCL 和抗 β_2GP Ⅰ抗体的检测，用于检测其他 aPL 抗体的数据也越来越多[159,160]。

4.6 对疑似 APS 的患者应检测哪些 aPL？

对于许多临床医师而言，APS 的诊断仍然是一项重大挑战。除了对应的临床表现之外，APS 的诊断还需要有 aPL 抗体阳性。aPL 抗体家族的异质性，可用的 aPL 检测手段的不断增多，以及检测结果的多样性都会对疑似 APS 的患者的诊断和治疗产生重要的影响。

悉尼修订的札幌 APS 诊断标准使用了 3 种实验室检测方法来定义 APS[1]，但仍有许多诊断问题仍未解决（参见表 4.2）。每种 aPL 检测方法对 APS 的诊断都有不同的敏感性和特异性。与 aCL 或抗 β_2GP Ⅰ抗体相比，LA 与 APS 临床表现的风险相关性更强[38]。关联性较强的原因可能与这些患者的抗体滴度有关。LA 检测的敏感性不是很高（即需要相对较高滴度的抗体才能延长凝血时间）。因此，LA 的存在表明患者体内存在与临床表现高度相关的高滴度 aPL[161]。由于 aCL 检测的高灵敏度，阳性结果既包括临床相关的 aPL，也可能包含临床无关的 aPL。关于 aCL 的检测在诊断 APS 中的重要性已有很多的研究：最初的数据表明，仅对 LA 和抗 β_2GP Ⅰ进行测试就足以诊断 APS[38]，但是，有研究发现在 123 例 aPL 持续阳性的患者中，在没有 LA 和（或）抗 β_2GP Ⅰ的情况下，有超过 1/4 的患者 aCL 阳性[162]。这些资料提示，不对 aCL 进行检测而仅检测 LA 和抗 β_2GP Ⅰ抗体可能会导致 APS 的漏诊。与 aCL 检测相比，抗 β_2GP Ⅰ检测更具特异性，但对 APS 的敏感性较低。因此，在评估疑似有 APS 的患者时，aCL 抗体检测会出现更多的阳性结果，这可能包括真阳性和假阳性结果，而抗 β_2GP Ⅰ检测阳性率较低，但特异性较高，包含了真正阳性的 APS 患者。

对于 APS 患者，需要评估每一个患者的血栓形成风险，以便制定治疗方案。既往的几项研究表明，随着 aPL 阳性数量的增加，血栓形成的风险也在逐渐增加[107,163,164]，而多种关键的 aPL 检测阳性已成为预示血栓形成风险的指标。与具有两个或单个 aPL 阳性的患者相比，LA，aCL 和抗 β_2GP Ⅰ三种抗体阳性的患者具有更高的血栓形成和产科并发症的风险[165,166]。近来，对多种 aPL 进行检测的价值，已经引起了许多研究人员的兴趣。诊断和预测 APS 的血栓形成风险的定量指标也被开发出来。例如，抗磷脂评分（aPL-score）和全球 APS 评分（GAPSS）[95,167]。

表 4.2　诊断 APS 的实验室指标

APS诊断标准中已有的抗磷脂抗体
抗心磷脂抗体（aCL）IgG
抗心磷脂抗体（aCL）IgM
抗 β_2 糖蛋白 I 抗体（抗 β_2GP I ）IgG
抗 β_2 糖蛋白 I 抗体（抗 β_2GP I ）IgM
狼疮抗凝物（LA）
可能会纳入APS诊断标准中的磷脂抗体
抗 β_2 糖蛋白 I 抗体（抗 β_2GP I ）IgA
针对 β_2GP I 结构域I的抗体（抗 D I ）
抗磷脂酰丝氨醇/凝血酶原抗体(aPS/PT) IgG//IgM
膜联蛋白A5抗性测定（annexin A5resistance assay）
其他抗磷脂抗体检测
抗心磷脂抗体(aCL)IgA
抗磷脂酰丝氨醇/凝血酶原抗体(aPS/PT)IgA
抗凝血酶原抗体(aPT)IgG/IgM/IgA
抗磷脂酸的抗体（抗PA）、抗磷脂酰肌醇的抗体（抗PI）、抗磷脂酰丝氨酸抗体（抗PS）
抗磷脂酰乙醇胺的抗体（抗PE）

4.7　总结

APS是与抗多种磷脂结合蛋白的循环自身抗体相关的多系统血栓形成的疾病。虽然很难确定aPL何时能导致临床并发症的发生，但对于具有APS临床特征的患者，筛查aPL是必须的，因为aPL相关的复发血栓形成风险对患者的长期预后有很大的影响。目前，最成熟的检测方法是通过凝血试验检测LA，通过ELISA检测aCL和抗 β_2GP I 抗体。尽管这些检测方法对帮助诊断APS有一定的临床意义，但它们不能完全涵盖所有的aPL。抗 D I 和aPS/PT抗体也可能是诊断APS的潜在实验室候选指标，但是否能将其纳入诊断APS的实验室指标，还需要进一步研究。

由于常规检测和新检测方法检测出的aPL抗体与APS的临床表现之间的关联强度在不同研究结果中差异很大，因此，筛选和优化出多种检测手段的最佳组合显得至关重要。在未来，基于不同组合的aPL抗体阳性检测结果对患者进行分类可能不仅会影响对患者的预后判断，还会对治疗策略产生影响。

致谢

本研究得到了日本卫生部、劳工部、教育部、文化部以及科技部的基金资助，表示感谢。

参 考 文 献

[1] Miyakis S, Lockshin MD, Atsumi T, Branch DW, Brey RL, Cervera R, et al. International consensus statement on an update of the classification criteria for definite antiphospholipid syndrome (APS). J Thromb Haemost 2006;4(2):295–306.

[2] Brandt JT, Triplett DA, Alving B, Scharrer I. Criteria for the diagnosis of lupus anticoagulants: an update. On behalf of the Subcommittee on Lupus anticoagulant/Antiphospholipid Antibody of the Scientific and Standardisation Committee of the ISTH. Thromb Haemost 1995;74(4):1185–90.

[3] Pengo V, Tripodi A, Reber G, Rand JH, Ortel TL, Galli M, et al. Update of the guidelines for lupus anticoagulant detection. Subcommittee on Lupus Anticoagulant/Antiphospholipid Antibody of the Scientific and Standardisation Committee of the International Society on Thrombosis and Haemostasis. J Thromb Haemost 2009;7(10):1737–40.

[4] Pierangeli SS, Favaloro EJ, Lakos G, Meroni PL, Tincani A, Wong RC, et al. Standards and reference materials for the anticardiolipin and anti-beta2glycoprotein I assays: a report of recommendations from the APL Task Force at the 13th International Congress on Antiphospholipid Antibodies. Clin Chim Acta 2012;413(1–2):358–60.

[5] McNeil HP, Simpson RJ, Chesterman CN, Krilis SA. Anti-phospholipid antibodies are directed against a complex antigen that includes a lipid-bound inhibitor of coagulation: beta 2-glycoprotein I (apolipoprotein H). Proc Natl Acad Sci USA 1990;87(1):4120–4.

[6] de Laat B, Derksen RH, Urbanus RT, de Groot PG. IgG antibodies that recognize epitope Gly40-Arg43 in domain I of beta 2-glycoprotein I cause LAC, and their presence correlates strongly with thrombosis. Blood 2005;105(4):1540–5.

[7] Bevers EM, Galli M, Barbui T, Comfurius P, Zwaal RF. Lupus anticoagulant IgG's (LA) are not directed to phospholipids only, but to a complex of lipid-bound human prothrombin. Thromb Haemost 1991;66(6):629–32.

[8] Simmelink MJ, Horbach DA, Derksen RH, Meijers JC, Bevers EM, Willems GM, et al. Complexes of anti-prothrombin antibodies and prothrombin cause lupus anticoagulant activity by competing with the binding of clotting factors for catalytic phospholipid surfaces. Br J Haematol 2001;113(3):621–9.

[9] Wasserman A, Neisser A, Bruck C. Eine serodiagnosticsche reaktion bei syphilis. Dtsch Med Wochenschr 1906;32:745–6.

[10] Pangborn MC. A new serologically active phospholipid from beef heart. Proc Soc Exp Biol Med 1941;48:484–6.

[11] Moore JE, Morh CF. Biologically false positive serological test for syphilis. Type, incidence and cause. J Am Med Ass 1952;150(5):467–73.

[12] Conley CL, Hartmann RC. A hemorrhagic disorder caused by circulating anticoagulant in patients with disseminated lupus erythematosus. J Lab Clin Invest 1952;31:621–2.

[13] Feinstein DI, Rapaport SI. Acquired inhibitors of blood coagulation. Prog Hemost Thromb 1972;1:75–95.

[14] Bowie EJ, Thompson JKJ, Pascuzzi CA, Owen CAJ. Thrombosis in systemic lupus erythematosus despite circulating anticoagulants. J Lab Clin Med 1963;62:416–30.

[15] Mueh JR, Herbst KD, Rapaport SI. Thrombosis in patients with the lupus anticoagulant. Ann Intern Med 1980;92(2 Pt 1):156–9.

[16] Thiagarajan P, Shapiro SS, De Marco L. Monoclonal immunoglobulin M lambda coagulation inhibitor with phospholipid specificity. Mechanism of a lupus anticoagulant. J Clin Invest 1980;66(3):397–405.

[17] Harris EN, Englert H, Derve G, Hughes GR, Gharavi A. Antiphospholipid antibodies in acute Guillain-Barre syndrome. Lancet 1983;2(8363):1361–2.

[18] Koike T, Sueishi M, Funaki H, Tomioka H, Yoshida S. Anti-phospholipid antibodies and biological false positive serological test for syphilis in patients with systemic lupus erythematosus. Clin Exp Immunol 1984;56(1):193–9.

[19] Loizou S, McCrea JD, Rudge AC, Reynolds R, Boyle CC, Harris EN. Measurement of anti-cardiolipin antibodies by an enzyme-linked immunosorbent assay (ELISA): standardization and quantitation of results. Clin Exp Immunol 1985;62(3):738–45.

[20] Harris EN, Gharavi AE, Loizou S, Derue G, Chan JK, Patel BM, et al. Crossreactivity of anti-phospholipid antibodies. J Clin Lab Immunol 1985;16(1):1–6.

[21] Triplett DA, Brandt JT, Musgrave KA, Orr CA. The relationship between lupus anticoagulants and antibodies to phospholipid. JAMA 1988;259(4):550–4.

[22] Galli M, Comfurius P, Maasen C, Hemker HC, de Baets MH, van Breda-Vriesman PJC, et al. Anticardiolipin antibodies (ACA) directed not to cardiolipin but to a plasma protein cofactor. Lancet 1990;335(8705):1544–7.

[23] Matsuura E, Igarashi Y, Fujimoto M, Ichikawa K, Koike T. Anticardiolipin cofactor(s) and differential diagnosis of autoimmune disease. Lancet 1990;336(8708):177–8.

[24] Agar C, van Os GM, Morgelin M, Sprenger RR, Marquart JA, Urbanus RT, et al. Beta2-glycoprotein I can exist in 2 conformations: implications for our understanding of the antiphospholipid syndrome. Blood 2010;116(8):1336–43.

[25] Oosting JD, Derksen RH, Bobbink IW, Hackeng TM, Bouma BN, de Groot PG. Antiphospholipid antibodies directed against a combination of phospholipids with prothrombin, protein C, or protein S: an explanation for their pathogenic mechanism? Blood 1993;81(10):2618–25.

[26] Sugi T, McIntyre JA. Autoantibodies to phosphatidylethanolamine (PE) recognize a kininogen-PE complex. Blood 1995;86(8):3083–9.

[27] Bertolaccini ML, Mepani K, Sanna G, Hughes GR, Khamashta MA. Factor XII autoantibodies as a novel

marker for thrombosis and adverse obstetric history in patients with systemic lupus erythematosus. Ann Rheum Dis 2007;66(4):533–6.

[28] Van Hoecke F, Persijn L, Decavele AS, Devreese K. Performance of two new, automated chemiluminescence assay panels for anticardiolipin and anti-beta2-glycoprotein I antibodies in the laboratory diagnosis of the antiphospholipid syndrome. Int J Lab Hematol 2012;34(6):630–40.

[29] Gharavi AE, Harris EN, Asherson RA, Hughes GR. Anticardiolipin antibodies: isotype distribution and phospholipid specificity. Ann Rheum Dis 1987;46(1):1–6.

[30] Harris EN, Gharavi AE, Hughes GR. Anti-phospholipid antibodies. Clin Rheum Dis 1985;11(3):591–609.

[31] Reber G, Arvieux J, Comby E, Degenne D, de Moerloose P, Sanmarco M, et al. Multicenter evaluation of nine commercial kits for the quantitation of anticardiolipin antibodies. The Working Group on Methodologies in Haemostasis from the GEHT (Groupe d'Etudes sur l'Hemostase et la Thrombose). Thromb Haemost 1995;73(3):444–52.

[32] Forastiero R, Papalardo E, Watkins M, Nguyen H, Quirbach C, Jaskal K, et al. Evaluation of different immunoassays for the detection of antiphospholipid antibodies: report of a wet workshop during the 13th International Congress on Antiphospholipid Antibodies. Clin Chim Acta 2014;428:99–105.

[33] Harris EN, Gharavi AE, Patel SP, Hughes GRV. Evaluation of the anti-cardiolipin antibody test: report of an international workshop held 4 April 1986. Clin Exp Immunol 1987;68(1):215–22.

[34] Ichikawa K, Tsutsumi A, Atsumi T, Matsuura E, Kobayashi S, Hughes GRV, et al. A chimeric antibody with the human gamma1 constant region as a putative standard for assays to detect IgG beta2-glycoprotein I-dependent anticardiolipin and anti-beta2-glycoprotein I antibodies. Arthritis Rheum 1999;42(11):2461–70.

[35] Tincani A, Allegri F, Sanmarco M, Cinquini M, Taglietti M, Balestrieri G, et al. Anticardiolipin antibody assay: a methodological analysis for a better consensus in routine determinations – a cooperative project of the European Antiphospholipid Forum. Thromb Haemost 2001;86(2):575–83.

[36] Harris EN. Special report. The second international anti-cardiolipin standardisation workshop/the Kingston Anti-phospholipid Antibody Study (KAPS) group. Am J Clin Pathol 1990;94(4):476–84.

[37] Hojnik M, Gilburd B, Ziporen L, Blank M, Tomer Y, Scheinberg MA, et al. Anticardiolipin antibodies in infections are heterogenous in their dependency on beta 2-glycoprotein I: analysis of anticardiolipin antibodies in leprosy. Lupus 1994;3(6):515–21.

[38] Galli M, Luciani D, Bertolini G, Barbui T. Lupus anticoagulants are stronger risk factors for thrombosis than anticardiolipin antibodies in the antiphospholipid syndrome: a systematic review of the literature. Blood 2003;101(5):1827–32.

[39] Ginsburg KS, Liang MH, Newcomer L, Goldhaber SZ, Schur PH, Hennekens CH, et al. Anticardiolipin antibodies and the risk for ischemic stroke and venous thrombosis. Ann Intern Med 1992;117(12):997–1002.

[40] Neville C, Rauch J, Kassis J, Chang ER, Joseph L, Le Comte M, et al. Thromboembolic risk in patients with high titre anticardiolipin and multiple antiphospholipid antibodies. Thromb Haemost 2003;90(1):108–15.

[41] Opatrny L, David M, Kahn SR, Shrier I, Rey E. Association between antiphospholipid antibodies and recurrent fetal loss in women without autoimmune disease: a metaanalysis. J Rheumatol 2006;33(11): 2214–21.

[42] Bertolaccini ML, Amengual O, Andreoli L, Atsumi T, Chighizola CB, Forastiero R, et al. 14th International Congress on Antiphospholipid Antibodies Task Force. Report on antiphospholipid syndrome laboratory diagnostics and trends. Autoimmun Rev 2014;13(9): 917–30.

[43] Bertolaccini ML, Amengual O, Atsumi T, Binder WL, de Laat B, Forastiero R, et al. 'Non-criteria' aPL tests: report of a task force and preconference workshop at the 13th International Congress on Antiphospholipid Antibodies, Galveston, TX, USA, April 2010. Lupus 2011;20(2):191–205.

[44] Lakos G, Favaloro EJ, Harris EN, Meroni PL, Tincani A, Wong RC, et al. International consensus guidelines on anticardiolipin and anti-beta2-glycoprotein I testing: report from the 13th International Congress on Antiphospholipid Antibodies. Arthritis Rheum 2012;64(1):1–10.

[45] Lopez LR, Santos ME, Espinoza LR, La Rosa FG. Clinical significance of immunoglobulin A versus immunoglobulins G and M anti-cardiolipin antibodies in patients with systemic lupus erythematosus. Correlation with thrombosis, thrombocytopenia, and recurrent abortion. Am J Clin Pathol 1992;98(4):449–54.

[46] Samarkos M, Davies KA, Gordon C, Loizou S. Clinical significance of IgA anticardiolipin and anti-beta2-GP1 antibodies in patients with systemic lupus erythematosus and primary antiphospholipid syndrome. Clin Rheumatol 2006;25(2):199–204.

[47] Shen YM, Lee R, Frenkel E, Sarode R. IgA antiphospholipid antibodies are an independent risk factor for thromboses. Lupus 2008;17(11):996–1003.

[48] Mehrani T, Petri M. Association of IgA Anti-beta2 glycoprotein I with clinical and laboratory manifestations of systemic lupus erythematosus. J Rheumatol 2011;38(1):64–8.

[49] Akhter E, Shums Z, Norman GL, Binder W, Fang H, Petri M. Utility of antiphosphatidylserine/prothrombin and IgA antiphospholipid assays in systemic lupus erythematosus. J Rheumatol 2013;40(3):282–6.

[50] Bertolaccini ML, Atsumi T, Escudero-Contreras A, Khamashta MA, Hughes GRV. The value of IgA antiphospholipid testing for the diagnosis of antiphospholipid (Hughes) syndrome in systemic lupus erythematosus. J Rheumatol 2001;28(12):2637–43.

[51] Greco TP, Amos MD, Conti-Kelly AM, Naranjo JD, Ijdo JW. Testing for the antiphospholipid syndrome: importance of IgA anti-beta 2-glycoprotein I. Lupus 2000;9(1):33–41.

[52] Cucurull E, Gharavi AE, Diri E, Mendez E, Kapoor

D, Espinoza LR. IgA anticardiolipin and anti-beta2-glycoprotein I are the most prevalent isotypes in African American patients with systemic lupus erythematosus. Am J Med Sci 1999;318(1):55–60.

[53] Molina JF, Gutierrez-Urena S, Molina J, Uribe O, Richards S, De Ceulaer C, et al. Variability of anticardiolipin antibody isotype distribution in 3 geographic populations of patients with systemic lupus erythematosus. J Rheumatol 1997;24(2):291–6.

[54] Tajima C, Suzuki Y, Mizushima Y, Ichikawa Y. Clinical significance of immunoglobulin A antiphospholipid antibodies: possible association with skin manifestations and small vessel vasculitis. J Rheumatol 1998;25(9):1730–6.

[55] Meijide H, Sciascia S, Sanna G, Khamashta MA, Bertolaccini ML. The clinical relevance of IgA anticardiolipin and IgA anti-beta2 glycoprotein I antiphospholipid antibodies: a systematic review. Autoimmun Rev 2013;12(3):421–5.

[56] Martinuzzo ME, Forastiero RR, Carreras LO. Anti beta 2 glycoprotein I antibodies: detection and association with thrombosis. Br J Haematol 1995;89(2):397–402.

[57] Amengual O, Atsumi T, Khamashta MA, Koike T, Hughes GRV. Specificity of ELISA for antibody to beta 2-glycoprotein I in patients with antiphospholipid syndrome. Br J Rheumatol 1996;35(12):1239–43.

[58] Galli M, Luciani D, Bertolini G, Barbui T. Anti-beta 2-glycoprotein I, antiprothrombin antibodies, and the risk of thrombosis in the antiphospholipid syndrome. Blood 2003;102(8):2717–23.

[59] Forastiero R, Martinuzzo M, Pombo G, Puente D, Rossi A, Celebrin L, et al. A prospective study of antibodies to beta2-glycoprotein I and prothrombin, and risk of thrombosis. J Thromb Haemost 2005;3(6):1231–8.

[60] Galli M, Borrelli G, Jacobsen EM, Marfisi RM, Finazzi G, Marchioli R, et al. Clinical significance of different antiphospholipid antibodies in the WAPS (warfarin in the antiphospholipid syndrome) study. Blood 2007;110(4):1178–83.

[61] Hunt JE, McNeil HP, Morgan GJ, Crameri RM, Krilis SA. A phospholipid-beta 2-glycoprotein I complex is an antigen for anticardiolipin antibodies occurring in autoimmune disease but not with infection. Lupus 1992;1(2):75–81.

[62] Lozier J, Takahashi N, Putnam FW. Complete amino-acid sequence of human plasma beta-2-glycoprotein I. Proc Natl Acad Sci USA 1984;81(12):3640–4.

[63] Kato H, Enjyoji K. Amino acid sequence and location of the disulfide bonds in bovine beta 2 glycoprotein I: the presence of five sushi domains. Biochemistry 1991;30(50):11687–94.

[64] Bork P, Downing AK, Kieffer B, Campbell ID. Structure and distribution of modules in extracellular proteins. Q Rev Biophys 1996;29(2):119–67.

[65] Steinkasserer A, Barlow PN, Willis AC, Kertesz Z, Campbell ID, Sim RB, et al. Activity, disulphide mapping and structural modelling of the fifth domain of human beta 2-glycoprotein I. FEBS Lett 1992;313(2):193–7.

[66] Sheng Y, Sali A, Herzog H, Lahnstein J, Krilis SA. Site-directed mutagenesis of recombinant human beta 2-glycoprotein I identifies a cluster of lysine residues that are critical for phospholipid binding and anti-cardiolipin antibody activity. J Immunol 1996;157(8):3744–51.

[67] Sanghera DK, Wagenknecht DR, McIntyre JA, Kamboh MI. Identification of structural mutations in the fifth domain of apolipoprotein H (beta 2-glycoprotein I) which affect phospholipid binding. Hum Mol Genet 1997;6(2):311–16.

[68] Matsuura E, Igarashi Y, Yasuda T, Triplett DA, Koike T. Anticardiolipin antibodies recognize beta 2-glycoprotein I structure altered by interacting with an oxygen modified solid phase surface. J Exp Med 1994;179(2):457–62.

[69] Igarashi M, Matsuura E, Igarashi Y, Nagae H, Ichikawa K, Triplett DA, et al. Human beta2-glycoprotein I as an anticardiolipin cofactor determined using mutants expressed by a baculovirus system. Blood 1996;87(8):3262–70.

[70] George J, Gilburd B, Hojnik M, Levy Y, Langevitz P, Matsuura E, et al. Target recognition of beta2-glycoprotein I (beta2GP I)-dependent anticardiolipin antibodies: evidence for involvement of the fourth domain of beta2GP I in antibody binding. J Immunol 1998;160(8):3917–23.

[71] Iverson GM, Reddel S, Victoria EJ, Cockerill KA, Wang YX, Marti-Renom MA, et al. Use of single point mutations in domain I of beta 2-glycoprotein I to determine fine antigenic specificity of antiphospholipid autoantibodies. J Immunol 2002;169(12):7097–103.

[72] McNeeley PA, Dlott JS, Furie RA, Jack RM, Ortel TL, Triplett DA, et al. Beta2-glycoprotein I-dependent anticardiolipin antibodies preferentially bind the amino terminal domain of beta2-glycoprotein I. Thromb Haemost 2001;86(2):590–5.

[73] de Laat B, Derksen RH, de Groot PG. High-avidity anti-beta glycoprotein I antibodies highly correlate with thrombosis in contrast to low-avidity anti-beta glycoprotein I antibodies. J Thromb Haemost 2006;4(7):1619–21.

[74] Reber G, Schousboe I, Tincani A, Sanmarco M, Kveder T, de Moerloose P, et al. Inter-laboratory variability of anti-beta2-glycoprotein I measurement. A collaborative study in the frame of the European Forum on Antiphospholipid Antibodies Standardization Group. Thromb Haemost 2002;88(1):66–73.

[75] Wong RC, Favaloro EJ, Adelstein S, Baumgart K, Bird R, Brighton TA, et al. Consensus guidelines on anti-beta 2 glycoprotein I testing and reporting. Pathology 2008;40(1):58–63.

[76] Reber G, Tincani A, Sanmarco M, de Moerloose P, Boffa MC, Standardization Group of the European Forum on Antiphospholipid Antibodies. Proposals for the measurement of anti-beta2-glycoprotein I antibodies. Standardization group of the European Forum on Antiphospholipid Antibodies. J Thromb Haemost 2004;2(10):1860–2.

[77] Devreese KM, Pierangeli SS, de Laat B, Tripodi A, Atsumi T, Ortel TL, et al. Testing for antiphospholipid antibodies with solid phase assays: guidance from the SSC of the ISTH. J Thromb Haemost 2014;12(5):792–5.

[78] Pierangeli SS, de Groot PG, Dlott J, Favaloro E, Harris

EN, Lakos G, et al. 'Criteria' aPL tests: report of a task force and preconference workshop at the 13th International Congress on Antiphospholipid Antibodies, Galveston, Texas, April 2010. Lupus 2011;20(2):182–90.

[79] Kumar S, Papalardo E, Sunkureddi P, Najam S, Gonzalez EB, Pierangeli SS. Isolated elevation of IgA anti-beta2glycoprotein I antibodies with manifestations of antiphospholipid syndrome: a case series of five patients. Lupus 2009;18(11):1011–14.

[80] Lee RM, Branch DW, Silver RM. Immunoglobulin A anti-beta2-glycoprotein antibodies in women who experience unexplained recurrent spontaneous abortion and unexplained fetal death. Am J Obstet Gynecol 2001;185(3):748–53.

[81] Despierres L, Beziane A, Kaplanski G, Granel B, Serratrice J, Cohen W, et al. Contribution of anti-beta2glycoprotein I IgA antibodies to the diagnosis of anti-phospholipid syndrome: potential interest of target domains to discriminate thrombotic and non-thrombotic patients. Rheumatology (Oxford) 2014;53(7):1215–18.

[82] Iverson GM, von Muhlen CA, Staub HL, Lassen AJ, Binder W, Norman GL. Patients with atherosclerotic syndrome, negative in anti-cardiolipin assays, make IgA autoantibodies that preferentially target domain 4 of beta2-GP Ⅰ. J Autoimmun 2006;27(4):266–71.

[83] Murthy V, Willis R, Romay-Penabad Z, Ruiz-Limon P, Martinez-Martinez LA, Jatwani S, et al. Value of isolated IgA anti-beta-glycoprotein I positivity in the diagnosis of the antiphospholipid syndrome. Arthritis Rheum 2013;65(12):3186–93.

[84] Pengo V, Ruffatti A, Tonello M, Hoxha A, Bison E, Denas G, et al. Antibodies to Domain 4/5 (Dm4/5) of beta2-glycoprotein 1 (beta2GP1) in different antiphospholipid (aPL) antibody profiles. Thromb Res 2015;136(1):161–3.

[85] Koike T, Ichikawa K, Atsumi T, Kasahara H, Matsuura E. Beta 2-glycoprotein I-anti-beta 2-glycoprotein I interaction. J Autoimmun 2000;15(2):97–100.

[86] Blank M, Shoenfeld Y, Cabilly S, Heldman Y, Fridkin M, Katchalski-Katzir E. Prevention of experimental antiphospholipid syndrome and endothelial cell activation by synthetic peptides. Proc Natl Acad Sci USA 1999;96(9):5164–8.

[87] Iverson GM, Victoria EJ, Marquis DM. Anti-beta2 glycoprotein I (beta2GP Ⅰ) autoantibodies recognize an epitope on the first domain of beta2GP Ⅰ. Proc Natl Acad Sci USA 1998;95(26):15542–6.

[88] Ioannou Y, Pericleous C, Giles I, Latchman DS, Isenberg DA, Rahman A. Binding of antiphospholipid antibodies to discontinuous epitopes on domain I of human beta(2)-glycoprotein I: mutation studies including residues R39 to R43. Arthritis Rheum 2007;56(1):280–90.

[89] Kasahara H, Matsuura E, Kaihara K, Yamamoto D, Kobayashi K, Inagaki J, et al. Antigenic structures recognized by anti-beta2-glycoprotein I auto-antibodies. Int Immunol 2005;17(12):1533–42.

[90] de Laat B, de Groot P. Autoantibodies directed against domain I of beta2-glycoprotein I. Curr Rheumatol Rep 2011;13(1):70–6.

[91] de Laat B, van Berkel M, Urbanus RT, Siregar B, de Groot PG, Gebbink MF, et al. Immune responses against domain I of beta(2)-glycoprotein I are driven by conformational changes: domain I of beta(2)-glycoprotein I harbors a cryptic immunogenic epitope. Arthritis Rheum 2011;63(12):3960–8.

[92] Ioannou Y, Romay-Penabad Z, Pericleous C, Giles I, Papalardo E, Vargas G, et al. In vivo inhibition of antiphospholipid antibody-induced pathogenicity utilizing the antigenic target peptide domain I of beta2-glycoprotein I: proof of concept. J Thromb Haemost 2009;7(5):833–42.

[93] Agostinis C, Durigutto P, Sblattero D, Borghi MO, Grossi C, Guida F, et al. A non complement-fixing antibody to beta2 glycoprotein I as a novel therapy to control abortions and thrombosis in antiphospholipid syndrome. Blood 2014;123(22):3478–87.

[94] de Laat B, Pengo V, Pabinger I, Musial J, Voskuyl AE, Bultink IE, et al. The association between circulating antibodies against domain I of beta2-glycoprotein I and thrombosis: an international multicenter study. J Thromb Haemost 2009;7(11):1767–73.

[95] Otomo K, Atsumi T, Amengual O, Fujieda Y, Kato M, Oku K, et al. Efficacy of the antiphospholipid score for the diagnosis of antiphospholipid syndrome and its predictive value for thrombotic events. Arthritis Rheum 2012;64(2):504–12.

[96] Banzato A, Pozzi N, Frasson R, De Filippis V, Ruffatti A, Bison E, et al. Antibodies to Domain I of beta(2) glycoprotein I are in close relation to patients risk categories in Antiphospholipid Syndrome (APS). Thromb Res 2011;128(6):583–6.

[97] Chighizola CB, Gerosa M, Meroni PL. New tests to detect antiphospholipid antibodies: anti-domain I beta-2-glycoprotein-I antibodies. Curr Rheumatol Rep 2014;16(2):402.

[98] Andreoli L, Chighizola CB, Nalli C, Gerosa M, Borghi MO, Pregnolato F, et al. Clinical characterization of antiphospholipid syndrome by detection of IgG antibodies against beta2-glycoprotein I domain 1 and domain 4/5: ratio of anti-domain 1 to anti-domain 4/5 as a useful new biomarker for antiphospholipid syndrome. Arthritis Rheumatol 2015;67(8):2196–204.

[99] de Laat B, Mertens K, de Groot PG. Mechanisms of disease: antiphospholipid antibodies-from clinical association to pathologic mechanism. Nat Clin Pract Rheumatol 2008;4(4):192–9.

[100] Chow BK, Ting V, Tufaro F, MacGillivray RT. Characterization of a novel liver-specific enhancer in the human prothrombin gene. J Biol Chem 1991;266(28):18927–33.

[101] Galli M, Beretta G, Daldossi M, Bevers EM, Barbui T. Different anticoagulant and immunological properties of anti-prothrombin antibodies in patients with antiphospholipid antibodies. Thromb Haemost 1997;77(3):486–91.

[102] Atsumi T, Ieko M, Bertolaccini ML, Ichikawa K, Tsutsumi A, Matsuura E, et al. Association of autoantibodies against the phosphatidylserine-prothrombin complex with manifestations of the antiphospholipid syndrome and with the presence of lupus anticoagulant. Arthritis Rheum 2000;43(9):

1982–93.

[103] Bertolaccini ML, Atsumi T, Koike T, Hughes GR, Khamashta MA. Antiprothrombin antibodies detected in two different assay systems. Prevalence and clinical significance in systemic lupus erythematosus. Thromb Haemost 2005;93(2):289–97.

[104] Bizzaro N, Ghirardello A, Zampieri S, Iaccarino L, Tozzoli R, Ruffatti A, et al. Anti-prothrombin antibodies predict thrombosis in patients with systemic lupus erythematosus: a 15-year longitudinal study. J Thromb Haemost 2007;5(6):1158–64.

[105] Sciascia S, Sanna G, Murru V, Roccatello D, Khamashta MA, Bertolaccini ML. Anti-prothrombin (aPT) and anti-phosphatidylserine/prothrombin (aPS/PT) antibodies and the risk of thrombosis in the antiphospholipid syndrome. A systematic review. Thromb Haemost 2014;111(2):354–64.

[106] Bertolaccini ML, Sciascia S, Murru V, Garcia-Fernandez C, Sanna G, Khamashta MA. Prevalence of antibodies to prothrombin in solid phase (aPT) and to phosphatidylserine-prothrombin complex (aPS/PT) in patients with and without lupus anticoagulant. Thromb Haemost 2013;109(2):207–13.

[107] Sciascia S, Murru V, Sanna G, Roccatello D, Khamashta MA, Bertolaccini ML. Clinical accuracy for diagnosis of antiphospholipid syndrome in systemic lupus erythematosus: evaluation of 23 possible combinations of antiphospholipid antibody specificities. J Thromb Haemost 2012;10(12):2512–18.

[108] Amengual O, Forastiero R, Sugiura-Ogasawara M, Otomo K, Kenji O, Favas C, et al. Significance of IgG phosphatidylserine-dependent antiprothrombin antibody testing for the diagnosis of antiphospholipid syndrome: results from the initial and validation international multi-centre studies. Ann Rheum Dis 2015;74(Suppl. 2):155.

[109] Franklin RD, Kutteh WH. Antiphospholipid antibodies (APA) and recurrent pregnancy loss: treating a unique APA positive population. Hum Reprod 2002;17(11):2981–5.

[110] Egerer K, Roggenbuck D, Buttner T, Lehmann B, Kohn A, von Landenberg P, et al. Single-step autoantibody profiling in antiphospholipid syndrome using a multi-line dot assay. Arthritis Res Ther 2011;13(4):R118.

[111] Sater MS, Finan RR, Abu-Hijleh FM, Abu-Hijleh TM, Almawi WY. Anti-phosphatidylserine, anti-cardiolipin, anti-beta2 glycoprotein I and anti-prothrombin antibodies in recurrent miscarriage at 8-12 gestational weeks. Eur J Obstet Gynecol Reprod Biol 2012;163(2):170–4.

[112] Sanmarco M, Gayet S, Alessi MC, Audrain M, de Maistre E, Gris JC, et al. Antiphosphatidylethanolamine antibodies are associated with an increased odds ratio for thrombosis. A multicenter study with the participation of the European Forum on antiphospholipid antibodies. Thromb Haemost 2007;97(6):949–54.

[113] Yamada H, Atsumi T, Kobashi G, Ota C, Kato EH, Tsuruga N, et al. Antiphospholipid antibodies increase the risk of pregnancy-induced hypertension and adverse pregnancy outcomes. J Reprod Immunol 2009;79(2):188–95.

[114] Kaburaki J, Kuwana M, Yamamoto M, Kawai S, Ikeda Y. Clinical significance of anti-annexin antibodies in patients with systemic lupus erythematosus. Am J Haematol 1997;54:209–13.

[115] Rand JH, Wu XX, Andree HAM, Lockwood CJ, Guller S, Scher J, et al. Pregnancy loss in the antiphospholipid antibody syndrome – a possible thrombogenic mechanism. N Engl J Med 1997;337(3):154–60.

[116] Sugi T, McIntyre JA. Certain autoantibodies to phosphatidylethanolamine (aPE) recognize factor XI and prekallikrein independently or in addition to the kininogens. J Autoimmun 2001;17(3):207–14.

[117] Shibata S, Harpel PC, Sasaki T, Fillit H. Autoantibodies to vascular heparan sulfate proteoglycan in systemic lupus erythematosus react with endothelial cells and inhibit the formation of thrombin-antithrombin III complexes. Clin Immunol Immunopathol 1994;70(2):114–23.

[118] Shibata S, Harpel PC, Gharavi A, Rand J, Fillit H. Autoantibodies to heparin from patients with antiphospholipid antibody syndrome inhibit formation of antithrombin III complexes. Blood 1994;83(9):2532–40.

[119] Jones DW, Gallimore MJ, Harris SL, Winter M. Antibodies to factor XII associated with lupus anticoagulant. Thromb Haemost 1999;81(3):387–90.

[120] Jones DW, Gallimore MJ, MacKie IJ, Harris SL, Winter M. Reduced factor XII levels in patients with the antiphospholipid syndrome are associated with antibodies to factor XII. Br J Haematol 2000;110(3):721–6.

[121] Jones DW, MacKie IJ, Gallimore MJ, Winter M. Antibodies to factor XII and recurrent fetal loss in patients with the anti-phospholipid syndrome. Br J Haematol 2001;113(2):550–2.

[122] Hwang KK, Grossman JM, Visvanathan S, Chukwuocham RU, Woodsm VLJ, Le DT, et al. Identification of anti-thrombin antibodies in the antiphospholipid syndrome that interfere with the inactivation of thrombin by antithrombin. J Immunol 2001;167(12):7192–8.

[123] Atsumi T, Khamashta MA, Amengual O, Donohoe S, Mackie I, Ichikawa K, et al. Binding of anticardiolipin antibodies to protein C via beta2-glycoprotein I (beta2-GP I): a possible mechanism in the inhibitory effect of antiphospholipid antibodies on the protein C system. Clin Exp Immunol 1998;112(2):325–33.

[124] Erkan D, Zhang HW, Shriky RC, Merrill JT. Dual antibody reactivity to b2-glycoprotein I and protein S: increased association with thrombotic events in the antiphospholipid syndrome. Lupus 2002;11(4):215–20.

[125] Bertolaccini ML, Sanna G, Ralhan S, Gennari LC, Merrill JT, Khamashta MA, et al. Antibodies directed to protein S in patients with systemic lupus erythematosus: prevalence and clinical significance. Thromb Haemost 2003;90(4):636–41.

[126] Carson CW, Comp PC, Esmon NL, Rezaie AR, Esmon CT. Thrombomodulin antibodies inhibit protein C activation and are found in patients with lupus anticoagulant and unexplained thrombosis. Arthritis

Rheum 1994;37:S296. (abstract).

[127] Greaves M, Cohen H, MacHin SJ, Mackie I. Guidelines on the investigation and management of the antiphospholipid syndrome. Br J Haematol 2000;109(4):704–15.

[128] Urbanus RT, Derksen RH, de Groot PG. Current insight into diagnostics and pathophysiology of the antiphospholipid syndrome. Blood Rev 2008;22(2): 93–105.

[129] van Os GM, de Laat B, Kamphuisen PW, Meijers JC, de Groot PG. Detection of lupus anticoagulant in the presence of rivaroxaban using Taipan snake venom time. J Thromb Haemost 2011;9(8):1657–9.

[130] Moore GW. Commonalities and contrasts in recent guidelines for lupus anticoagulant detection. Int J Lab Hematol 2014;4(36):364–73.

[131] Nencini P, Baruffi MC, Abbate R, Massai G, Amaducci L, Inzitari D. Lupus anticoagulant and anticardiolipin antibodies in young adults with cerebral ischemia. Stroke 1992;23(2):189–93.

[132] Ginsberg JS, Wells PS, Brill-Edwards P, Donovan D, Moffatt K, Johnston M, et al. Antiphospholipid antibodies and venous thromboembolism. Blood 1995;86(10):3685–91.

[133] de Groot PG, Lutters B, Derksen RH, Lisman T, Meijers JC, Rosendaal FR. Lupus anticoagulants and the risk of a first episode of deep venous thrombosis. J Thromb Haemost 2005;3(9):1993–7.

[134] Urbanus RT, Siegerink B, Roest M, Rosendaal FR, de Groot PG, Algra A. Antiphospholipid antibodies and risk of myocardial infarction and ischaemic stroke in young women in the RATIO study: a case-control study. Lancet Neurol 2009;8(11):998–1005.

[135] Saidi S, Mahjoub T, Almawi WY. Lupus anticoagulants and anti-phospholipid antibodies as risk factors for a first episode of ischemic stroke. J Thromb Haemost 2009;7(7):1075–80.

[136] Wahl DG, Guillemin F, de Maistre E, Perret C, Lecompte T, Thibaut G. Risk for venous thrombosis related to antiphospholipid antibodies in systemic lupus erythematosus – a meta-analysis. Lupus 1997;6(5):467–73.

[137] Wahl DG, Guillemin F, de Maistre E, Perret-Guillaume C, Lecompte T, Thibaut G. Meta-analysis of the risk of venous thrombosis in individuals with antiphospholipid antibodies without underlying autoimmune disease or previous thrombosis. Lupus 1998;7(1):15–22.

[138] Simmelink MJ, Derksen RH, Arnout J, De Groot PG. A simple method to discriminate between beta2-glycoprotein I- and prothrombin-dependent lupus anticoagulants. J Thromb Haemost 2003;1(4):740–7.

[139] Pengo V, Biasiolo A, Pegoraro C, Iliceto S. A two-step coagulation test to identify antibeta-glycoprotein I lupus anticoagulants. J Thromb Haemost 2004;2(5):702–7.

[140] de Laat HB, Derksen RH, Urbanus RT, Roest M, de Groot PG. beta2-glycoprotein I-dependent lupus anticoagulant highly correlates with thrombosis in the antiphospholipid syndrome. Blood 2004;104(12):3598–602.

[141] Gerke V, Moss SE. Annexins: from structure to function. Physiol Rev 2002;82(2):331–71.

[142] Mortimer JC, Laohavisit A, Macpherson N, Webb A, Brownlee C, Battey NH, et al. Annexins: multifunctional components of growth and adaptation. J Exp Bot 2008;59(3):533–44.

[143] Tait JF, Sakata M, McMullen BA, Miao CH, Funakoshi T, Hendrickson LE, et al. Placental anticoagulant proteins: isolation and comparative characterization four members of the lipocortin family. Biochemistry 1988;27(17):6268–76.

[144] Rand JH, Wu XX, Andree HA, Ross JB, Rusinova E, Gascon-Lema MG, et al. Antiphospholipid antibodies accelerate plasma coagulation by inhibiting annexin-V binding to phospholipids: a "lupus procoagulant" phenomenon. Blood 1998;92(5):1652–60.

[145] Rand JH, Wu XX, Quinn AS, Chen PP, McCrae KR, Bovill EG, et al. Human monoclonal antiphospholipid antibodies disrupt the annexin A5 anticoagulant crystal shield on phospholipid bilayers: evidence from atomic force microscopy and functional assay. Am J Pathol 2003;163(3):1193–200.

[146] Hanly JG, Smith SA. Anti-beta2-glycoprotein I (GP I) autoantibodies, annexin V binding and the anti-phospholipid syndrome. Clin Exp Immunol 2000;120(3):537–43.

[147] Gaspersic N, Ambrozic A, Bozic B, Majhenc J, Svetina S, Rozman B. Annexin A5 binding to giant phospholipid vesicles is differentially affected by anti-beta2-glycoprotein I and anti-annexin A5 antibodies. Rheumatology (Oxford) 2007;46(1):81–6.

[148] Tomer A, Bar-Lev S, Fleisher S, Shenkman B, Friger M, Abu-Shakra M. Antiphospholipid antibody syndrome: the flow cytometric annexin A5 competition assay as a diagnostic tool. Br J Haematol 2007;139(1):113–20.

[149] Rand JH, Wu XX, Lapinski R, van Heerde WL, Reutelingsperger CP, Chen PP, et al. Detection of antibody-mediated reduction of annexin A5 anticoagulant activity in plasmas of patients with the antiphospholipid syndrome. Blood 2004;104(9): 2783–90.

[150] de Laat B, Wu XX, van Lummel M, Derksen RH, de Groot PG, Rand JH. Correlation between antiphospholipid antibodies that recognize domain I of beta2-glycoprotein I and a reduction in the anticoagulant activity of annexin A5. Blood 2007;109(4):1490–4.

[151] Rand JH, Arslan AA, Wu XX, Wein R, Mulholland J, Shah M, et al. Reduction of circulating annexin A5 levels and resistance to annexin A5 anticoagulant activity in women with recurrent spontaneous pregnancy losses. Am J Obstet Gynecol 2006;194(1):182–8.

[152] Pengo V, Biasiolo A, Bison E, Chantarangkul V, Tripodi A, Italian Federation of Anticoagulation C. Antiphospholipid antibody ELISAs: survey on the performance of clinical laboratories assessed by using lyophilized affinity-purified IgG with anticardiolipin and anti-beta2-glycoprotein I activity. Thromb Res 2007;120(1):127–33.

[153] de Moerloose P, Reber G, Musial J, Arnout J. Analytical and clinical performance of a new, automated assay panel for the diagnosis of antiphospholipid syndrome. J

Thromb Haemost 2010;8(7):1540–6.

[154] Devreese K, Hoylaerts MF. Laboratory diagnosis of the antiphospholipid syndrome: a plethora of obstacles to overcome. Eur J Haematol 2009;83(1):1–16.

[155] Capozzi A, Lococo E, Grasso M, Longo A, Garofalo T, Misasi R, et al. Detection of antiphospholipid antibodies by automated chemiluminescence assay. J Immunol Methods 2012;379(1–2):48–52.

[156] Persijn L, Decavele AS, Schouwers S, Devreese K. Evaluation of a new set of automated chemiluminescence assays for anticardiolipin and anti-beta2-glycoprotein I antibodies in the laboratory diagnosis of the antiphospholipid syndrome. Thromb Res 2011;128(6):565–9.

[157] Meneghel L, Ruffatti A, Gavasso S, Tonello M, Mattia E, Spiezia L, et al. The clinical performance of a chemiluminescent immunoassay in detecting anti-cardiolipin and anti-beta2 glycoprotein I antibodies. A comparison with a homemade ELISA method. Clin Chem Lab Med 2015;53(7):1083–9.

[158] Noubouossie D, Valsamis J, Corazza F, Rozen L, Debaugnies F, Demulder A. An automated chemiluminescence immunoassay may detect mostly relevant IgG anticardiolipin antibodies according to revised Sydney criteria. Acta Clin Belg 2012;67(3):184–9.

[159] Mondejar R, Gonzalez-Rodriguez C, Toyos-Saenz de Miera FJ, Melguizo-Madrid E, Zohoury N, Mahler M, et al. Role of antiphospholipid score and anti-beta2-glycoprotein I Domain I autoantibodies in the diagnosis of antiphospholipid syndrome. Clin Chim Acta 2014;431:174–8.

[160] Meneghel L, Ruffatti A, Gavasso S, Tonello M, Mattia E, Spiezia L, et al. Detection of IgG anti-Domain I beta2 Glycoprotein I antibodies by chemiluminescence immunoassay in primary antiphospholipid syndrome. Clin Chim Acta 2015;446:201–5.

[161] Roubey RA. Risky business: the interpretation, use, and abuse of antiphospholipid antibody tests in clinical practice. Lupus 2010;19(4):440–5.

[162] Nash MJ, Camilleri RS, Kunka S, Mackie IJ, Machin SJ, Cohen H. The anticardiolipin assay is required for sensitive screening for antiphospholipid antibodies. J Thromb Haemost 2004;2(7):1077–81.

[163] Pengo V, Biasiolo A, Pegoraro C, Cucchini U, Noventa F, Iliceto S. Antibody profiles for the diagnosis of antiphospholipid syndrome. Thromb Haemost 2005;93(6):1147–52.

[164] Sciascia S, Cosseddu D, Montaruli B, Kuzenko A, Bertero MT. Risk Scale for the diagnosis of antiphospholipid syndrome. Ann Rheum Dis 2011;70(8):1517–18.

[165] Lee EY, Lee CK, Lee TH, Chung SM, Kim SH, Cho YS, et al. Does the anti-beta2-glycoprotein I antibody provide additional information in patients with thrombosis? Thromb Res 2003;111(1–2):29–32.

[166] Pengo V, Ruffatti A, Legnani C, Gresele P, Barcellona D, Erba N, et al. Clinical course of high-risk patients diagnosed with antiphospholipid syndrome. J Thromb Haemost 2010;8(2):237–42.

[167] Sciascia S, Sanna G, Murru V, Roccatello D, Khamashta MA, Bertolaccini ML. GAPSS: the Global Anti-Phospholipid Syndrome Score. Rheumatology (Oxford) 2013;52(8):1397–403.

第5章 抗磷脂综合征的遗传学和表观遗传学——过去和现在

Genetic and Epigenetic Aspects of Antiphospholipid Syndrome

Annamaria Iuliano[a], Gian D Sebastiani[a] and Mauro Galezzi[b]　著

范超凡　陈晓翔　译

抗磷脂综合征（antiphospholipid syndrome, APS）是一种自身免疫性疾病，APS是以患者血清中出现特征性的抗磷脂抗体（antiphospholipid antibodies, aPL）和典型的临床症状，如动脉和静脉血栓、流产、溶血性贫血和血小板减少症等为临床特征的综合征。虽然aPL在APS的发病过程中的具体作用机制尚未完全阐明，但是目前学界普遍认为aPL的致病作用与APS患者的临床表现之间存在密切联系。

然而，APS的病因目前尚不清楚。与很多自身免疫病一样，在受到外界不同抗原的刺激下，某些个体会更容易发生APS。APS的遗传学倾向证据是基于对不同家系的观察性研究获得的，血清中有高滴度的aPL者（APS患者或者小鼠动物模型），其后代也会出现APS的表现，而这与主要组织相容性复合体（major histocompatibility complex, MHC，在人类中称为人白细胞抗原，human leucocyte antigen, HLA）基因群和该类基因群位点附近的一些特异性等位基因有关。

在这一章节中，我们将对目前已有的针对APS的遗传学和表观遗传学倾向的研究进行总结和讨论。

5.1 HLA、APS和aPL

MHC区域的一些基因与很多自身免疫性疾病相关。比如，SLE，这类患者的MHC抗原与其体内的高水平的特异性自身抗体（包括aCL和抗β_2GP I 抗体）相关，而与疾病本身却并不显示明显的相关性[1]。所以，MHC基因不仅可以影响自身免疫病的发生，还会促进自身抗体的产生。

很多免疫遗传学领域的专家已经研究了APS（或者是体内出现高水平抗磷脂抗原抗体的状态）

---

a U.O.C. Reumatologia, Ospedale San Camillo—Forlanini, Roma, Italy

b Dip. Di Medicina Clinica e Scienze Immunologiche sez. di Reumatologia, Policlinico Le Scotte, Università di Siena, Siena, Italy

与MHC基因及其产物之间的潜在联系。但是，现在有越来越多的证据显示抗磷脂抗体是一群具有异质性的抗体，包括了如狼疮抗凝物（lupus anticoagulant, LA）、抗心磷脂抗体（anticardiolipin, aCL）、抗β_2GP I 抗体以及一些针对凝血酶原、膜联蛋白V、磷脂酰乙胺醇和其他氧化性磷脂的抗体。因此，如果对具有特定自身抗体的患者群体进行研究，将会帮助我们找出HLA谱系与APS之间更为清晰的关联。

我们可以通过动物实验和人体研究，来解释APS的发生以及aPL的产生是否存在遗传倾向。

目前有报道称，在部分有狼疮倾向的小鼠中会出现aPL。比如，在MRL/MP/lpr/lpr (MRL/lpr)和MRL$^{+/+}$小鼠，以及NZW ×BXSB子一代的小鼠中就能检测出aPL[2]。但是在NZB/NZW这种典型的狼疮模型小鼠的体内却检测不到aPL[3]。在普通C57BL/6J小鼠中也能自发产生这些aPL，而且雌激素治疗后会促进这类抗体产生，并提高抗体的总体水平[4]。提示小鼠的遗传背景会影响aPL的产生，而这种影响又会受到激素的调控。然而，目前尚不清楚aPL是自发持续性合成的，还是由抗原刺激诱导产生的。在NZW ×BXSB子一代小鼠中，研究人员发现aCL的重链可变区（Vh）和轻链κ链可变区（Vκ）的组合存在一定的倾向性[3]。这个事实提示，在这类小鼠中，aCL不是先天决定的，而是在抗原驱动下产生的。

Ida等人在NZW ×BXSB子一代雄性小鼠与NZW母本小鼠回交后，运用基因组微卫星序列标记技术，发现BXSB等位基因能促进aCL、血小板结合抗体的产生，并促进心肌梗死和血小板减少症的发生[5]。他们发现这两个疾病的发生分别受两个独立的等位基因调控，且这两个等位基因的组合会因为基因作用的互补性而同时出现上述两种临床表现。这项研究提示，仅aCL一个独立因素是无法完全解释APS疾病的发生机制的。而且，易感等位基因的组合在雄性NZW ×BXSB子一代小鼠中会出现特殊的表征，这类表征都体现了向APS发展的趋势。

对于人类，目前主要通过患病家系和患者群体的HLA研究，从而对aPL的产生和APS的发生给出免疫遗传学层面的解释。APS也许是患者本身就存在的一个疾病，也可能在另一种自身免疫病（主要是SLE）的病程中出现，这可能与HLA相关性的差异有关。而且，aPL是一群异质性的抗体家族。有些抗体会出现在自身免疫病患者中，有些则会出现在感染性疾病、肿瘤等患者体内，还有一些抗体的出现则是由药物诱发产生的，甚至在个别正常健康个体中也会伴有aPL的出现。APS的临床表现并不完全与这些抗体的出现相关，即使在实验动物模型中，也不是所有的aPL都与疾病显著相关[2]。一些aPL易于结合带阴离子的磷脂，而另一些则易于结合两性磷脂。根据aPL的来源不同，β_2GP I 可以与它们结合，并增强或抑制它们的作用。因此，aPL包含了一大群异质性的抗体。这些抗体有各自的特异性以及它们与HLA的相关性各都不同，且这些抗体针对不同的磷脂具有自己独特的反应能力。HLA等位基因可以通过常规的血清学方法或分子技术进行检测。比如，利用聚合酶链式反应（PCR）技术，对扩增的HLA基因和DNA的限制性片段多态性进行分析。

5.1.1 家系研究

自从1980年开始，就有关于aPL阳性家系（无论是否出现APS的临床症状）的记录。Exner等人曾研究了3个狼疮抗凝物（LA）阳性的兄弟姐妹，其中一位有临床表现，但是其体内的LA水平明显低于其他两人[6]。Matthey 等人曾报道过一个患有原发性 APS（PAPS）的家庭，这个家庭有 4 位成员[7]，Jolidon 等人曾报道过一个有 3 位 PASP 患者的家庭[8]。

已有大量的利用血清学方法来研究 HLA 与 APS 的关联。Dagenais 等人就曾描述了一个英国裔的加拿大家庭。这个家庭成员的 aCL 与他们表现出来的一些临床症状（从单纯的无症状携带者到有典型的血栓形成性疾病，如 SLE 和自身免疫性甲状腺疾病等）之间存在明显的联系[9]。

研究人员发现源自父系的单倍型 A30、Cw3、B60、DR4、DRw53 以及 DQw3 与 aCL 之间存在相关性。其他研究也有报道称在 LA 阳性的家系成员带有包含 DR4 或者 DR7 的单倍型[10, 11]。May 等人描述了一个由母亲和一对异卵双生的双胞胎组成的家庭。在这个家庭中每个人都患有 SLE，而且表现出不同程度的 APS[12]。

这位母亲和双胞胎均携带有一些相同的 HLA 单倍型基因，包括 DR4、DRw53 和 DQw7，但是补体 C4A 或 C4B 的缺陷并不能与这些单倍型基因联系起来。

总之，APS 无论是作为原发病出现，还是在 SLE 的疾病进程中伴随出现，家系研究的结果都提示 APS 具有遗传倾向性。在一定程度上，这种遗传倾向性是由 HLA 引起的，与 APS 联系最为紧密的 HLA 单倍型就是 DR4 和 DRw53。而且，LA 和 aCL 似乎都与相同的 HLA 抗原相关（即使对于这两种 aPL 抗体的检测手段并非完全一致）。

5.1.2　PAPS 的人群研究

在一项关于 PAPS 与 HLA（采用分子检测手段检测）相关性的研究中，人们发现 HLA-DQw7（DQB1*0301 等位基因）与疾病之间存在显著相关性，而且所有携带 DQw7 等位基因的患者都表现 HLA-DR4 或者 DR5 阳性的[13]。

Asherson 等人曾采用分子检测手段对 13 例英国 PAPS 患者的 HLA Ⅱ型和Ⅲ型基因进行研究[14]。研究发现，患者和健康人之间的差别主要存在于 HLA Ⅱ型基因区域。在患者人群中 DR4 和 DRw53 等位基因出现的频率明显高于健康人群，而在所有的患者中几乎检测不到 DR3 等位基因。DQw7 基因在患者人群中出现的频率没有明显增高，研究人员也没有在 PAPS 和 DQB 等位基因、C4 基因或 21-羟化酶基因的多态性之间找到相关性。

Caliz 等人通过对 53 例高加索人种的 PAPS 患者和健康人群的比较，发现单倍型 DQB1*0301/4-DQA1*0301/2-DRB1*04 和 DQB1*0604/5/6/7/9-DQA1*0102-DRB1*1302 在 PAPS 中出现的频率明显高于健康人群[15]。

在 PAPS 患者中，最显著的相关性存在于 DQB1*0604/5/6/7/9-DQA1*0102-DRB1*1302 和抗 β_2GP Ⅰ抗体之间。在同一个患者队列中，研究人员还发现 DQB1*0301/4-DQA1*0301/2-DRB1*04 单倍型与抗磷脂酰丝氨酸/凝血酶原抗体之间存在关联[16]。针对同一个队列的患者，Bertolaccini 等人主导的另一项研究评估了 TNF-α 的作用。编码 TNF-α 的基因存在于 MHC Ⅲ型基因区域[17]。他们发现 APS 患者与健康人比较，血浆的 TNF-α 水平往往很高；研究人员也发现 TNFA-238*A 多态性与 APS 之间存在很强的关联性，而 TNFA-238*A-DQB1*0303-DRB1*0701 单倍型与 APS 之间也有潜在的相关性。然而，他们并没有证明 TNFA-238*A 与血浆 TNF-α 水平之间存在相关性。这也许提示我们，该等位基因的多态性可能不能用于评估 APS 患者总体的 TNF-α 水平。

另一项研究报道了在墨西哥的PAPS患者中，发现该病与HLA-DR5之间存在相关性[18]。为了评估PAPS患者和继发性APS患者之间的MHC差异，Freitas等人研究了123例APS患者，其中包括34例PAPS，35例SLE继发APS，54例不合并APS的SLE患者和166例正常健康人。与健康人相比，PAPS患者中DRw53相关的等位基因的出现频率没有显著增高，而继发性APS患者中呈现出HLA-DRB1*03等位基因的频率增高。此外，DRB1*03等位基因在aCL阳性的APS患者、患有SLE的APS患者和单纯的SLE患者中出现频率都明显增高。这些结果提示PAPS和继发APS的HLA Ⅱ型等位基因频率存在差异。

Sanchez等人在白种人群体中对HLA-DM基因组（其编码产物参与HLA Ⅱ型分子限制性的抗原递呈反应）多态性对aPL产生的易感性进行了研究。结果发现DMA等位基因的存在偏移分布现象，主要体现在aPL阳性的患者中DMA*0102出现频率显著增加。然而，这个相关性仅仅反映了HLA-DM等位基因和HLA Ⅱ型等位基因之间不均衡的紧密联系。因此，人群研究的结果提示HLA基因的作用在一定程度上决定了PAPS的遗传易感性。研究者们发现在安格鲁撒克逊人群的患者中间，HLA-DR4似乎更为重要，而在拉丁裔患者人群中DR7的重要性更加突出。有一项尚未发表的针对阿拉伯患者的研究显示，纳入的8例患者都携带了DR4、DR7和DQ3。总之，不同种族的APS易感人群中都存在对某些相同抗原的敏感性[21]。通过分子检测技术对HLA多态性的研究结果与血清学研究的结果有很大程度上是相符的。但是，因为DR基因组和DQ基因组之间有着很强的遗传连锁不平衡，所以很难认定这两个基因组哪一个对APS的遗传易感性作用更为明显。

5.1.3 非PAPS疾病中aPL阳性的人群研究

这部分的研究结果主要集中在SLE和抗心磷脂抗体（aCL）之间的关联，这可能是因为在SLE患者体内aCL比狼疮抗凝物（LA）更容易检测到。我们将这些研究总结并展示在表5.1中。

表5.1　HLA等位基因和抗磷脂抗体在不同疾病的相关性

疾　病	HLA	频率[a]	人　种	参考文献
LE	C4Q0	92	非裔美国人	Wilson, et al. (1988)[23]
CBFP[b]	C4Q0	71	瑞典人	
SLE	C4A	不相关	美国人	Petri, et al. (1993)[24]
SLE	DR7	61	意大利北部人	
SLE	DR4	87	英国	
可能 PAPS[c]	DR4,DRw53	56,83	澳大利亚人	
SLE	DR4,DR7,DRw53	81	高加索人	Hartung, et al. (1992)[25]
SLE	DRB1*0901	41	日本人	
SLE	DR,DQ	不相关	高加索人和非裔美国人	Gulko, et al. (1993)[26]
SLE	DR	不相关	意大利中部人	Sebastiani, et al. (1991)[27]
SLE	DPB1*1401,0301	45	意大利中部人	Galeazzi, et al. (1992)[28]
SLE	DRB1*0402/3,DRB1*07	75/56,36	高加索人	Galeazzi, et al. (2000)[22]
	DQA1*0201,DQA1*0301	36,47		
	DQB1*0302	45		

（续表）

疾　　病	HLA	频率[a]	人　　种	参考文献
SLE	DPB1*1501, *2301	50,63	高加索人	Sebastiani, et al. (2003)[29]
PSS[d]	DR	不相关	美国人	Asherson, et al. (1992)[14]
JCA[e]	A,B,C,DR	不相关	加拿大人	Malleson, et al. (1992)[30]

a aCL 阳性病人的 HLA 等位基因的频率（%）；b 慢性生物学假阳性反应（部分被 SLE）；c aCL 伴冠脉搭桥后阻塞的病人；d 原发性干燥综合征；e 幼年慢性关节炎。

Galeazzi 等人在欧洲人群中开展了一项大型研究，该研究纳入了大约 600 例 SLE 患者，并对这些患者的 aCL 和抗 β_2GP I 抗体与 HLA II 型等位基因之间的关系进行了研究[22]。其研究结果表明，aCL 与 HLA-DRB1*04、-DRB1*07、-DQA1*0201、-DQA1*0301、-DQB1*0302、-DRB3*0301 之间存在正相关关系，而抗 β_2GP I 抗体与 DQB1*0302 之间也呈正相关[22]。

而 DQA1*0501 和 DRB3*0202 与 aCL 存在负相关关系。研究人员首次发现 aCL 和抗 β_2GP I 抗体均与 HLA-DRB1*0402 和 -DRB1*0403（属于等位基因 DRB1*04 家族）存在紧密联系。HLA-DRB1*0402 携带者出现 aCL 阳性［相对危险系数（RR）=8.1］和抗 β_2GP I 抗体阳性（RR=4.6）的概率非常高。另外值得一提的是，大约 75% 的 HLA-DRB1*0402 阳性患者都是 aCL 阳性的。该研究并未发现疾病与 DRB4 基因组（DRw53）之间存在关联，但是发现西班牙和意大利（两个拉丁裔国家）的 SLE 患者中 aCL 与 DR4 之间有相关性。因此，我们认为 DR4 和 DR7 位点均与 aCL 存在关联，且 SLE 患者体内的 aCL 水平与 DRB1 基因组关，但与 DRw53 基因组无关。这些结果提示，DRB1*0402 和 DRB1*0403 比 DR7 可能更重要一些，而 DRw53 显示的相关性是片面的，因为 DRw53 阳性患者的单倍型中也包含有 DR4 或者 DR7。

此外，研究发现 aCL 和一些临床症状都与某些 HLA 存在相关性。比如，IgA 型 aCL 和雷诺综合征的症状都与 DRB1*07 和 DQA1*0301 之间存在关联，IgM 型 aCL 和溶血性贫血都与 DQA1*0301 有关，而 IgG 型 aCL 和血小板减少症都与 DRB3*0301 有关。因此，我们推测，HLA 等位基因与 APS 的某些特征性临床表现之间的联系是源于这些等位基因与 aCL 和（或）抗 β_2GP I 抗体之间存在的相关性。针对上述同一个队列的人群，研究人员探讨了 HLA-DPB1 等位基因对 APS 发病和 aPL（aCL 和 anti-β_2GP I）产生的遗传易感性是否有影响[29]。结果表明，aCL 与 HLA-DPB1*1501 和 -DPB1*2301 呈显著正相关，而抗 β_2GP I 抗体与 HLA-DPB1*0301 和 -DPB1*1901 之间也存在正相关关系。

最近，有一项针对 136 例纯欧洲血统的 SLE 患者的研究，该研究评估了 HLA II 型等位基因与其他 aPL，比如，抗凝血酶原抗体（抗 PT）、抗膜联蛋白 V 抗体（抗 annV）、抗蛋白 C 抗体（抗 PC）和抗蛋白 S（抗 PS）之间的关系[31]。研究发现抗 PT 与单倍型 HLA-DQB1*0301、DQA1*03、DRB1*04 之间有着非常有趣的关系。我们已经知道在 SLE 患者中，抗 β_2GP I 抗体与这些相同的等位基因存在相关性。目前，普遍接受的观点是，LA 活性主要与抗 PT 和抗 β_2GP I 抗体这两个抗体相关。其中抗 PT 抗体能影响 PT 依赖性的狼疮抗凝物活性，而抗 β_2GP I 抗体则能影响 β_2GP I 依赖性的狼疮抗凝物活性。因此，当我们发现抗 PT 抗体和抗 β_2GP I 抗体有着相似的遗传背景时，可能就可以解释这个现象。此外，该研究还发现抗 annV 抗体与 HLA-DRB1*08 呈正相关，而与 HLA-DQA1*0102 呈负相关；抗 PS 抗体则与 HLA-DQB1*0301 呈正相关。然而，这些相关性还需要在其他研究群体中进行证实，因为这些发现在之前都没有被报道过，且这些相关性的强度并不高。虽然如此，它们还是在一定程度上表明遗传调控对 aPL 产生的影响。

Arnett 等人则分别在 3 个不同人种的患者群体中（41 例墨西哥裔美国人、122 例美国白种人和 99 例非洲裔美国人）分析了抗 β_2GP Ⅰ 抗体与 HLA-Ⅱ型等位基因之间的联系[32]。

研究者们对一个包括了 PAPS 患者，SLE 患者和其他结缔组织病患者的一致性较好的群体进行了分析。他们发现 HLA-DR4 单倍型，尤其是那些携带了 HLA-DQ8（DQB1*0302）与抗 β_2GP Ⅰ 抗体的关联在白种人和墨西哥裔美国人之间特别紧密，而这种关联在非洲裔美国人（携带这些等位基因的比例很低）中并不明显。此外，他们还发现在非洲裔美国人中，抗 β_2GP Ⅰ 抗体与单倍型 HLA-DRB1*1302 和 DQB1*0604/0605 之间存在关联。此结果与最近报道的一项针对英国高加索人种的原发性 APS 患者的研究结果相似[15]。

另外，Arnett 等人还发现 HLA-DR2（DRB1*1501/*1503）和 DQ6（DQB1*0602）与抗 β_2GP Ⅰ 抗体之间呈负相关，这也证实了之前报道的在狼疮患者中普遍存在 HLA-DR2（DRB1*15）等位基因的结果，但是在抗 β_2GP Ⅰ 抗体阳性的患者中则没有那么普遍。

研究人员在欧洲的狼疮人群中也发现了相同的结果。在 SLE 患者中 DRB1*15 的携带率明显增高，但是在抗 β_2GP Ⅰ 抗体阳性的患者中则未见有关联，提示 DRB1*15 这个等位基因在抗 β_2GP Ⅰ 抗体合成过程中也许是发挥抑制作用而并非促进作用[22]。研究发现，在欧洲人群中，DR2 可能与 SLE 本身或者其他特异性自身抗体有关。

总之，对于 SLE 的主要研究发现 aPL 与 DR4、DR7、DRw53 和 DQB1*0302 相关（见表 5.1 和表 5.2）。aCL 与 C4A 或者 C4B 等位基因之间的相关性并不显著，可能只在非洲裔的美国人群中有一定的重要性。除此之外，疾病本身可能也会影响 aCL 与 HLA 之间的相关性，因为除了 SLE 之外，在其他疾病群体中都没有发现这种相关性。

表 5.2　SLE 和 PAPS 患者的 HLA 等位基因与抗 β_2GP Ⅰ 抗体和抗磷脂酰丝氨酸 / 凝血酶原抗体的相关性

疾病	aPL	HLA	频率[a]	人种	参考文献
PAPS	aβ_2GP Ⅰ	DRB1*1302-DQA1*0102-DQB1*0604/5/6/7/9	14	英国高加索人	Caliz, et al. (2001)[15]
SLE	aβ_2GP Ⅰ	DRB1*0402/3, DQB1*0302	67/56,50	欧洲人	Galeazzi, et al. (2000)[22]
PAPS+SLE[b]	aβ_2GP Ⅰ	DQB1*0302	32	美国白人	Arnett, et al. (1999)[32]
PAPS+SLE[b]	aβ_2GP Ⅰ	DR4-DQB1*0302	64-64	美国墨西哥人	Arnett, et al. (1999)[32]
PAPS+SLE[b]	aβ_2GP Ⅰ	DRB1*1302-DQB1*0604/5	36-36	美国非洲人	Arnett, et al. (1999)[32]
PAPS	aPTS/PT[c]	DRB1*04-DQA1*0301/2-DQB1*0301/4	31-31-35	英国高加索人	Bertolaccini, et al. (2000)[16]
SLE	aβ_2GP Ⅰ	DPB1*0301,*1901	28,67	高加索人	Sebastiani, et al. (2003)[29]
SLE	aPT	DQB1*0301-DQA1*03-DRB1*04	19-31-29	高加索人	Sebastiani, et al. (2008)[31]

a aPL 阳性病人中的 HLA 等位基因 / 单倍型频率（%）；b 共 48 例 PAPS，196 例 SLE，18 例结缔组织病（4 例 APS）；c 抗磷脂酰丝氨酸 / 凝血酶原抗体。

5.2 非 MHC 基因在 APS 遗传易感性中的作用

研究发现除了 MHC 以外的其他基因也参与了自身免疫反应过程的调控。目前，有很多关于 SLE 遗传易感性基因相关研究的报道，其中最为明确的是 IRF5 和 STAT4[34]。

近期的研究发现，STAT4 与 PAPS 之间有很强的相关性，而 IRF5 与其相关性则比较弱，只能作为一个轻度风险因素[35]。IRF5 在 APS 与 SLE 之间的遗传作用差异也许就是引起这两种疾病的临床表现差异的原因。通过基因表达谱和蛋白组学方法发现的表达差异已经证实了 APS 与免疫反应和凝血通路之间的联系，但是目前尚不清楚哪些基因与血栓形成性 APS 的发生有关。

近年来，很多研究者开始关注基因变异对 aPL 产生和 APS 发生的遗传易感性的影响。基因相关性研究发现 TLR4 基因的多态性参与了血栓形成性 APS 的血栓形成过程和前炎症状态的形成[36]。TLR4 基因中的保护性单核苷酸多态性（SNP）位点能改变 aPL 诱导的血栓形成反应。有报道指出，APS 患者中 TLR4 Asp299Gly 和 Thr399Ile 多态性的出现概率与同一人种的健康人相比明显降低[37]。虽然保护性 TLR4 SNPs 的减少并不能直接通过 TLR4 导致 aPL 激活细胞，但是会增加 aPL 介导的促凝性内皮细胞的激活。而且，非保护性的等位基因在血栓患者群体中的分布可能会更为广泛，这会使这些人更容易发生凝血。然而，由于目前对个体的研究还不够深入，尚无法有效地辨别人群中哪些个体更容易发生血栓。

近年来，基因拷贝数变异（CNV）研究成为人们关注的焦点之一。研究人员认为 CNV 作为遗传免疫的一种形式，可能是影响人类疾病易感性的遗传学基础之一。研究发现大约 12% 的人类基因组是由这类序列组成的，且这些序列的出现可以改变基因载量，引起编码蛋白变异，甚至会进化出新的功能[38]。有些 CNV 已经被证实与免疫有关。通过比较基因组杂交微阵列技术和 SNP 相关性分析，研究人员发现在染色体 12q24.12 基因组中包含了与血栓形成性 APS 相关的遗传易感性区域[38]。

在 2006 年，Bottini 等人提出蛋白酪氨酸非受体性基因 PTPN22*R620W 的多态性可能是某些自身免疫病的一个风险因素[39]。

自身免疫倾向性等位基因 PTPN22 中存在第 1858 位脱氧核糖核苷酸突变，这一位点的胞嘧啶脱氧核糖核苷酸（C）被腺嘌呤脱氧核糖核苷酸（T）取代。这个突变导致 PTPN22 蛋白的氨基酸序列中第 620 位的精氨酸变成了色氨酸（W）。在一个含 81 例西班牙 PAPS 患者的人群中首次开展了该基因突变的作用研究[40]。但在这个研究中，并未发现 PTPN22 突变对 PAPS 有致病风险，还需要在更大的群体样本中进行进一步研究证实。

Hirose 等人对 β₂GP Ⅰ 蛋白的 247 位点的缬氨酸/亮氨酸多态性与 APS 之间的关联进行了研究[41]。结果发现 247 位点的缬氨酸（V）与抗 β₂GP Ⅰ 抗体的产生密切相关。因此认为，这个氨基酸位点的多态性被视为是亚裔 APS 患者群体的一个重要的风险因素。

曾有一项包含了 12 个项目，总共有 1 597 例 APS 患者和 1 450 例健康人群的 Meta 分析[42]。结果显示，β₂GP Ⅰ 的缬氨酸突变与 APS、血栓形成和抗 β₂GP Ⅰ 抗体的阳性之间都有显著的相关性。对抗 β₂GP Ⅰ 抗体阳性和阴性的患者进行比较，发现缬氨酸位点的突变在抗 β₂GP Ⅰ 抗体阳性患者中出现的频率明显高于阴性者。对有血栓形成患者和没有血栓形成患者进行比较时，发现在有血栓形成的患者中Val/Val+Val/Leu和Val/Val比Leu/Leu的基因型组合出现的频率显著增高。结果详见表5.3。

表5.3 在APS易感性中Non-MHC基因的作用

基　　因	APS相关	参 考 文 献
IRF 5	弱	Fredi, et al. (2010)[35]
STAT 4	强	Yin, et al. (2009)[34]
12q24.12	强	Ochoa, et al. (2013)[38]
PTPN22	强	Bottini, et al. (2006)[39]
PTPN22	弱	Castro-Marrero, et al. (2011)[40]
β₂糖蛋白的247位缬氨酸/亮氨酸多态性	强	Hirose, et al. (1999)[41]
β₂糖蛋白的247位缬氨酸/亮氨酸多态性	强	Lee, et al. (2012)[42]

5.3　易栓症的遗传因素

Berman等人在APS患者人群中从血栓形成的临床显著性和发病率的角度，研究了凝血因子V和凝血酶原G20210A的遗传多态性[43]。在他们的研究中包含100例APS患者（77例PAPS和23例SLE合并APS患者），100例首次发生轻度深静脉血栓（DVT）的患者，200例健康人群。患者和健康人群都接受了凝血因子V和凝血酶原G20210基因多态性的检测。在1%的APS患者，3%的健康人群和16%的首次发生DVT的患者中发现了凝血因子V的基因变异；在6%的APS患者，2.5%的健康人群和13%的DVT患者中检测到了凝血酶原基因的多态性。在1.3%（1/77）的PAPS患者中能检测到凝血因子V的表达，而有6.5%（5/77）的PAPS患者能检测出凝血酶原基因的多态性。在SLE合并APS的患者中，只有1例患者（4.3%）存在凝血因子V和凝血酶原基因的变异。携带有凝血酶原基因多态性的患者与未出现基因变异的患者相比（即使尚未达到统计学差异的程度），其发生静脉血栓的可能性会更高（80%比47.9%，$P=0.35$）。但是携带凝血酶原基因多态性与否和APS诊断前后发生复发性血栓之间并没有明显联系。因此，研究人员认为凝血因子V和凝血酶原G20210A基因变异对APS的发生和血管受累的类型均没有显著影响，在随访观察过程中也没有发现这2个基因变异会对复发性血栓有影响。

Pretorius等人曾报道过1例有短暂性缺血和一过性黑矇症状的37岁女性患者。该患者携带凝血酶原基因突变G20210A且同时伴有APS和铁离子过高[44]。为了解释患者临床症状所代表的凝血状态，研究者们描绘了红细胞、血小板和纤维蛋白网络的超微结构特征。在凝血酶原基因的非编码区域（3′-UTR）发现了遗传多态性，20 210位点核苷酸G向A发生了突变。这个突变与患者血浆中异常升高的血浆凝血酶原（凝血因子Ⅱ）之间存在相关性，导致血液高凝状态者会使患者发生静脉血栓的风险升高2～8倍。

Ames等人在40例PAPS患者和27例没有临床症状但是体内aPL持续高表达的对照组中评估了凝血酶原FⅡ G20210A基因以及亚甲基四氢叶酸还原酶（MTHFR）C677T基因多态性的发生情

况[45]，以无 APS 的血栓患者和健康人群作为对照组。对所有的 aPL 阳性患者和 51 例健康对照组成员进行了同型半胱氨酸水平的检测。结果发现，与其他组相比，带有杂合性基因的 APS 的血栓患者的 F II G20210A 发生率更高（18%），对照组仅为 4%；aPL 阳性组为 11%，APS 患者组为 12%；而纯合突变的 MTHFR C677T 分布则是相对平均的。通过对基因组的结果进行亚群分析，结果发现携带纯合子 MTHFR C677T 的 APS 患者与杂合子患者以及对照组相比，血浆中同型半胱氨酸的含量明显增高。在 APS 患者组中，携带纯合子 MTHFR C677T 者首次发病的平均年龄明显小于携带杂合子的患者。同时，携带纯合子 MTHFR C677T 的 APS 患者相较于杂合子患者，在同期会出现更多的临床症状表现。此外，还发现，携带杂合子 MTHFR C677T 对 PAPS 患者的血栓形成并没有明显作用。而在 aPL 阳性患者中血浆同型半胱氨酸的水平可能会影响患者首次发病的年龄以及可能出现症状的数目。高同型半胱氨酸血症在 APS 患者中是常见的，这会明显增加严重血栓形成的风险。详见表 5.4。

表 5.4　APS 血栓倾向异质性因子与 APS 相关性

凝血因子/基因	APS 相关	参考文献
因子 V Leiden, G20210A 凝血酶原多态性	None	Berman, et al. (2013)[43]
G20210A 凝血酶原多态性	单个病例报道	Pretorius, et al. (2014)[44]
杂合子 F II G20210A 凝血酶原多态性	强	Ames, et al. (2001)[45]
MTHFR C677T	弱	Ames, et al. (2001)[45]
血浆同型半胱氨酸	强	Ames, et al. (2001)[45]

5.4　抗 β_2GP Ⅰ抗体的转录后修饰

APS 发病机制的"二次打击假说"是目前普遍接受的一个疾病模型。第一次"打击"是抗 β_2GP Ⅰ抗体的产生，它能增加血栓形成的风险；第二次"打击"则是感染性物质的入侵，它可以激活 toll 样受体或补体系统，从而激发出一系列典型的 APS 临床症状[46]。这个假说并不能解释为什么有些 aPL 阳性的患者并没有患病。这很可能是因为特异性抗原表位的结构差异，或者是因为抗体的糖基化修饰改变了抗体的功能。有研究者认为在 IgG 型抗 β_2GP Ⅰ抗体的葡聚糖末端位置出现低唾液酸化改变，这会更易引起前炎症反应。

有文献报道称血液循环中存在的 β_2GP Ⅰ主要以一种包含非配对半胱氨酸（硫醇）的形式存在，这其中也包括了 β_2GP Ⅰ的降解产物[47]。β_2GP Ⅰ中暴露的硫醇结构与血小板和内皮细胞结合。大量的硫醇可以作为抗氧化剂来保护细胞和重要的分子免受氧化应激反应的伤害。β_2GP Ⅰ的半胱氨酸分子中包含有巯氢基（SH）。当它被修饰后，可能会引起 β_2GP Ⅰ 蛋白功能的改变。半胱氨酸的转录后修饰包括了氧化、一氧化氮化或谷胱甘肽化，这种反应在氧化应激或硝化应激（比如，感染）的作用下会更明显。β_2GP Ⅰ的氧化可能会增加这个分子的免疫原性，并激活 Th1 相关的免疫系统。因为它可以诱导树突状细胞的成熟，而成熟的树突状细胞会分泌白细胞介素等细胞因子，比如 IL-12、IL-1、IL-6、IL-8、IL-10 和 TNF-α。体外实验发现，用抗氧化剂维生素 E 预处理 β_2GP Ⅰ后可以阻断其对树突状细胞的诱导作用。因此，该方法在将来也许可以作为一个有效的治疗方法。

5.5　总结

根据动物实验结果、家系研究和疾病与HLA等位基因相关性的研究，我们认为遗传因素在APS发病过程中发挥了重要作用。笔者倾向于认为是HLA等位基因与aPL之间的关联导致了HLA等位基因与APS之间的相关性。有些HLA等位基因会增加aPL产生的概率，但与临床表现之间并无关联。事实上，我们发现在PAPS患者和SLE继发APS的患者中某些HLA等位基因与aPL存在紧密的联系。在PAPS患者中，HLA-DR4、-DR7、-DRw53和-DQB1*0302与aCL的产生相关。在SLE患者中，则是HLA-DR2、-DR3、-DRw52与aCL的产生相关。除此之外，即便是在不同的人种之间，不同类型的aPL（包括aCL、LA、抗β₂GPⅠ抗体、抗磷脂酰丝氨酸/凝血酶原抗体）都显示出与其相似的HLA等位基因之间存在相关性，而这种相关性与临床表现（原发性APS或SLE）无关。

因此，我们有理由认为，在SLE患者人群中，HLA等位基因作为继发APS的遗传易感因素之一，只是发挥了部分的作用而并非全部。事实上，目前的研究提示HLA等位基因仅仅决定了产生aPL的遗传易感性，而aPL对APS的临床表现是有直接作用的。其他位于MHC基因组以外的基因对这类自身免疫综合征的发生也有促进作用。

比如说，在PAPS患者中，β₂GPⅠ蛋白的第247位点氨基酸由亮氨酸变成了缬氨酸，这种多态性变异会促进抗β₂GPⅠ抗体的产生。β₂GPⅠ氨基酸序列的改变，会通过该蛋白与磷脂之间的相互作用而使天然的蛋白结构发生变化。β₂GPⅠ蛋白的第247位氨基酸的多态性转变会改变蛋白质的结构，从而暴露出能被抗β₂GPⅠ抗体识别的抗原表位。而且，在APS患者中还发现了引起血栓的其他的遗传易感因素，比如凝血因子Ⅴ、MTHFR、同型半胱氨酸基因的多态性、蛋白C和蛋白S的缺陷及获得性的活化蛋白C抵抗等。这些遗传易感因素在APS发病过程中的具体作用虽然尚未完全阐明，但是它们确实是除aPL之外能增加血栓形成风险的风险因素。

目前，用全基因组扫描的方法对患者家系的研究正在如火如荼的进行中，在不久的将来，我们也许会知道其他更多对APS发病易感性有作用的基因位点。现在，我们只能说APS的发病机制中遗传因素占了重要的一部分，而这种遗传易感性的产生在很大程度上是与HLA等位基因有关的。目前已经发现的与APS显著相关的HLA等位基因包括：HLA-DRB1*04（DR4）、DRB1*07（DR7）、DRB1*1302（DR6）、DRw53、DQA1*0102、DQA1*0201、DQA1*0301、DQB1*0302（DQ8）和DQB1*0604/5/6/7/9。

对PAPS患者的研究发现，这类患者的遗传特点与SLE患者存在较大差别。虽然DR3基因是在SLE发病机制中非常重要的一类HLA-Ⅱ型基因，但是它在PAPS患者群体中出现的概率却非常低，反而是DR4、DR7和DRw53这几个等位基因与疾病之间显示了较高的相关性。如果仅仅关注aPL，那么这种相关性似乎就没有那么明显。如果这些自身抗体出现在PAPS患者体内，那么它们与HLA等位基因之间的也会呈现出相似的相关性；但是，这种HLA相关性在SLE患者人群中就不那么显著了，甚至不会在其他疾病（包括其他自身免疫病）中出现。目前发现，只有在SLE继发APS患者的体内出现了aCL时，该疾病与DR4、DR7、DRw53和DQB1*0302之间才会显示出相关性。

而且，患者的种族不同会表现出不同的疾病相关HLA亚型，即在某些特定的人种群体中，某些等位基因的出现与疾病的发生之间存在特殊的联系。比如，在日本人群中，携带DRB1*09等位基因与疾病发生之间就存在密切的联系。

总之，免疫遗传学的研究证明APS与SLE是完全不同的两种疾病，即便有些APS症状会在SLE疾病后期继发出现。APS发病的遗传易感性在一定程度上可以归咎于某些特定的HLA等位基因。但是，这些等位基因存在显著性差异可能仅仅是因为与HLA基因位点中某些未知的基因组分之间存在遗传连锁不平衡，或是因为这类基因可以和其他基因（甚至是非MHC基因）共同作用。因此，无论何时在HLA基因区域发现新的遗传相关位点，研究者都需要进一步去寻找到更强的遗传相关性信息予以验证。

目前比较明确的是，多个遗传变异的相互作用，或者遗传因素（血凝蛋白）和环境因素之间的相互作用决定着个体何时何地会发生静脉血栓。APS的主要特征之一是出现血栓事件，一些基因参与了这个病理过程。在以后的研究中，需要进一步研究揭示遗传因素在APS发病中的作用机制。比如，多个致病基因之间是通过基因相互作用发挥叠加效应，还是参与了一个或多个复杂的免疫反应通路。此外，表观遗传学机制与环境因素和遗传因素之间的关联也将是未来研究的一个重点。

参 考 文 献

[1] Lulli P, Sebastiani GD, Trabace S, Passiu G, Cappellacci S, Porzio F, et al. HLA antigens in Italian patients with systemic lupus erythematosus: evidence for the association of DQw2 with the autoantibody response to extractable nuclear antigens. Clin Exp Rheumatol 1991;9:475–9.

[2] Gharavi AE, Mellors RC, Elkon KB. IgG anti-cardiolipin antibodies in murine lupus. Clin Exp Immunol 1989;78:223–38.

[3] Hashimoto Y, Kawamura M, Ichikawa K, Suzuki T, Sumida T, Yoshida S, et al. Anticardiolipin antibodies in NZW × BXSB F1 mice. A model of antiphospholipid syndrome. J Immunol 1992;149:1063–8.

[4] Ansar Ahmed S, Verthelyi D. Antibodies to cardiolipin in normal C57BL/6J mice: induction by estrogen but not dihydrotestosterone. J Autoimmun 1993;6:265–79.

[5] Ida A, Hirose S, Hamano Y, Kodera S, Jiang Y, Abe M, et al. Multigenic control of lupus-associated antiphospholipid syndrome in a model of (NZW × BXSB) F1 mice. Eur J Immunol 1998;28:2694–703.

[6] Exner T, Barber S, Kronenberg H, Rickard KA. Familial association of the lupus anticoagulant. Br J Haematol 1980;45:89–96.

[7] Matthey F, Walshe K, Mackie IJ, Machin SJ. Familial occurrence of the antiphospholipid syndrome. J Clin Pathol 1989;42:495–7.

[8] Jolidon R-M, Knecht H, Humair L, de Torrente A. Different clinical manifestations of a lupus anticoagulant in the same family. Klin Wochenschr 1991;69:340–4.

[9] Dagenais P, Urowitz MB, Gladman DD, Norman CS. A family study of the antiphospholipid syndrome associated with other autoimmune diseases. J Rheumatol 1992;19:1393–6.

[10] Rouget JP, Goudemand J, Montreuil G, Cosson A, Jaillard J. Lupus anticoagulant: a familial observation. Lancet 1982;2:105.

[11] Mackie IJ, Colaco CB, Machin SJ. Familial lupus anticoagulants. Br J Haematol 1987;67:359–63.

[12] May KP, West SG, Moulds J, Kotzin BL. Different manifestations of the antiphospholipid antibody syndrome in a family with systemic lupus erythematosus. Arthritis Rheum 1993;36:528–33.

[13] Arnett FC, Olsen ML, Anderson KL, Reveille JD. Molecular analysis of major histocompatibility complex alleles associated with the lupus anticoagulant. J Clin Invest 1991;87:1490.

[14] Asherson RA, Doherty DG, Vergani D, Khamashta MA, Hughes GRV. Concise communication: major histocompatibility complex associations with primary antiphospholipid syndrome. Arthritis Rheum 1992;35:124–5.

[15] Caliz R, Atsumi T, Kondeatis E, Amengual O, Khamashta MA, Vaughan RW, et al. HLA class II gene polymorphisms in antiphospholipid syndrome: haplotype analysis in 83 Caucasoid patients. Rheumatology 2001;40:31–6.

[16] Bertolaccini ML, Atsumi T, Caliz AR, Amengual O, Khamashta MA, Hughes GRV, et al. Association of antiphosphatidylserine/prothrombin autoantibodies with HLA class II genes. Arthritis Rheum 2000;43:683–8.

[17] Bertolaccini ML, Atsumi T, Lanchbury JS, Caliz AR, Katsumata K, Vaughan RW, et al. Plasma tumor necrosis factor alpha levels and the -238*A promoter polymorphism in patients with antiphospholipid syndrome. Thromb Haemost 2001;85:198–203.

[18] Vargas-Alarcon G, Granados J, Bekker C, Alcocer-Varela J, Alarcon-Segovia D. Association of HLA-DR5 (possibly DRB1*1201) with the primary antiphospholipid syndrome in Mexican patients. Arthritis Rheum 1995;38:1340–1.

[19] Freitas MV, da Silva LM, Deghaide NH, Donadi EA, Louzada-Júnior P. Is HLA class II susceptibility to primary antiphospholipid syndrome different from susceptibility to secondary antiphospholipid syndrome? Lupus 2004;13:125–31.

[20] Sanchez ML, Katsumata K, Atsumi T, Romero FI, Bertolaccini ML, Funke A, et al. Association of HLA-DM polymorphism with the production of antiphospholipid antibodies. Ann Rheum Dis 2004;63:1645–8.

[21] Al Attia HM, Santosh A, Al Farhan MM. Observations on class II antigens and genetic susceptibility to primary antiphospholipid (Hughes) syndrome in Arab patients. Clin Exp Rheumatol 2008;26:506.

[22] Galeazzi M, Sebastiani GD, Tincani A, Piette JC, Allegri F, Morozzi G, et al. HLA class II associations of anticardiolipin and anti-beta2GP Ⅰ antibodies in a large series of European patients with systemic lupus erythematosus. Lupus 2000;9:47–55.

[23] Wilson WA, Perez MC, Michalski JP, Armatis P. Cardiolipin antibodies and null alleles of C4 in black Americans with systemic lupus erythematosus. J Rheumatol. 1988;15(12):1768–72.

[24] Petri M, Watson R, Winkelstein JA, McLean RH. Clinical expression of systemic lupus erythematosus in patients with C4A deficiency. Medicine (Baltimore) 1993;72(4):236–44.

[25] Hartung K, Baur MP, Coldewey R, Fricke M, Kalden JR, Lakomek HJ, et al. Major histocompatibility complex haplotypes and complement C4 alleles in systemic lupus erythematosus. Results of a multicenter study. J Clin Invest. 1992;90(4):1346–51.

[26] Gulko PS, Reveille JD, Koopman WJ, Burgard SL, Bartolucci AA, Alarcón GS. Anticardiolipin antibodies in systemic lupus erythematosus: clinical correlates, HLA associations, and impact on survival. J Rheumatol. 1993;20(10):1684–93.

[27] Sebastiani GD, Lulli P, Passiu G, Trabace S, Bellucci AM, Morellini M, et al. Anticardiolipin antibodies: their relationship with HLA-DR antigens in systemic lupus erythematosus. Br J Rheumatol. 1991;30(2):156–7.

[28] Galeazzi M, Sebastiani GD, Passiu G, Angelini G, Delfino L, Asherson RA, et al. HLA-DP genotyping in patients with systemic lupus erythematosus: correlations with autoantibody subsets. J Rheumatol. 1992;19(1):42–6.

[29] Sebastiani GD, Galeazzi M, Tincani A, Scorza R, Mathieu A, Passiu G, et al. HLA-DPB1 alleles association of anticardiolipin and anti-beta2GPI antibodies in a large series of European patients with SLE. Lupus 2003;12:560–3.

[30] Malleson PN, Fung MY, Petty RE, Mackinnon MJ, Schroeder ML. Autoantibodies in chronic arthritis of childhood: relations with each other and with histocompatibility antigens. Ann Rheum Dis. 1992;51(12):1301–6.

[31] Sebastiani GD, Morozzi G, Bellisai F, Fineschi I, Bacarelli MR, Simpatico A, et al. Anti-cofactor autoantibodies in systemic lupus erythematosus: prevalence, clinical and HLA class II associations. Immunol Invest 2008;37:375–85.

[32] Arnett FC, Thiagarajan P, Ahn C, Reveille JD. Associations of anti-beta2-glycoprotein I autoantibodies with HLA class II alleles in three ethnic groups. Arthritis Rheum 1999;42:268–74.

[33] Tiwari JH, Terasaki PI. Connective tissue diseases HLA and disease associations. New York, NY: Springer-Verlag; 1985. p. 363–9.

[34] Yin H, Borghi MO, Delgado-Vega AM, Tincani A, Meroni PL, Alarcón-Riquelme ME. Association of STAT4 and BLK, but not BANK1 or IRF5, with primary antiphospholipid syndrome. Arthritis Rheum 2009;60:2468–71.

[35] Fredi M, Tincani A, Yin H, Delgado-Vega AM, Borghi MO, Meroni PL, et al. IRF5 is associated with primary antiphospholipid syndrome, but is not a major risk factor. Arthritis Rheum 2010;62:1201–2.

[36] Xie H, Kong X, Zhou H, Xie Y, Sheng L, Wang T, et al. TLR4 is involved in the pathogenic effects observed in a murine model of antiphospholipid syndrome. Clin Immunol 2015;160:198–210.

[37] Pierangeli SS, Vega-Ostertag ME, Raschi E, Liu X, Romay-Penabad Z, De Micheli V, et al. Toll-like receptor and antiphospholipid mediated thrombosis: in vivo studies. Ann Rheum Dis 2007;66:1327–33.

[38] Ochoa E, Iriondo M, Bielsa A, Ruiz-Irastorza G, Estonba A, Zubiaga AM. Thrombotic antiphospholipid syndrome shows strong haplotypic association with SH2B3-ATXN2 locus. PLoS One 2013;3:e67897.

[39] Bottini N, Vang T, Cucca F, Mustelin T. Role of PTPN22 in type 1 diabetes and other autoimmune diseases. Semin Immunol 2006;18:207–13.

[40] Castro-Marrero J, Balada E, Vilardell-Tarrés M, Ordi-Ros J. The PTPN22*R620W polymorphism does not confer genetic susceptibility to antiphospholipid syndrome in the Spanish population. Int J Immunogenet 2011;38:529–31.

[41] Hirose N, Williams R, Alberts AR, Furie RA, Chartash EK, Jain RI, et al. A role for the polymorphism at position 247 of the beta2-glycoprotein I gene in the generation of anti-beta2-glycoprotein I antibodies in the antiphospholipid syndrome. Arthritis Rheum 1999;42:1655–61.

[42] Lee YH, Choi SJ, Ji JD, Song GG. Association between the valine/leucine247 polymorphism of β_2-glycoprotein I and susceptibility to anti-phospholipid syndrome: a meta-analysis. Lupus 2012;21:865–71.

[43] Berman H, Ugarte-Gil MF, Espinosa G, Tàssies D, Monteagudo J, Reverter JC, et al. Can inherited thrombophilia modulate the clinical phenotype of patients with antiphospholipid syndrome? Clin Exp Rheumatol 2013;31:926–32.

[44] Pretorius E, Vermeulen N, Bester J. Atypical erythrocytes and platelets in a patient with a pro-thrombin mutation. Platelets 2014;25:461–2.

[45] Ames PR, Margaglione M, Tommasino C, Bossone

A, Iannaccone L, Brancaccio V. Impact of plasma homocysteine and prothrombin G20210 A on primary antiphospholipid syndrome. Blood Coagul Fibrinolysis 2001;12:699–704.

[46] Fickentscher C, Magorivska I, Janko C, Biermann M, Bilyy R, Nalli C, et al. The pathogenicity of anti-β_2GP Ⅰ-IgG autoantibodies depends on Fc glycosylation. J Immunol Res 2015;2015:638129. <http://dx.doi.org/10.1155/2015/638129>. Epub June 22, 2015.

[47] Passam FH, Giannakopoulos B, Mirarabshahi P, Krilis SA. Molecular pathophysiology of the antiphospholipid syndrome: the role of oxidative posttranslational modification of beta 2 glycoprotein I. J Thromb Haemost 2011;9:275–82.

第 6 章　抗磷脂综合征的血栓性表现
Thrombotic Manifestations of the Antiphospholipid Syndrome

Ricard Cervera[a], Ignasi Rodríguez–Pintó[a], Gerard Espinosa[a] and Joan C Reverter[b]　著

杨邵英　吕良敬　译

6.1　前言

抗磷脂综合征（antiphospholipid syndrome, APS）可因单一血管或多个血管血栓形成、栓塞引起多种血栓性临床表现。同一个患者可以发生多种血栓事件，发生间隔时间长短不一，短至几周，长至几年。最大的 APS 监测管理项目——"欧洲磷脂研究组"（*Euro–Phospholipid Project*）报道了 APS 各临床表现及发生率，详见表 6.1[1~3]。

表6.1　1 000例抗磷脂综合征患者临床特点

临 床 表 现	例数 /%	临 床 表 现	例数 /%
周围血管血栓形成		胃肠道表现（食管或肠系膜缺血）	15 (1.5)
深静脉血栓形成	389 (38.9)	脾梗死	11 (1.1)
下肢浅表血栓性静脉炎	117 (11.7)	胰腺梗死	5 (0.5)
下肢动脉血栓形成	43 (4.3)	Addison综合征	4 (0.4)
上肢静脉血栓形成	34 (3.4)	肝脏表现（Budd–Chiari综合征、肝小静脉血栓形成）	7 (0.7)
上肢动脉血栓形成	27 (2.7)	皮肤	
锁骨下静脉血栓形成	18 (1.8)	网状青斑	241 (24.1)
颈静脉血栓形成	9 (0.9)	下肢溃疡	55 (5.5)
神经系统		假性血管炎	39 (3.9)
偏头痛	202 (20.2)	指端坏疽	33 (3.3)
中风	198 (19.8)	皮肤坏死	21 (2.1)
短暂性脑缺血发作	111 (11.1)	少量出血	7 (0.7)
癫痫	70 (7.0)	骨关节	

a Department of Autoimmune Diseases, Hospital Clínic, Barcelona, Catalonia, Spain

b Department of Hemostasis and Hemotherapy, Hospital Clínic, Barcelona, Catalonia, Spain

（续表）

临 床 表 现	例数 /%	临 床 表 现	例数 /%
多梗死性痴呆	25 (2.5)	关节痛	387 (38.7)
舞蹈病	13 (1.3)	关节炎	271 (27.1)
急性脑病	11 (1.1)	缺血性骨坏死	24 (2.4)
短暂性遗忘	7 (0.7)	眼	
脑静脉血栓形成	7 (0.7)	黑矇	54 (5.4)
小脑共济失调	7 (0.7)	视网膜动脉血栓形成	15 (1.5)
横贯性脊髓炎	4 (0.4)	视网膜静脉血栓形成	9 (0.9)
偏侧投掷症	3 (0.3)	视神经病变	10 (1.0)
肺部		耳鼻喉	
肺栓塞	141 (14.1)	鼻中隔穿孔	8 (0.8)
肺动脉高压	22 (2.2)	血液学	
肺微血栓形成	15 (1.5)	血小板减少（＜100×10⁹/L）	296 (29.6)
纤维化性肺泡炎	12 (1.2)	溶血性贫血	97 (9.7)
其他（成人呼吸窘迫综合征、肺出血、肺动脉血栓形成）	7 (0.7)	产科表现	
心脏		先兆子痫	56 (9.5)
瓣膜增厚/功能障碍	116 (11.6)	子痫	26 (4.4)
心肌梗死	55 (5.5)	胎盘早剥	12 (2.0)
心绞痛	27 (2.7)	产后心肺综合征	3 (0.5)
心肌病	29 (2.9)	胎儿表现	
疣状赘生物	27 (2.7)	早期妊娠丢失（＜10周）	560 (35.4)
冠状动脉搭桥术后再发血栓形成	11 (1.1)	晚期妊娠丢失（≥10周）	267 (16.9)
心腔内血栓形成	4 (0.4)	活产	753 (47.7)
腹部		早产，早产/活产	80/753 (10.6)
肾脏表现（肾小球血栓形成、肾梗死、肾动脉血栓形成、肾静脉血栓形成）	27 (2.7)		

6.2 大血管表现

6.2.1 静脉血栓

APS最常见的临床表现是深静脉血栓形成（deep vein thrombosis, DVT），主要影响下肢深静脉[1]，也可表现为较少见的浅表血栓性静脉炎。DVT发作后可出现慢性静脉淤血和踝关节溃疡。其他大静脉如肱骨、锁骨下、颈静脉甚至上腔、下腔静脉的血栓事件发生率较低。

APS患者的静脉通路（如静脉导管）易发生阻塞。APS患者应特别注意长时间固定姿势时需定期锻炼，特别是在外科手术、长途飞行和骨折石膏固定四肢的情况下。

6.2.2 动脉阻塞

主动脉胸段分支受累可表现为"主动脉弓综合征"、肱动脉搏动消失[4]。腹主动脉主干阻塞也有报道[5]。股动脉狭窄可表现为跛行，并最终出现四肢坏疽[6]。

6.3 神经系统表现

神经系统表现包括多种神经和精神症状。尽管仅中风和短暂性脑缺血发作被纳入 APS 的正式标准，但 APS 引起的血栓性和非血栓性临床表现都已经被逐渐认识。

6.3.1 脑梗死和短暂性脑缺血发作

脑梗死是 APS 中仅次于 DVT 的第二大常见临床表现[1]。通常表现为多发、反复发作，大脑中动脉受累，且最常见。网状青斑、缺血性脑卒中、伴或不伴高血压，被称为"Sneddon综合征"（Sneddon syndrome）[7]，Sneddon综合征好发于 40～50 岁女性，可有家族聚集性，可为原发性 APS 首发临床表现[8]。APS 出现短暂性脑缺血发作时可表现为黑矇、短暂性感觉异常和无力、活动障碍等。

6.3.2 癫痫

有 10% 的 APS 患者可出现癫痫发作。癫痫可能与抗磷脂抗体（antiphospholipid antibodies, aPL）有关。尽管 aPL 与癫痫的关联被认为与局灶性缺血或抗惊厥药物使用有关，但 Peltola 等[9]研究发现局灶性癫痫患者和新发未服药无中风史的全身性癫痫患者均有较高的 aPL 阳性率。

6.3.3 痴呆症

与 APS 有关的痴呆症常见于 40～50 岁女性。aPL 阳性患者痴呆被认为与反复的脑梗死有关，也有学者认为 aPL 可以直接与脑组织结合。在 SLE 和 APS 患者中，轻度认知障碍并不少见，主要表现为注意力和语言流畅程度异常。短暂性全面遗忘症是一种突发的无法解释的短期记忆丧失综合征，曾有 1 例短暂性全面遗忘症的患者被报道与 aPL 有关[10]。

6.3.4 急性缺血性脑病

这类患者大多病情严重、反应迟钝，伴有不对称性四肢轻瘫、反射亢进和双足伸性跖反射[11,12]。磁共振成像（magnetic resonance imaging, MRI）可见脑部小的不规则高信号影，与血管成形术中发现的血管闭塞和无血管炎的纤维蛋白血栓的影像学表现一致[11,12]。灾难性 APS（catastrophic APS, CAPS）患者常出现急性脑病，推测脑的急性缺血性改变是其病理生理基础[13]。

6.3.5 偏头痛和偏头痛性中风

头痛是 aPL 阳性患者的常见症状，且与 aPL 的分型无关[14]。头痛多见于女性，可能与心脏赘生物有关联。尽管许多研究者认为偏头痛和 aPL 存在联系[15]，也有一些研究不支持这一观点。对于偏头痛是唯一症状的 APS 患者，抗凝治疗很少被推荐使用[16]。

6.3.6 假性多发性硬化症

APS 可出现类似于多发性硬化的神经症状、体征和影像学表现。目前，尚无检查能明确区分这两者[17,18]。研究表明多发性硬化患者 aPL 的阳性率为 2% ～ 88%，且病情加重时 aPL 的阳性率常常更高。MRI 的 T2 加权成像上脑室周围白质的高信号病变提示多发性硬化[17]，而有既往血栓史和反复胎儿丢失史者可考虑 APS 的诊断。

6.3.7 脑静脉窦血栓形成

许多研究表明脑静脉窦血栓形成（cerebral venous sinus thrombosis, CVST）与 aPL 有关[19～21]。CVST 临床表现为头痛，常伴有恶心、呕吐、意识障碍，有时伴有眼睑水肿、视物模糊或复视及癫痫发作。虽然 CVST 可致死亡，但早期治疗可显著改善病情。磁共振静脉造影对确诊 CVST 有重要价值[21]。CVST 主要影响横窦，也有报道会累及乙状窦和矢状窦[22]。如 CVST 导致脑脊液动力学障碍，则可进一步引起颅内压升高，预后不良。

6.3.8 精神疾病

原发性 APS 可以表现为精神性疾病，甚至可发生在儿童。一些 APS 患者发生血栓性症状之前许多年，就已经出现精神性疾病表现[23]。研究发现，精神分裂症[24]和抑郁症患者 aPL 阳性率均增高[25]。但 aPL 与这类患者之间的关系仍待进一步研究证实。

6.3.9 运动障碍

6.3.9.1 舞蹈病和偏侧投掷症

舞蹈病是 APS 的一种罕见临床表现（在 APS 中发生率为 1.3%）[1]。它与风湿热（Sydenham 病）或遗传型 Huntington 病所描述的舞蹈病并无区别。有研究对 50 例患者的研究表明 APS 舞蹈病好发于 30 岁左右的女性[26]，66% 的病例只有一次发作，而 34% 的病例为反复发作；口服避孕药引起的舞蹈病、妊娠舞蹈病和产后舞蹈病发生率为 2% ～ 6%；舞蹈病可开始于身体的一侧，数周到数月后可发展至对侧；计算机断层扫描结果通常正常，偶见基底节外梗死灶[26]；50 例患者中 13 例有 MRI 表现，仅有 3 例表现尾状核梗死。Tam 等报道了 1 例 30 岁 aCL 阳性的 SLE 女性，出现偏侧投掷症，采用氟哌啶醇治疗有效[27]。

6.3.9.2 小脑共济失调

0.7% 的 APS 患者可出现小脑共济失调[1]。病程常为亚急性进行性和慢性[28]。影像学检查未发现与症状相关的大脑结构改变[28]。

6.3.10 脊髓综合征

6.3.10.1 横贯性脊髓炎

不到 1% 的 APS 患者可出现横贯性脊髓炎[1]。常影响脊髓胸段，表现为急性、24 ～ 48 h 内脊柱病变水平以下的感觉缺失和感觉异常，随后可出现截瘫、背痛和括约肌功能障碍。一些研究发现横贯性脊髓炎的发展与 aPL 存在关联，特别是在 SLE 患者中[29,30]。

6.3.10.2 脊髓前动脉综合征

文献报道了 3 例脊髓前动脉综合征伴 aCL 阳性病例[31～33]。患者表现为迟缓性截瘫、括约肌功能障碍以及由于脊髓后索功能正常导致的分离性感觉障碍。

6.3.11 格林—巴利综合征

在一项格林—巴利综合征（Guillain-Barré Syndrome）病例对照研究中发现，所有患者 aPL 均为阳性，而对照组均为阴性[34]；但尚不清楚这是髓鞘破坏的结果还是其病因[35]。

6.3.12 眼部并发症

欧洲磷脂研究组（Euro-Phospholipid group）发现 5%～10% 的 APS 患者有眼部表现[1]。最常见的表现为黑矇，小血管阻塞可能影响脉络膜、视网膜或视神经。研究表明黑矇、视网膜动静脉血栓形成、视神经病变与 aPL 阳性相关。此外，新生血管可能导致继发性玻璃体出血、牵拉性视网膜剥离或青光眼。

6.4 肺部表现

6.4.1 肺栓塞和肺梗塞

肺栓塞，可合并肺梗死，是 APS 患者最常见的肺部表现，发生于 40% 的 APS 患者，其中 50% 还合并下肢血栓。患者主诉主要有呼吸困难和胸膜性胸痛，与非血栓性肺栓塞的患者表现相同。复发性血栓性肺部疾病很少导致血栓栓塞性肺动脉高压（pulmonary hypertension, PH）[36]。

6.4.2 肺动脉高压

APS 患者出现肺动脉高压的主要原因是慢性血栓栓塞性疾病（Ⅳ类）。但几乎所有 PH 类型在 APS 中均可出现[37]。例如，特发性 PH 和与 SLE 相关的 PH（Ⅰ类）与 APS 相关[38]。继发于心脏病的 PH（Ⅱ类）可能是 APS 心脏表现；源于肺部疾病的 PH（Ⅲ类）可能是弥漫性 APS 肺部受累的结果。PH 可能是多种因素导致的综合结果（Ⅴ类）[37]。

6.4.3 急性呼吸窘迫综合征

急性呼吸窘迫综合征（acute respiratory distress syndrome, ARDS）表现为急性发作的氧疗难以纠正的动脉低氧血症、胸部 X 线片可表现为双侧肺部浸润灶。APS 患者可出现 ARDS，尤其是 CAPS[39]。组织病理学检查显示肺部广泛的小血管血栓形成伴或不伴肺毛细血管炎、肺泡内出血和 ARDS 典型的肺透明膜形成。

6.4.3.1 肺微血栓形成

肺微血管血栓形成较少见，其特征是孤立的微血栓形成，无肺毛细血管炎，可伴有肺泡出血[41]。肺微血栓形成很可能是CAPS患者出现ARDS的原因[40]。

6.4.3.2 纤维化性肺泡炎

Gertner和Lie提出了术语"毛细血管炎（capillaritis）"来描述APS患者肺部的组织学表现。这些患者表现为不同程度的呼吸困难、咯血、与肺泡出血关联的胸部X线浸润灶变化。组织学检查可见肺小血管炎症，大血管并不受累[41]。

6.4.4 支气管动脉血栓形成

APS患者罕见有肺动脉血栓形成，但也有报道[42]。支气管动脉血栓形成病例多在对PH患者进行血管造影时被发现[42]。

6.5 心脏表现

6.5.1 瓣膜病

心脏瓣膜病是APS患者最常见的心脏表现[43]，见于高达75%的APS患者[44~47]。此外，aPL相关心脏瓣膜病可表现为瓣膜增厚、不规则结节和（或）赘生物（Libman-Sacks心内膜炎）和（或）中-重度瓣膜功能障碍（反流、狭窄），需排除风湿热和感染性心内膜炎[48]。瓣膜受累程度从轻微增厚到严重功能障碍需要行瓣膜置换手术，后者较少见[49~52]。一些研究发现瓣膜病变和脑梗死关联密切[45,46]。

6.5.1.1 瓣膜增厚

瓣膜增厚最为常见[44,51,53,54]，主要累及左心瓣膜，尤其是二尖瓣，也常累及主动脉瓣。1/3的患者两个瓣膜都受累。瓣膜受累与二尖瓣反流程度有关[44]。此外，aCL滴度与瓣膜厚度相关[51]。

6.5.1.2 瓣膜疣状赘生物（Libman-Sacks心内膜炎）

非细菌性疣状赘生物，又称为Libman-Sacks心内膜炎，可并发瓣膜增厚[49,51]。目前认为瓣膜增厚和疣状赘生物两者的病理学过程相同。疣状赘生物最终可形成纤维斑块，局部钙化和形成明显的瘢痕和畸形，导致瓣膜功能障碍。在多数APS患者中，这些瓣膜病变不具有临床意义或不影响血流动力学，但有的患者可能需要行瓣膜置换手术。Libman-Sacks心内膜炎的主要风险是血栓栓塞事件，可表现为感染性心内膜炎的症状伴发热、少量出血及心脏杂音，超声心动图可显示心脏瓣膜赘生物证据、中高滴度aPL和多次血培养阴性[55]。

6.5.2 心肌梗死

欧洲磷脂研究组发现有5.5%的APS患者可出现心肌梗死（myocardial infarction, MI），且为2.8%的APS患者的首发症状[1]。一些研究表明动脉粥样硬化的快速进展与aPL相关，尤其是SLE患者[56]。目前，心肌梗死与aPL的关联性仍有争议。一些研究发现aCL在年轻人心肌梗死患者中很常见，aCL应被视为反复心血管事件的标志物[57]，而在另一些研究中并未得到证实[58]。

6.5.3　心肌病

aPL阳性患者多发小血管阻塞可导致急性和慢性心肌病，临床表现取决于这一过程的快慢。急性心力衰竭（常伴有呼吸系统失代偿）在CAPS患者中很常见，也是其最常见的死亡原因之一[59]。

6.5.4　心腔内血栓形成

尽管很少见，但aPL阳性患者可出现心室腔内血栓形成[60]。根据血栓位置不同（右心室或左心室），患者可表现为全身或肺栓塞症状。在心室的无活动阶段更容易形成血栓。

6.6　肾脏表现

APS患者的血栓事件可发生在肾血管系统的任何水平，受累血管的位置和大小不同，临床表现不同。

6.6.1　血栓性微血管病

血管性肾病综合征与aPL有关，表现为高血压、肾衰竭、蛋白尿、血尿[61]，在APS中发生率为9%[62]。血栓性微血管病组织学表现为肾动脉纤维蛋白血栓，无免疫复合物沉积、炎性细胞浸润、狼疮性肾炎特异性表现[63]。SLE患者的APS肾病与狼疮抗凝物（lupus anticoagulant, LA）存在和APS的其他表现（动脉血栓形成和胎儿丢失）有关。在考虑血栓性微血管病时，应排除CAPS和其他微血管病综合征[64]。

6.6.2　肾静脉血栓形成

肾静脉血栓形成临床表现为蛋白尿[65]，与LA的存在密切相关。最早的2个病例报道见于1984年[66]，随后在原发性APS和狼疮性肾炎合并aPL阳性患者中发现了更多肾静脉血栓形成的病例[67]。

6.6.3　肾动脉血栓形成/狭窄

肾动脉血栓形成表现为新发的严重高血压或已有高血压恶化，可伴背痛、血尿或肾功能衰竭[63]；肾动脉血栓形在aPL阳性合并未控制的高血压患者、年轻高血压患者和健康人中，发生率分别为26%、8%和3%[68]。SLE伴aPL阳性患者、SLE合并APS患者和原发性APS患者均可出现肾动脉主干病变[69]。肾动脉血栓形成可为原位血栓形成或由心脏瓣膜病栓塞引起[63]。

6.6.4　肾梗死

肾梗死可表现为单侧或双侧腰痛伴严重高血压[70]，与肾动脉、肾上腺动脉的部分或完全阻塞，或心脏病血栓事件有关[70,71]。偶尔在少数无症状病例中通过放射学检查时可见陈旧性无症状梗死瘢痕[63]。

6.7 血液系统表现

6.7.1 血小板减少症

血小板数量低于 100×10^9/L 称血小板减少症。20% ～ 40% 的 APS 患者可出现血小板减少，尤其是 APS 合并 SLE 时[1,72]。一般为血小板中度减少，约为 75×10^9/L ～ 130×10^9/L，很少需要治疗。出现严重血小板减少时，需要鉴别 APS 与特发性血小板减少性紫癜。血小板减少与心脏、神经系统、关节和皮肤的血栓形成有关[73]。对于合并其他心血管风险因素或 LA 阳性的患者，推荐使用低剂量阿司匹林或羟氯喹进行初级预防[74]。

6.7.2 血栓性微血管病性溶血性贫血

微血管病性溶血性贫血多见于 CAPS 患者[75]，需要与血栓性血小板减少性紫癜和溶血尿毒综合征相鉴别[64]。组织学上可见微血管中透明血栓，且 aPL 阳性时，可考虑血栓性微血管病性贫血与 APS 相关[13]。

6.7.3 自身免疫性溶血性贫血

自身免疫性溶血性贫血是一种 Coombs 试验阳性的再生性溶血性贫血，见于 6.6% 的 APS 患者[1]。aPL 阳性患者常出现直接 Coombs 试验阳性[76]；50% ～ 60% 的自身免疫性溶血性贫血患者 aPL 为阳性。因此，aPL 似乎在某些自身免疫性溶血性贫血患者的发生中起着直接作用，尽管其病理学机制尚不明确。5% ～ 10% 的 APS 患者可发生自身免疫性血小板减少合并溶血性贫血（Evans 综合征）[77]。

6.8 皮肤表现

6.8.1 网状青斑

网状青斑是 APS 常见表现之一，也是 APS 最常见的皮肤表现[1]。网状青斑也可见于其他疾病，有时为年轻女性一过性的短暂的生理表现。其特征为皮肤持续存在的、遇暖不可逆的紫红色或蓝色网状或树枝状斑，主要累及手臂或腿部[48]。可分为 4 型：细小网状青斑、大网状青斑、细小规则的网状青斑和大而规则的网状青斑。网状青斑与动脉血栓有关，与静脉血栓无关[78]。

6.8.2 皮肤溃疡／坏死

2.1% 的 APS 患者可出现皮肤坏死[79]。多表现为痛性、小、不规则、与其他微血管阻塞综合征相似的皮损。组织学检查显示皮肤小血管血栓形成[80]。广泛皮肤坏死与中小皮肤血管的大量血栓形成有关[81]。

6.8.3 假性血管炎

APS可表现出与皮肤血管炎相似的血管病变，表现为可触及的紫癜、红斑、痛性皮肤结节、斑疹或手足小红斑。这些皮损为血栓性皮肤病引起，按压不能消退。有报道认为水杨酸类药物治疗可改善痛性皮损表现。

6.8.4 指端坏死和坏疽

皮肤缺血可导致指端坏死和aPL相关性坏疽，特别是在SLE患者中。指端坏死、坏疽也是CAPS典型的皮肤并发症之一[82]。但需与血管炎、冷球蛋白血症或弥散性血管内凝血（disseminated intravascular coagulation, DIC）鉴别。

6.8.5 多发性甲下出血

甲下出血是指甲受压后出现的持续性、小、红黑色改变[83]，由局部血栓或栓塞现象引起。虽然不是APS的特异性表现，但典型APS[55]和CAPS[59]常出现此症状。观察性研究中的甲下出血发生率较低，可能与其血栓性事件有关。

6.8.6 皮肤松懈症

斑状萎缩，是一种罕见的弹性组织溶解性疾病，表现为真皮弹性组织丧失导致局限区域皮肤松弛[48]。皮肤缺血导致组织弹性支持的丧失，最终发展为斑状萎缩[80]。

6.8.7 其他皮肤病表现

其他皮肤病表现（如冷纤维蛋白原血症和糖尿病相关性皮肤坏死、坏疽性脓皮病）也在aPL阳性患者中被报道过[81]。

6.9 肝脏和消化系统表现

6.9.1 血栓性肝病

布加综合征（Budd-Chiari）表现为腹痛、肝肿大和腹水。许多研究认为其与循环型aPL存在关联[84]。肝静脉闭塞性疾病常与骨髓移植相关，但也有少数病例与aPL相关。由于肝脏有双重血液供应，因此肝梗死很罕见；但仍可见于一些aPL阳性患者，尤其是CAPS患者[85]。

6.9.2 非血栓性肝病

肝结节性再生性增生是肝实质转变为增生性结节而不伴纤维化的罕见疾病[86]。因aPL可导致肝微循环血管病变，一些病例可发生特发性门脉高压。

6.9.3 肠系膜表现

APS不常出现肠道受累，但可以影响肠系膜[1]。肠系膜病变不是APS特有的；可因动脉或静脉血栓形成表现为急性发作，也可表现为慢性肠绞痛，有时仅出现缺血性结肠炎。如发生肠缺血或非典型十二指肠溃疡可引起严重的胃肠道出血[87]。

6.9.4 脾梗死

脾梗死通常与其他腹腔内血管闭塞有关，多见于CAPS[87]，但功能性无脾症罕见[88]。

6.9.5 胰腺炎

与脾脏受累类似，微血栓形成可累及胰腺导致胰腺炎。SLE和APS患者急性腹痛时，需考虑此疾病，尤其是CAPS患者[59,87]。

6.9.6 其他胃肠道表现

Cappell等曾报道1例原发性APS食管下段血栓形成，导致坏死、脓毒性纵隔炎致死亡的病例[89]。Kalman等报道了1例进展性胃溃疡伴坏死的严重腹痛患者[90]，表现为静脉、小动脉和微动脉广泛受累的闭塞性血管病变。非结石性胆囊炎在CAPS中也有报道[59]。

6.9.7 其他血液系统表现

一些患者可出现提示DIC或骨髓坏死的实验室特征，多见于CAPS患者[91]。在APS合并SLE患者中，中性粒细胞减少与IgM aCL存在关联[92]。APS与单纯红细胞再生障碍也存在关联。

6.10 肾上腺表现

研究发现原发性肾上腺功能衰竭与aPL相关。APS肾上腺功能不全的发生与血管阻塞导致肾上腺梗死、坏死和出血有关[93]。一些患者可出现Addison病，一般认为与抗凝治疗导致的肾上腺出血并发症有关，很少与败血症相关[91]。肾上腺受累在CAPS中更常见[94,95]。

6.11 骨关节表现

6.11.1 骨坏死

骨坏死是指由于血液供应减少而引起骨节段性坏死，导致骨结构塌陷、疼痛和功能丧失[96]。股骨头最常受累，尽管进行抗凝治疗，有时仍需要行髋关节置换[97,98]。

6.12 灾难性 APS

灾难性APS（CAPS）表现为多器官血栓形成[99]。常在短时间内出现多器官受累，常常伴小血管阻塞的组织病理学证据。通常有明显的诱发因素（主要是感染）及其他因素，如肿瘤、药物、手术或撤停抗凝药物等[100]。

参 考 文 献

[1] Cervera R, Piette J-C, Font J, Khamashta MA, Shoenfeld Y, Camps MT, et al. Antiphospholipid syndrome: clinical and immunologic manifestations and patterns of disease expression in a cohort of 1,000 patients. Arthritis Rheum 2002;46:1019–27.

[2] Cervera R, Khamashta M a, Shoenfeld Y, Camps MT, Jacobsen S, Kiss E, et al. Morbidity and mortality in the antiphospholipid syndrome during a 5-year period: a multicentre prospective study of 1000 patients. Ann Rheum Dis 2009;68:1428–32.

[3] Cervera R, Serrano R, Pons-Estel GJ, Ceberio-Hualde L, Shoenfeld Y, de Ramón E, et al. Morbidity and mortality in the antiphospholipid syndrome during a 10-year period: a multicentre prospective study of 1000 patients. Ann Rheum Dis 2015;74:1011–18.

[4] Asherson RA, Harris EN, Gharavi AE, Englert HE, Hughes GR. Aortic arch syndrome associated with anticardiolipin antibodies and the lupus anticoagulant: comment on Ferrante paper. Arthritis Rheum 1985;28:594–5.

[5] McGee GS, Pearce WH, Sharma L, Green D, Yao JS. Antiphospholipid antibodies and arterial thrombosis. Case reports and a review of the literature. Arch Surg 1992;127:342–6.

[6] Setoguchi M, Fujishima Y, Abe I, Kobayashi K, Fujishima M. Aortoiliac occlusion associated with the lupus anticoagulant. Report of two cases. Angiology 1997;48:359–64.

[7] Sneddon IB. Cerebro-vascular lesions and livedo reticularis. Br J Dermatol 1965;77:180–5.

[8] Asherson RA, Cervera R. Sneddon's and the primary antiphospholipid syndrome: confusion clarified. J Stroke Cerebrovasc Dis 1993;3:121–2.

[9] Peltola JT, Haapala A, Isojärvi JI, Auvinen A, Palmio J, Latvala K, et al. Antiphospholipid and antinuclear antibodies in patients with epilepsy or new-onset seizure disorders. Am J Med 2000;109:712–17.

[10] Montalbán J, Arboix A, Staub H, Barquinero J, Martí-Vilalta J, Codina A, et al. Transient global amnesia and antiphospholipid antibodies. Clin Exp Rheumatol 1989;7:85–7.

[11] Briley DP, Coull BM, Goodnight SH. Neurological disease associated with antiphospholipid antibodies. Ann Neurol 1989;25:221–7.

[12] Thomas P, Lebrun C, Mahagne MH, Desnuelles C, Chatel M. [Ischemic encephalopathy in primary antiphospholipid syndrome]. Rev Neurol (Paris) 1993;149:336–9.

[13] Cervera R, Rodríguez-Pintó I, Colafrancesco S, Conti F, Valesini G, Rosário C, et al. 14th International Congress on Antiphospholipid Antibodies Task Force Report on Catastrophic Antiphospholipid Syndrome. Autoimmun Rev 2014;13:699–707.

[14] Cavestro C, Micca G, Molinari F, Bazzan M, DI Pietrantonj C, Aloi R, et al. Migraineurs show a high prevalence of antiphospholipid antibodies. J Thromb Haemost 2011;9:1350–4.

[15] Hogan MJ, Brunet DG, Ford PM, Lillicrap D. Lupus anticoagulant, antiphospholipid antibodies and migraine. Can J Neurol Sci 1988;15:420–5.

[16] Abreu MM, Danowski A, Wahl DG, Amigo M-C, Tektonidou M, Pacheco MS, et al. The relevance of 'non-criteria' clinical manifestations of antiphospholipid syndrome: 14th International Congress on Antiphospholipid Antibodies Technical Task Force Report on Antiphospholipid Syndrome Clinical Features. Autoimmun Rev 2015;14:401–14.

[17] Cuadrado MJ, Khamashta MA, Ballesteros A, Godfrey T, Simon MJ, Hughes GR. Can neurologic manifestations of Hughes (antiphospholipid) syndrome be distinguished from multiple sclerosis? Analysis of 27 patients and review of the literature. Medicine (Baltimore) 2000;79:57–68.

[18] Espinosa G, Cervera R. Current treatment of antiphospholipid syndrome: lights and shadows. Nat Rev Rheumatol 2015;11(10):586–96. Epub June 30, 2015.

[19] Levine SR, Kieran S, Puzio K, Feit H, Patel SC, Welch KM. Cerebral venous thrombosis with lupus anticoagulants. Report of two cases. Stroke 1987;18:801–4.

[20] Boggild MD, Sedhev RV, Fraser D, Heron JR. Cerebral venous sinus thrombosis and antiphospholipid antibodies. Postgrad Med J 1995;71:487–9.

[21] Uzar E, Ekici F, Acar A, Yucel Y, Bakir S, Tekbas G, et al. Cerebral venous sinus thrombosis: an analyses of 47 patients. Eur Rev Med Pharmacol Sci 2012;16:1499–505.

[22] Wang J-W, Li J-P, Song Y-L, Tan K, Wang Y, Li T, et al. Clinical characteristics of cerebral venous sinus thrombosis. Neurosciences (Riyadh) 2015;20:292–5.

[23] Kurtz G, Müller N. The antiphospholipid syndrome and psychosis. Am J Psychiatry 1994;151:1841–2.

[24] Firer M, Sirota P, Schild K, Elizur A, Slor H.

Anticardiolipin antibodies are elevated in drug-free, multiply affected families with schizophrenia. J Clin Immunol 1994;14:73–8.

[25] Maes M, Meltzer H, Jacobs J, Suy E, Calabrese J, Minner B, et al. Autoimmunity in depression: increased antiphospholipid autoantibodies. Acta Psychiatr Scand 1993;87:160–6.

[26] Cervera R, Asherson RA, Font J, Tikly M, Pallarés L, Chamorro A, et al. Chorea in the antiphospholipid syndrome. Clinical, radiologic, and immunologic characteristics of 50 patients from our clinics and the recent literature. Medicine (Baltimore) 1997;76:203–12.

[27] Tam LS, Cohen MG, Li EK. Hemiballismus in systemic lupus erythematosus: possible association with antiphospholipid antibodies. Lupus 1995;4:67–9.

[28] Chen W-H, Chen C-H, Chui C, Lui C-C, Chen C-J, Yin H-L. Antiphospholipid antibodies and cerebellar ataxia: a clinical analysis and literature review. Neuroimmunomodulation 2014;21:283–90.

[29] Lavalle C, Pizarro S, Drenkard C, Sánchez-Guerrero J, Alarcón-Segovia D. Transverse myelitis: a manifestation of systemic lupus erythematosus strongly associated with antiphospholipid antibodies. J Rheumatol 1990;17:34–7.

[30] D'Cruz DP, Mellor-Pita S, Joven B, Sanna G, Allanson J, Taylor J, et al. Transverse myelitis as the first manifestation of systemic lupus erythematosus or lupus-like disease: good functional outcome and relevance of antiphospholipid antibodies. J Rheumatol 2004;31:280–5.

[31] Raña-Martínez N, Mouriño-Sestelo MA, Suárez-Gil AP, Castro-Del Rio M, Puig-Sáez M. [Infarction of the anterior spinal artery and primary antiphospholipid syndrome]. Rev Neurol 2009;48:52–4.

[32] Takase K, Murai H, Furuya H, Ohyagi Y, Yamada T, Kira J. An adult case of primary antiphospholipid syndrome presenting recurrent anterior spinal artery syndrome. Rinsho Shinkeigaku 2001;41:136–9.

[33] Dell'Isola B, Vidailhet M, Gatfosse M, Wechsler B, Dormont D, Le Thi Hvong DU, et al. Recovery of anterior spinal artery syndrome in a patient with systemic lupus erythematosus and antiphospholipid antibodies. Br J Rheumatol 1991;30:314–15.

[34] Nakos G, Tziakou E, Maneta-Peyret L, Nassis C, Lekka ME. Anti-phospholipid antibodies in serum from patients with Guillain-Barré syndrome. Intensive Care Med 2005;31:1401–8.

[35] Gilburd B, Stein M, Tomer Y, Tanne D, Abramski O, Chapman Y, et al. Autoantibodies to phospholipids and brain extract in patients with the Guillain-Barre syndrome: cross-reactive or pathogenic? Autoimmunity 1993;16:23–7.

[36] Asherson RA, Higenbottam TW, Dinh Xuan AT, Khamashta MA, Hughes GR. Pulmonary hypertension in a lupus clinic: experience with twenty-four patients. J Rheumatol 1990;17:1292–8.

[37] Zuily S, Wahl D. Pulmonary hypertension in antiphospholipid syndrome. Curr Rheumatol Rep 2015;17:478.

[38] Asherson RA, Cervera R. Review: antiphospholipid antibodies and the lung. J Rheumatol 1995;22:62–6.

[39] Matthay MA. The acute respiratory distress syndrome: pathogenesis and treatment. Annu Rev Pathol 2011;28:147–63.

[40] Bucciarelli S, Espinosa G, Asherson RA, Cervera R, Claver G, Gómez-Puerta JA, et al. The acute respiratory distress syndrome in catastrophic antiphospholipid syndrome: analysis of a series of 47 patients. Ann Rheum Dis 2006;65:81–6.

[41] Gertner E, Lie JT. Pulmonary capillaritis, alveolar hemorrhage, and recurrent microvascular thrombosis in primary antiphospholipid syndrome. J Rheumatol 1993;20:1224–8.

[42] Kanakis MA, Kapsimali V, Vaiopoulos AG, Vaiopoulos GA, Samarkos M. The lung in the spectrum of antiphospholipid syndrome. Clin Exp Rheumatol 2013;31:452–7.

[43] Silbiger JJ. The cardiac manifestations of antiphospholipid syndrome and their echocardiographic recognition. J Am Soc Echocardiogr 2009;22:1100–8. quiz 1195.

[44] Brenner B, Blumenfeld Z, Markiewicz W, Reisner SA. Cardiac involvement in patients with primary antiphospholipid syndrome. J Am Coll Cardiol 1991;18:931–6.

[45] Cervera R, Khamashta MA, Font J, Reyes PA, Vianna JL, López-Soto A, et al. High prevalence of significant heart valve lesions in patients with the 'primary' antiphospholipid syndrome. Lupus 1991;1:43–7.

[46] Galve E, Ordi J, Barquinero J, Evangelista A, Vilardell M, Soler-Soler J. Valvular heart disease in the primary antiphospholipid syndrome. Ann Intern Med 1992;116:293–8.

[47] García-Torres R, Amigo MC, de la Rosa A, Morón A, Reyes PA. Valvular heart disease in primary antiphospholipid syndrome (PAPS): clinical and morphological findings. Lupus 1996;5:56–61.

[48] Miyakis S, Lockshin MD, Atsumi T, Branch DW, Brey RL, Cervera R, et al. International consensus statement on an update of the classification criteria for definite antiphospholipid syndrome (APS). J Thromb Haemost 2006;4:295–306.

[49] Espínola-Zavaleta N, Vargas-Barrón J, Colmenares-Galvis T, Cruz-Cruz F, Romero-Cárdenas A, Keirns C, et al. Echocardiographic evaluation of patients with primary antiphospholipid syndrome. Am Heart J 1999;137:973–8.

[50] Zavaleta NE, Montes RM, Soto ME, Vanzzini NA, Amigo M-C. Primary antiphospholipid syndrome: a 5-year transesophageal echocardiographic followup study. J Rheumatol 2004;31:2402–7.

[51] Turiel M, Muzzupappa S, Gottardi B, Crema C, Sarzi-Puttini P, Rossi E. Evaluation of cardiac abnormalities and embolic sources in primary antiphospholipid syndrome by transesophageal echocardiography. Lupus 2000;9:406–12.

[52] Turiel M, Sarzi-Puttini P, Peretti R, Bonizzato S, Muzzupappa S, Atzeni F, et al. Five-year follow-up by transesophageal echocardiographic studies in primary antiphospholipid syndrome. Am J Cardiol 2005;96:574–9.

[53] Cervera R, Font J, Paré C, Azqueta M, Pérez-Villa F, López-Soto A, et al. Cardiac disease in systemic lupus

erythematosus: prospective study of 70 patients. Ann Rheum Dis 1992;51:156–9.

[54] Asherson RA, Cervera R. Cardiac manifestations of the antiphospholipid syndrome. Coron Artery Dis 1993;4:1137–43.

[55] Font J, Cervera R, Paré C, López-Soto A, Pallarés L, Azqueta M, et al. Non-infective verrucous endocarditis in a patient with 'primary' antiphospholipid syndrome. Br J Rheumatol 1991;30:305–7.

[56] Cervera R. Coronary and valvular syndromes and antiphospholipid antibodies. Thromb Res 2004;114: 501–7.

[57] Hamsten A, Norberg R, Björkholm M, de Faire U, Holm G. Antibodies to cardiolipin in young survivors of myocardial infarction: an association with recurrent cardiovascular events. Lancet 1986;327:113–16.

[58] Sletnes KE, Wislff F, Smith P, Arnesen H, Abdelnoor M. Antiphospholipid antibodies after myocardial infarction and their relation to mortality, reinfarction, and non-haemorrhagic stroke. Lancet 1992;339:451–3.

[59] Bucciarelli S, Espinosa G, Cervera R, Erkan D, Gómez-Puerta JA, Ramos-Casals M, et al. Mortality in the catastrophic antiphospholipid syndrome: causes of death and prognostic factors in a series of 250 patients. Arthritis Rheum 2006;54:2268–576.

[60] O'Neill D. Dissolution of intracardiac mass lesions in the primary antiphospholipid antibody syndrome. Arch Intern Med 1995;155:325.

[61] Sciascia S, Cuadrado MJ, Khamashta M, Roccatello D. Renal involvement in antiphospholipid syndrome. Nat Rev Nephrol 2014;10:279–89.

[62] Sinico RA, Cavazzana I, Nuzzo M, Vianelli M, Napodano P, Scaini P, et al. Renal involvement in primary antiphospholipid syndrome: retrospective analysis of 160 patients. Clin J Am Soc Nephrol 2010;5:1211–17.

[63] Tektonidou MG. Renal involvement in the antiphospholipid syndrome (APS)-APS nephropathy. Clin Rev Allergy Immunol 2009;36:131–40.

[64] Rodríguez-Pintó I, Espinosa G, Cervera R. Catastrophic APS in the context of other thrombotic microangiopathies. Curr Rheumatol Rep 2015;17:482.

[65] Mintz G, Acevedo-Vázquez E, Gutiérrez-Espinosa G, Avelar-Garnica F. Renal vein thrombosis and inferior vena cava thrombosis in systemic lupus erythematosus. Frequency and risk factors. Arthritis Rheum 1984;27: 539–44.

[66] Asherson RA, Lanham JG, Hull RG, Boey ML, Gharavi AE, Hughes GR. Renal vein thrombosis in systemic lupus erythematosus: association with the 'lupus anticoagulant'. Clin Exp Rheumatol 1984;2:75–9.

[67] Lai NS, Lan JL. Renal vein thrombosis in Chinese patients with systemic lupus erythematosus. Ann Rheum Dis 1997;56:562–4.

[68] Sangle SR, D'Cruz DP, Jan W, Karim MY, Khamashta MA, Abbs IC, et al. Renal artery stenosis in the antiphospholipid (Hughes) syndrome and hypertension. Ann Rheum Dis 2003;62:999–1002.

[69] D'Cruz D. Renal manifestations of the antiphospholipid syndrome. Lupus 2005;14:45–8.

[70] Sonpal GM, Sharma A, Miller A. Primary antiphospholipid antibody syndrome, renal infarction and hypertension. J Rheumatol 1993;20:1221–3.

[71] Mandreoli M, Zucchelli P. Renal vascular disease in patients with primary antiphospholipid antibodies. Nephrol Dial Transplant 1993;8:1277–80.

[72] Diz-Küçükkaya R, Hacihanefioğlu A, Yenerel M, Turgut M, Keskin H, Nalçaci M, et al. Antiphospholipid antibodies and antiphospholipid syndrome in patients presenting with immune thrombocytopenic purpura: a prospective cohort study. Blood 2001;98: 1760–4.

[73] Krause I, Blank M, Fraser A, Lorber M, Stojanovich L, Rovensky J, et al. The association of thrombocytopenia with systemic manifestations in the antiphospholipid syndrome. Immunobiology 2005;210:749–54.

[74] Kim KJ, Baek IW, Yoon CH, Kim WU, Cho CS. Thrombotic risk in patients with immune thrombocytopenia and its association with antiphospholipid antibodies. Br J Haematol 2013;161:706–14.

[75] Espinosa G, Bucciarelli S, Cervera R, Lozano M, Reverter J-C, de la Red G, et al. Thrombotic microangiopathic haemolytic anaemia and antiphospholipid antibodies. Ann Rheum Dis 2004;63:730–6.

[76] López-Soto A, Cervera R, Font J, Bové A, Reverter JC, Muñoz FJ, et al. Isotype distribution and clinical significance of antibodies to cardiolipin, phosphatidic acid, phosphatidylinositol and phosphatidylserine in systemic lupus erythematosus: prospective analysis of a series of 92 patients. Clin Exp Rheumatol 1997;15:143–9.

[77] Asherson RA, Khamashta MA, Ordi-Ros J, Derksen RH, Machin SJ, Barquinero J, et al. The 'primary' antiphospholipid syndrome: major clinical and serological features. Medicine (Baltimore) 1989;68:366–74.

[78] Toubi E, Krause I, Fraser A, Lev S, Stojanovich L, Rovensky J, et al. Livedo reticularis is a marker for predicting multi-system thrombosis in antiphospholipid syndrome. Clin Exp Rheumatol 2005;23:499–504.

[79] Cervera R, Khamashta MA, Font J, Sebastiani GD, Gil A, Lavilla P, et al. Systemic lupus erythematosus: clinical and immunologic patterns of disease expression in a cohort of 1,000 patients. The European Working Party on Systemic Lupus Erythematosus. Medicine (Baltimore) 1993;72:113–24.

[80] Gibson GE, Su WPD, Pittelkow MR. Antiphospholipid syndrome and the skin. J. Am Acad Dermatol 1997;36:970–82.

[81] Asherson RA, Cervera R. Antiphospholipid syndrome. J Invest Dermatol 1993;100:21S–7S.

[82] Asherson RA, Cervera R, Shoenfeld Y. Peripheral vascular occlusions leading to gangrene and amputations in antiphospholipid antibody positive patients. Ann NY Acad Sci 2007;1108:515–29.

[83] Battagliotti CA. Skin manifestations of the antiphospholipid antibody syndrome. In: Khamashta, M.A. (Ed.), Hughes syndrome. London: Springer; 2000. p. 59–69.

[84] Espinosa G, Font J, García-Pagan JC, Tàssies D, Reverter JC, Gaig C, et al. Budd-Chiari syndrome secondary to antiphospholipid syndrome: clinical and immunologic characteristics of 43 patients. Medicine (Baltimore) 2001;80:345–54.

[85] Cervera R, Bucciarelli S, Plasín MA, Gómez-Puerta JA,

Plaza J, Pons-Estel G, et al. Catastrophic antiphospholipid syndrome (CAPS): descriptive analysis of a series of 280 patients from the 'CAPS Registry'. J Autoimmun 2009;32:240–5.

[86] Morlà RM, Ramos-Casals M, García-Carrasco M, Cervera R, Font J, Bruguera M, et al. Nodular regenerative hyperplasia of the liver and antiphospholipid antibodies: report of two cases and review of the literature. Lupus 1999;8:160–3.

[87] Cervera R, Espinosa G, Cordero A, Oltra MR, Unzurrunzaga A, Rossiñol T, et al. Intestinal involvement secondary to the antiphospholipid syndrome (APS): clinical and immunologic characteristics of 97 patients: comparison of classic and catastrophic APS. Semin Arthritis Rheum 2007;36:287–96.

[88] Uthman I, Khamashta M. The abdominal manifestations of the antiphospholipid syndrome. Rheumatology 2007;46:1641–7.

[89] Cappell MS. Esophageal necrosis and perforation associated with the anticardiolipin antibody syndrome. Am J Gastroenterol 1994;89:1241–5.

[90] Kalman DR, Khan A, Romain PL, Nompleggi DJ. Giant gastric ulceration associated with antiphospholipid antibody syndrome. Am J Gastroenterol 1996;91:1244–7.

[91] Espinosa G, Cervera R, Asherson RA. Catastrophic antiphospholipid syndrome and sepsis. A common link? J Rheumatol 2007;34:923–6.

[92] Cervera R, Font J, López-Soto A, Casals F, Pallarés L, Bové A, et al. Isotype distribution of anticardiolipin antibodies in systemic lupus erythematosus: prospective analysis of a series of 100 patients. Ann Rheum Dis 1990;49:109–13.

[93] Espinosa G, Santos E, Cervera R, Piette J-C, de la Red G, Gil V, et al. Adrenal involvement in the antiphospholipid syndrome: clinical and immunologic characteristics of 86 patients. Medicine (Baltimore) 2003;82:106–18.

[94] Asherson RA, Cervera R, Piette JC, Font J, Lie JT, Burcoglu A, et al. Catastrophic antiphospholipid syndrome. Clinical and laboratory features of 50 patients. Medicine (Baltimore) 1998;77:195–207.

[95] Asherson RA, Cervera R, Piette JC, Shoenfeld Y, Espinosa G, Petri MA, et al. Catastrophic antiphospholipid syndrome: clues to the pathogenesis from a series of 80 patients. Medicine (Baltimore) 2001;80:355–77.

[96] Mankin HJ. Nontraumatic necrosis of bone (osteonecrosis). N Engl J Med 1992;326:1473–9.

[97] Asherson R, Jungers P, Lioté F. Ischemic necrosis of bone associated with the 'lupus' anticoagulant and antibodies to cardiolipin. In: XVIIth International Congress of Rheumatology, Sydney, Australia. 1985. Abstract 385. p. 385.

[98] Tektonidou MG, Malagari K, Vlachoyiannopoulos PG, Kelekis DA, Moutsopoulos HM. Asymptomatic avascular necrosis in patients with primary antiphospholipid syndrome in the absence of corticosteroid use a prospective study by magnetic resonance imaging. Arthritis Rheum 2003;48:732–6.

[99] Asherson RA. The catastrophic antiphospholipid syndrome. J Rheumatol 1992;19:508–12.

[100] Cervera R, Bucciarelli S, Espinosa G, Gómez-Puerta JA, Ramos-Casals M, Shoenfeld Y, et al. Catastrophic antiphospholipid syndrome: lessons from the 'CAPS Registry' A tribute to the late Josep Font. Ann NY Acad Sci 2007;1108:448–56.

第7章 抗磷脂综合征的产科表现
Obstetric Manifestations of the Antiphospholipid Syndrome

Angela Tincani[a], Cecilia Nalli[a], Rossella Reggia[a], Sonia Zatti[b] and Andrea Lojacono[b]　著

肖世金　赵爱民　译

7.1 前言

妊娠合并抗磷脂综合征（APS）可导致严重的产科并发症。这一观点最初是在APS患者发生产科并发症，特别是妊娠中期发生的胎儿丢失的病例中被证实的[1]。

1999[2]年制定的APS初步分类诊断标准和2006[3]年修订标准均把产科临床特征作为APS的两个临床表现之一进行描述。

在临床实践中，必须正确识别与APS有关的产科并发症，必要的临床咨询和严格的孕期管理能帮助大多数妊娠合并APS患者获得良好的妊娠结局。

根据APS微血管病的病理学特征[4]，妊娠合并APS的并发症（见表7.1）主要包括以下几种类型：早期复发性流产（REPL）、胎死宫内、早发型重度子痫前期（PE）、胎盘形成不良（PI）和（或）胎儿宫内生长受限（IUGR）和HELLP综合征（溶血、肝酶升高和血小板减少）。

表7.1　产科APS的分类标准（2004年在悉尼举办的第11届aPL国际会议）

产科APS临床标准
（1）1次或1次以上不明原因的胎龄≥10周的胎儿死亡，但超声检查或直接检查确定胎儿解剖结构正常
（2）1次或1次以上胎龄＜34周的形态正常胎儿因子痫或重度子痫前期，或胎盘功能不全而发生早产
（3）连续3次或3次以上胎龄＜10周的不明原因自发性流产，需排除母体解剖学异常或激素异常，以及夫妻双方染色体异常

来源：From Miyakis S, Lockshin MD, Atsumi T, et al. International consensus statement on an update of the classification criteria for definite antiphospholipid syndrome (APS). J Thromb Haemost, 2006, 4:295-306.

在一个多中心的前瞻性研究中，研究者随访了1 000名原发和继发APS患者10年，发现REPL是最常见的胎儿并发症，其次是胎死宫内和早产，而最常见的产妇并发症是早发型重度子痫前期（PE），其次是子痫和胎盘早剥[5]。妊娠合并APS并发症的临床表现多样，可能涉及多种发病机制，抗磷脂抗体（aPL）和子宫胎盘之间的多种相互作用机制（见第3章　抗磷脂抗体的作用机制）。但

a Rheumatology and Clinical Immunology, Spedali Civili and University of Brescia, Brescia Italy

b Maternal-Foetal Medicine Unit, Department of Obstetrics and Gynecology, Spedali Civili and University of Brescia, Brescia, Italy

部分由 aPL 介导的妊娠并发症原因仍未明确,因此无法进行全部预防:这也是为什么尽管经过严格的孕期管理并遵循指南进行治疗,仍有部分 APS 患者不可避免地再次发生不良妊娠结局。然而,要注意一个重要的区别:继发性 APS(比如,继发于 SLE)与原发性 APS 的患者,体内 aPL 水平及发生产科并发症存在明显差异,前者发生产科并发症的风险更大[6]。

再次发生妊娠并发症的另一个明确的风险因素是血栓栓塞史。除了进行特殊的孕期管理外,还需要采取谨慎的预防措施,不仅是为了保护胎儿健康,还可避免母亲再次出现血栓事件[7]。

从首次报道 APS 至今,已经超过 30 年,但该疾病的产科并发症仍然是一个潜在高风险领域。正如 2013 年举行的抗磷脂抗体工作会议(APLA ObTF)所强调的那样,我们需要重点关注 APS 的产科并发症[8],并且仍需要进行大量的深入研究。但是,由于以下原因,妊娠合并 APS 的管理及研究仍比较困难,具体如下。

(1)在纳入标准和实验室检测阳性的定义方面缺乏标准化。

(2)aPL 检测方法学差异性较大。

(3)诊断实验所用的临界值各不相同。

(4)IgG 和 IgM 经常同时阳性,导致无法单独评估抗体亚型。

(5)只有少数研究包含了国际共识的三项标准检验和对阳性结果的纵向分析[3]。

(6)妊娠丢失和妊娠并发症的定义尚不统一。

这些局限性可能是不同研究得到矛盾结果的原因。

既往用于妊娠失败的命名不能适应现代医学的发展,更不能反映现代生殖生物学的许多进展。传统的自然流产定义为妊娠不足 20 周发生的妊娠失败,而妊娠 20 周后发生的妊娠失败则被定义为死产。最近,Silver 等人尝试建立一套更符合妊娠失败的病理生理学命名法[9]。表 7.2 列出了最常用的定义,但此命名法在学术界尚未完全达成一致。目前,Silver 等人正在试图建立一种与妊娠失败病理生理学更为一致的命名法。

表 7.2　常用命名回顾

推 荐 命 名	定 义	曾用/替代命名
早期妊娠丢失 (4^{+0} ~ 9^{+6} 周)	无法继续的妊娠,宫内妊娠 9^{+6} 周内仅见空妊娠囊或妊娠囊内胎儿未见心管搏动	流产 早期自然流产
胎儿死亡(10^{+0} ~ 19^{+6} 周) • 早期胎儿死亡 　($10+0$ ~ $15+6$ 周) • 晚期胎儿死亡 　($16+0$ ~ $19+6$ 周) • 死胎(> $20+0$ 周)	孕期任何时间里发生的妊娠物在完全被母体排出或吸收前发生死亡,但不包括人工终止妊娠 死亡的表现是胎儿没有呼吸或任何其他生命体征,如心脏跳动、脐动脉搏动或明显的肌肉自主活动	自然流产 死胎
围产期死亡	妊娠 20 周以后发生的胎儿死亡以及新生儿 28 天内死亡	新生儿死亡
子痫前期(PE) • 早期 PE(< 34 周) • 晚期 PE(≥ 34 周)	血压正常的妇女妊娠 20 周以后新发生高血压并蛋白尿或终末器官功能障碍:高血压诊断为发生 2 次以上收缩压 ≥ 140 mmHg 或舒张压 ≥ 90 mmHg(测量间隔至少 4 h);蛋白尿定义为血液蛋白 ≥ 300 mg/24 h	子痫前期
子痫	子痫前期妇女癫痫大发作,且排除其他导致发作的神经疾病	子痫
HELLP 综合征	溶血、肝酶升高、低血小板	HELLP 综合征

7.2 复发性早期自然流产

据估计，在普通人群中，10% ～ 15% 的妊娠以自然流产告终，主要发生在胚前期（大多是妊娠 5^{+6} 周前）或胚胎期（妊娠期 9^{+6} 周前），而胎死宫内（妊娠 10 周后）的发生率非常低。此外，复发性早期自然流产的复发并不罕见，大约占妊娠结局的 1%。

aPL 导致 REPL（复发性早期流产）的发病机制主要是自身抗体介导的经典血栓途径的激活，自身抗体还能激活补体系统、降低膜联蛋白 V 的表达和直接攻击胎盘组织[10 ～ 12]。

APLA ObTF 分析了 46 项关于这方面的研究，发现不同的研究结果不同，甚至有矛盾的结果，且只有 4 篇研究[13 ～ 16]严格按照札幌和悉尼标准[2,3]。最近有一篇述评分析了这 4 项前瞻性研究，在这些研究的 REPL 人群中，仅约 2% 的入组患者筛查出有 aPL[17]。

还有一个重要的问题是，临床上有时很难将 REPL 完全归因于与 APL 介导的免疫损伤，只有在排除其他几种可能的原因之后才考虑，大约 3% 的育龄妇女中存在导致流产的除了 aPL 以外的其他原因，这些原因主要包括以下几点。

（1）胚胎染色体异常，通常伴胚胎发育不全，占偶发的胚前或胚胎期妊娠丢失的一半以上。

（2）胚胎遗传异常，但在连续 3 次或 3 次以上流产的妇女中不太常见。

（3）产科异常，如子宫畸形、黄体功能不全和宫颈感染。

（4）内分泌疾病，如甲状腺功能障碍或未确诊的乳糜泻。

需满足至少连续 3 次及以上的妊娠 10 周前的流产才能达到 APS 的诊断标准，也是基于以上的理由，因为只有排除上述情况，才能避免遗传因素等病因对流产发生的影响，才可能将流产归因于 aPL。

尽管如此，在普通产科人群中经常被误诊或漏诊的 REPL 中，最常见的病因就是 aPL。在最近一份对 1 000 名 APS 患者进行了 10 年随访的报告发现，尽管进行了预防性治疗，但仍有 16.5% 的妊娠发生 REPL，有 5% 的妊娠发生胎儿死亡[5]。

Opatrny 等人通过 Meta 分析[18]，首次分析了先前有争议的研究结果：发现主要是由于方法学的原因，特别是由于 aPL 缺乏标准化的检测方法，采纳的研究定义不同（最小的失访率）以及设置对照的差异（批次分配不合理，很少有研究采用了合适的对照），难以就这个问题得出一致的结论。另两项包含 907 名患者的大型研究分析发现，妊娠 13 周前的 REPL 与低、中滴度到高滴度的 aCL IgG 抗体水平有显著相关性[18]。

APLA ObTF[8]最近的研究仅针对妊娠 10 周内发生妊娠失败的病例展开。如上所述，包含 46 项研究 REPL 患者 aPL 阳性率的原始研究被纳入该报告。近 80% 的研究发现 aPL 和 REPL 之间存在显著相关性，其中约有一半的研究的病例数大于 100 例。大多数研究均检测了狼疮抗凝物（LA）和 aCL，但只有少数研究分析了抗 β$_2$糖蛋白 I 抗体（抗 β$_2$GP I）。然而，也有一些研究发现 aPL 和 REPL 之间没有关联，但其中一些在 20 世纪 90 年代发表的研究并没有同时进行这 3 种抗体的检测。Panton 等人发现，与健康献血者相比，REPL 患者的 aCL IgG 检出率较高[19]，但并没有统计学差异。而最近的 3 项大型研究[20 ～ 22]均认为 aPL 和 REPL 之间有显著的相关性。

总之，虽然多数研究均认为 aPL 与 REPL 发病有关，但其发病机制仍未完全阐明。REPL 可能是产科 APS 最常见的临床表现，但由于难以排除其他已知或疑似的原因，其特异性尚不确定。

7.3　胎死宫内

根据胚胎发育理论，目前认为胎儿期是从妊娠的第 10 周开始，一直持续到分娩。

从文献记录看，反复胎儿死亡是首个被报道的 aPL 阳性患者的妊娠并发症，且无论既往是否有血栓史[1,23]。

一般来说，妊娠 10 周以后发生胎儿死亡的概率相对较少，文献报道在妊娠 10～20 周阶段妊娠失败的发生率仅有 2%[24]。但有胎儿死亡史的妇女再次妊娠有较高的复发风险，仅有不到 25% 的患者能成功分娩活胎[25]。

在 aPL 阳性的妇女中，晚期妊娠失败是一个常见的并发症，这也是 APS 的临床诊断标准之一。Cervera 等人[5]的一项随访 10 年的研究发现，即使进行了相应的治疗，仍有 17% 的患者再次发生胎儿死亡，近 5% 的患者发生再次妊娠丢失。

在正式的分类标准中，胎儿死亡被认为是产科 APS[26]的最主要的临床表现。研究显示在反复妊娠丢失的患者中，aPL 阳性对胎儿死亡的特异性高达 76%，而对 2 次或 2 次以上胚前妊娠失败的特异性仅 6%[27]。

如前所述，REPL 的发生无法归因于单一病因：宫颈机能不全和感染等传统的风险因素都可能导致妊娠失败。遗传性易栓症（如 F Ⅴ、F Ⅱ因子、抗凝血酶、蛋白 C 或蛋白 S 缺陷）也可能是导致 REPL 病因[28]，虽然这一观点目前仍有争议。

因此，对于 APS 的诊断，只有通过检查排除所有其他可能的病因后才能诊断，否则很难确定 aPL 是否在妊娠失败中起着关键作用。

目前，已有研究探讨了胎儿死亡（妊娠 10 周后发生的妊娠丢失）与 aPL 之间的关系。最近发表的一篇综述[29]显示，有 4 个病例–对照研究和 3 个队列研究认为胎儿死亡与 LA 有关，7 个病例对照研究和 5 项队列研究认为与 aCL 有关，2 个队列研究认为与抗 β_2GP Ⅰ抗体有关。aPL 能导致死产（妊娠 20 周后）和胎儿死亡（妊娠 10 周后）。这表明了 aPL 介导的免疫损害可以发生在妊娠期的各个时段。之后有一项大样本、多中心、多种族的前瞻性研究证实了 aPL 可以导致死产[30]，研究显示 aCL 和抗 β_2GP Ⅰ抗体水平升高会增加 3～5 倍的死产风险。这项研究的优点是纳入了足够的病例（582例）数，并对 aPL 采用集中测试的方法，同时对阳性结果进行了同质化评估。但是，由于该研究没有对患者的 LA 水平进行检测，同时没有持续随访 aPL 的动态变化。因此，该研究并不能真正反映患者 aPL 的水平，存在一定的局限性。

为了尽量减少实验室间的误差，APLA ObTF[8]将其研究仅限定在同时进行了以上 3 个指标阳性的患者中。一共有 10 篇文献对发生胎儿死亡的患者进行了完整的 aPL 滴度检测[8]，并根据 aPL 滴度水平对大多数患者进行了风险分级评估。

总之，随着相关研究的不断深入，胎儿死亡与 aPL 之间的关系将逐步被证实。然而，仍需要未来进行更进一步的研究阐明其发生机制。

7.4 子痫前期和胎盘功能不全

胎盘功能不全（PI）导致的宫内生长迟缓（IUGR）、早产和早发型PE[31]，已被认为是 aPL 阳性孕产妇常见的产科并发症。

正如先前在"第3章抗磷脂抗体作用机制"中所详述的那样，PI能影响妊娠早期螺旋动脉的血管重铸过程，导致螺旋动脉无法形成低阻力血管状态，最终会引起胎盘血流灌注不足，从而影响胎儿的生长发育。

PE（定义见表7.2）是导致孕产妇和围产期发病率和病死率增加的全球性产科问题。PE患者的孕期和围产期结局取决于PE的发病时的孕周、严重程度以及是否合并其他并发症以及治疗水平。据估计，PE在普通孕产妇中的发病率为2% ～ 8%[32]，而对于妊娠合并APS（有或无合并SLE）的孕妇，PE发病率则高达20% ～ 50%[33]。aPL与严重的早发型（即＜34周）PE关系密切，而与晚发型PE无明显关联[34,35]。

早在1989年就有文献[36]报道了早发型PE与aPL之间的关系，但这类自身抗体引起相关并发症的发病机制仍存在争议[37]。

有多项研究发现原发性和继发性APS患者的PE发病率明显增高，发生PE的孕妇aPL阳性检出率也明显增高，这也证实了这两种疾病之间存在着明显关联[33]。最近有两项Meta分析对这个问题进行了分析：第一项分析了普通孕产妇人群，发现aPL与严重PE的发病之间存在显著关联[37]；第二项研究对象主要是aPL阳性孕产妇，发现胎儿丢失与aPL有显著的相关性，但PE及IUGR与自身抗体的关系并不显著[29]。

目前，关于PI的研究数据较少。尽管APS的分类标准也概述了PI的其他特征（异常或不满意的胎心监护，多普勒超声检查显示羊水过少和胎儿低氧血症等），但是关于PI引起的IUGR的研究数据很少。IUGR是指相同孕龄的胎儿腹围（经B超检查评估）低于第5个百分位的胎儿。IUGR是围产期死亡和活产儿发生严重并发症的明确病因之一。普通孕产妇IUGR发病率3% ～ 10%，但IUGR发病率在妊娠合并APS的患者中则高达30%左右[31,38,39]。对于之前未确诊APS的孕妇，如PE患者出现了IUGR，则aPL的检测出率会明显增高[33]。

虽然有明显证据表明aPL与IUGR之间存在相关性，但关于这方面的文献报道仍较少。约25%的IUGR患者aPL阳性[40]，且如PE患者发生了IUGR则与自身抗体有显著相关性[41]。有一项针对普通孕产妇进行的前瞻性研究[42]发现，aCL与出生低体重婴儿具有显著相关（12%患者aCL阳性，2%患者aCL阴性）。然而，另外两项前瞻性研究发现aPL和IUGR之间并没有相关性[43,44]。

妊娠合并APS患者发生早发型重度PE后，HELLP综合征（PE的一个严重并发症）发病率也随之增高。一个小型病例系列追踪研究认为，约10%的妊娠合并APS患者可发生HELLP综合征[45]，且持续aCL阳性可能是发病的强风险因素，但与自身抗体的滴度无关[46]。

然而，关于HELLP综合征与APS的文献报道仍很少，且已发表的研究多为病例报告。因此，目前仍无法明确两者之间的关系。

总之，尽管认为aPL和PE（特别是重度PE）之间是存在关联的（因为即使经过治疗的APS患者仍可能同时发生这两个问题）[47]。但由于各个研究缺乏一致性，所以目前较难通过 Meta 分析而得到明确的结果。因此，需要通过更好的实验设计进行深入研究，以得到明确的结果。

7.5　风险分层

在管理妊娠合并 APS 的患者时，进行风险分层至关重要：并非所有的临床表现和血清学结果都具有相同的风险。因此，需要制订个体化的治疗方案。风险评估时应结合以下几个因素。

（1）aPL 已被认为是反复妊娠丢失的风险因素：每个指标都代表不同临床风险特征。几乎所有研究都认为 LA 是妊娠合并 APS 最强有力的预测指标[7,48]。最近一项意大利合作研究表明，即使经过治疗[6]，三联检测阳性（LA、aCL 和抗 β_2GP Ⅰ 抗体）仍是妊娠不良结局的独立风险因素[6]，且风险随 aPL 滴度的上升而增加。根据国际委员会建议，风险评估同时还需要考虑抗体的类型，IgG型抗体在临床上的价值远比 IgM 高。另外，与低滴度自身抗体浓度相比，中高滴度自身抗体是 APS 的更高的风险因素。然而，在妊娠合并 APS 中，低滴度的自身抗体与不良的妊娠结局也有一定相关性[49]，但关于这一点仍存在争议。法国的一项研究发现未经治疗的低滴度 aPL 患者的不良妊娠结局与中高滴度患者的妊娠结局类似[50]。以色列的一项研究显示，77% 的低滴度 aPL 患者的妊娠结局良好，而 35% 的高滴度的 aPL 患者的妊娠结局良好。因此，总的观点认为，在妊娠合并 APS 患者中，低滴度 aPL 也可能起重要作用。

（2）与仅有产科并发症的 APS 患者相比，有血栓形成史患者产科预后更差。血栓形成史的 APS 患者的早产和小于胎龄儿的发生率更高[51]。此外，有血栓形成史患者的婴儿不良结局显著增加[52]。因此，除了孕期的特殊管理外，还要有足够的预防措施来保护胎儿健康，同时要避免母体发生血栓事件。

（3）此外，既往有妊娠失败史也会增加再次妊娠失败的风险。有一项前瞻性的多中心研究中显示，即使经过治疗，由于各种原因最终仍可能导致不良妊娠结局[6]。

（4）约 40% 的妊娠合并 aPL 阳性患者罹患全身免疫性疾病（主要是 SLE）。这些患者妊娠后存在较高的产科并发症发生风险。一方面是因为狼疮本身，另一方面是因为其他风湿病都会对妊娠产生较大的影响[53]。

（5）基于在 APS 动物模型中发现补体在发病机制的重要作用，有学者提出了低补体血症可作为 APS 妊娠结局的一种新型预测指标[54]。然而，这个观点仍存在争议。低水平的 C3 和 C4 最先被认为与胎儿死亡、早产和新生儿不良结局有关。然而，这些结论并没有在后续的研究中得到证实。因此，尚无法明确低补体血症与 APS 的产科并发症之间的关系[55]。

（6）已有研究报道，所有的非标准抗体，如抗磷脂酰乙醇胺（aPE）、抗膜联蛋白 V、抗凝血酶原（aPT）和抗磷脂酰丝氨酸/凝血酶原复合物（aPT/PS）的抗体，都可能与妊娠丢失有关，但迄今为止，仍存在争议。

早在 20 世纪 90 年代，Yetman 和 Kutteh[56] 就报道了在 REPL 患者中，有 10.1% 的患者能检测出包括 aPE 在内的非典型 aPL。然而，尚未证实 aPE 是引起流产的独立风险因素。有研究显示，aPE IgG 与诊断标准中自身抗体联合检测可能是严重妊娠期高血压疾病的有效预测指标，灵敏度达30.8%，特异性达99.2%[57]。由于aPT与aPS/PT结合的抗体之间存在的差异，目前aPT抗体与妊娠并发症的关系尚不明确。部分研究发现，无论是特发性REPL或者APS患者的aPT检出率均高于正常女性[58]。最近有一项针对aPL阴性但有不良妊娠史的患者（包括重度子痫前期、HELLP综合征、胎盘早剥和胎死宫内）的研究，该研究检测了患者的aPT水平，结果显示研究组IgG型aPT水平较对照组升高10倍（OR为10.92，95%CI 4.52～26.38），与胎死宫内这一临床表现有显著的统计学关联[59]。aPS/PT抗体与妊娠并发症的关系仍有待研究。一些研究发现，非APS引起的REPL患者的aPS/PT检出率很低[60]，而最近的一篇文献报道APS患者（有或无合并SLE）的aPS/PT的抗体有较高的检出率。有研究者通过队列研究发现aPS/aPT抗体是产科并发症的独立风险因素[61]。

在几项回顾性研究中发现抗膜联蛋白V抗体的高表达[62]。然而，在一个大型的前瞻性研究中，早期妊娠丢失患者的抗膜联蛋白V抗体并未高表达[63]。但是与有相同产科并发症患者（但aPL阴性）或普通产妇相比，发生REPL的APS患者的膜联蛋白V抗体显著升高[64]。因此，抗膜联蛋白V抗体并不能作为预测REPL的独立风险因素[65]。

子宫和脐带动脉多普勒超声波检查是监测子宫胎盘循环的无创评估手段。子宫动脉的高阻性可能反映子宫血管的顺应性下降，反映了子痫前期患者出现临床症状前的病理生理改变，即绒毛滋养细胞浸润螺旋动脉发生障碍。同样，脐带多普勒超声波检查显示阻力增加或缺如，甚至出现舒张期逆流时，可能是IUGR的前兆。多普勒超声检测可作为妊娠20周后的一个非常有价值的筛查手段，在第24周时的阴性预测值最高[66]。

7.6　总结

自20世纪80年代首次报道产科APS以来，尽管采取了很多方法改善了APS患者的妊娠结局，然而，在临床和实验室标准公布近15年后，妊娠合并APS的各个临床表现和aPL的关系及诊断标准仍存在很多争议。应该进行更充分的研究并及时更新，以进一步确定该病的新的定义、aPL的风险分层以及明确至少相隔3个月的血清学阳性的必要性。然而，由于样本量的限制，很难进行大规模的临床试验。

尽管如此，aPL可导致妊娠并发症的观点已经得到学界的认可，认为孕前及孕期的多学科管理以及适当的治疗，可使80%患者获得满意的妊娠结局。要获得良好的妊娠结局，需要一种最佳的管理策略。合适的治疗方案（见第18章　抗磷脂综合征产科并发症的治疗）。经验告诉我们，单靠药物治疗是不够的。良好的妊娠结局应该是严密的产科监测、适当的分娩时机选择和熟练的新生儿护理结果的综合体现[67]。为了获得良好的产科结局和减少早产可能发生的不良后果，由多学科小组（产科医师，风湿急诊科医师和新生儿科医师）进行的精准监测和新生儿重症监护和药物治疗同样重要。对各种临床事件进行精确的分类和研究有助于研发出更有针对性的治疗方法，这对于那些接受目前的治疗方案后仍会流产的20%的妊娠合并APS患者可能会获益。

参 考 文 献

[1] Soulier JP, Boffa M. Recurrent abortion, thrombosis and circulating antithromboplastin type anticoagulant. Nouv Presse Med 1980;9:859–64.

[2] Wilson WA, Gharavi AE, Koike T, et al. International consensus statement on preliminary classification for definite antiphospholipid syndrome. Arthritis Rheum 1999;42:1309–11.

[3] Miyakis S, Lockshin MD, Atsumi T, et al. International consensus statement on an update of the classification criteria for definite antiphospholipid syndrome (APS). J Thromb Haemost 2006;4:295–306.

[4] Asherson RA. New subsets of the antiphospholipid syndrome in 2006: "PRE-APS" (probable APS) and microangiopathic antiphospholipid syndromes ("MAPS"). Autoimmun Rev 2006;6:76–80.

[5] Cervera R, Serrano R, Pons Estel GJ, et al. Morbidity and mortality in the antiphospholipid syndrome during a 10-year period: a multicenter prospective study of 1000 patients. Ann Rheum Dis 2015;74:1011–18.

[6] Ruffatti A, Tonello M, Visentin M, et al. Risk factors for pregnancy failure in patients with anti-phospholipid syndrome treated with conventional therapies: a multicentre, case–control study. Rheumatology 2011;50:1684–9.

[7] Lockshin MD, et al. Prediction of adverse pregnancy outcome by the presence of lupus anticoagulant, but not anticardiolipin antibody, in patients with antiphospholipid antibodies. Arthritis Rheum 2012;64:2311–18.

[8] De Jesus GR, Agmon-Levin N, Andrade CA, et al. 14th International Congress on Antiphospholipid Antibodies Task Force report on obstetric antiphospholipid syndrome. Autoimmun Rev 2014;13:795–813.

[9] Silver RM, Branch DW, Goldenberg R, et al. Nomenclature for pregnancy outcomes: time for a change. Obstet Gynecol 2011;118:1402–8.

[10] Galarza-Maldonado C, Kourilovitch MR, Pérez-Fernández OM, et al. Obstetric antiphospholipid syndrome. Autoimmun Rev 2012;11:288–95.

[11] Comarmond C, Cacoub P. Antiphospholipid syndrome: from pathogenesis to novel immunomodulatory therapies. Autoimmun Rev 2013;12:752–7.

[12] Khattri S, Zandman-Goddard G, Peeva E. B-cell directed therapies in antiphospholipid antibody syndrome – new directions based on murine and human data. Autoimmun Rev 2012;11:717–22.

[13] Mtiraoui N, Zammiti W, Fekih M, et al. Lupus anticoagulant and antibodies to beta 2-glycoprotein I, annexin V, and cardiolipin as a cause of recurrent spontaneous abortion. Fertil Steril 2007;88:1458–61.

[14] Alijotas-Reig J, Ferrer-Oliveras R, Rodrigo-Anoro MJ, et al. Anti-beta(2)-glycoprotein-I and anti-phosphatidylserine antibodies in women with spontaneous pregnancy loss. Fertil Steril 2010;93:2330–6.

[15] Lee RM, Branch DW, Silver RM. Immunoglobulin A anti-beta2-glycoprotein antibodies in women who experience unexplained recurrent spontaneous abortion and unexplained fetal death. Am J Obstet Gynecol 2001;185:748–53.

[16] Lee RM, Emlen W, Scott JR, et al. Anti-beta2-glycoprotein I antibodies in women with recurrent spontaneous abortion, unexplained fetal death, and antiphospholipid syndrome. Am J Obstet Gynecol 1999;181:642–8.

[17] Andreoli L, Chighizola CB, Banzato A, et al. The estimated frequency of antiphospholipid antibodies in patients with pregnancy morbidity, stroke, myocardial infarction, and deep vein thrombosis. Arthritis Care Res (Hoboken) 2013;65:1869–73.

[18] Opatrny L, David M, Kahn SR, et al. Association between antiphospholipid antibodies and recurrent fetal loss in women without autoimmune disease: a metaanalysis. J Rheumatol 2006;33:2214–21.

[19] Panton JA, Kilpatrick DC. Anti-cardiolipin antibodies in sexual partners of recurrent aborters. Hum Reprod 1997;12:464–7.

[20] Matsubayashi H, Sugi T, Arai T, et al. Different antiphospholipid antibody specificities are found in association with early repeated pregnancy loss versus recurrent IVF-failure patients. Am J Reprod Immunol 2001;46:323–9.

[21] Zammiti W, Mtiraoui N, Hidar S, et al. Antibodies to beta2-glycoprotein I and annexin V in women with early and late idiopathic recurrent spontaneous abortions. Arch Gynecol Obstet 2006;274:261–5.

[22] Hossain N, Shamsi T, Khan N, et al. Thrombophilia investigation in Pakistani women with recurrent pregnancy loss. J Obstet Gynaecol Res 2013;39:121–5.

[23] Carreras LO, Vermylen J, Spitz B, et al. Lupus anticoagulant and inhibition of prostacyclin formation in patients with repeated abortion, intrauterine growth retardation and intrauterine death. Br J Obstet Gynaecol 1981;88:890–4.

[24] Goldstein SR. Embryonic death in early pregnancy: a new look at the first trimester. Obstet Gynecol 1994;84:294–7.

[25] Frias AE, Luikenaar RA, Sullivan AE, et al. Poor obstetric outcome in subsequent pregnancies in women with prior fetal death. Obstet Gynecol 2004;104:521–6.

[26] Tincani A, Bazzani C, Zingarelli S, et al. Lupus and the antiphospholipid syndrome in pregnancy and obstetrics: clinical characteristics, diagnosis, pathogenesis, and treatment. Semin Thromb Hemost 2008;34:267 73.

[27] Oshiro BT, Silver RM, Scott JR, et al. aPL and fetal death. Obstet Gynecol 1996;87:489–93.

[28] Battinelli EM, Marshall A, Connors JM. The role of thrombophilia in pregnancy. Thrombosis 2013;2013:516420.

[29] Abou-Nassar K, Carrier M, Ramsay T, et al. The association between antiphospholipid antibodies and placenta mediated complications: a systematic review and meta-analysis. Thromb Res 2011;128:77–85.

[30] Silver RM, Parker CB, Reddy UM, et al. Antiphospholipid antibodies in stillbirth. Obstet Gynecol 2013;122:641–57.

[31] Lima F, Khamashta MA, Buchanan NM, et al. A study of sixty pregnancies in patients with the antiphospholipid syndrome. Clin Exp Rheumatol 1996;14:131–6.

[32] Costedoat-Chalumeau N, Guettrot-Imbert G, Leguern V, et al. Pregnancy and antiphospholipid syndrome. Rev Med Interne 2012;33:209–16.

[33] Clark EA, Silver RM, Branch DW. Do antiphospholipid antibodies cause preeclampsia and HELLP syndrome? Curr Rheumatol Rep 2007;9:219–25.

[34] Moodley J, Bhoola V, Duursma J, et al. The association of antiphospholipid antibodies with severe early-onset preeclampsia. S Afr Med J 1995;85:105–7.

[35] Allen JY, Tapia-Santiago C, Kutteh WH. Antiphospholipid antibodies in patients with preeclampsia. Am J Reprod Immunol 1996;36:81–5.

[36] Branch DW, Andres R, Digre KB, et al. The association of antiphospholipid antibodies with severe pre-eclampsia. Obstet Gynecol 1989;73:541–5.

[37] Do Prado AD, Piovesan DM, Staub HL, et al. Association of anticardiolipin antibodies with preeclampsia: a systematic review and meta-analysis. Obstet Gynecol 2010;116:1433–43.

[38] Branch DW, Silver RM, Blackwell JL, et al. Outcome of treated pregnancies in women with antiphospholipid syndrome: an update of the Utah experience. Obstet Gynecol 1992;80:614–20.

[39] Caruso A, de Carolis S, Ferrazzani S, et al. Pregnancy outcome in relation to uterine artery flow velocity waveforms and clinical characteristics in women with antiphospholipid syndrome. Obstet Gynecol 1993;82:970–7.

[40] Polzin WJ, Kopelman JN, Robinson RD, et al. The association of aPL with pregnancies complicated by fetal growth restriction. Obstet Gynecol 1991;78:1108–11.

[41] Sletnes KE, Wisloff F, Moe N, et al. Antiphospholipid antibodies in pre-eclamptic women: relation to growth retardation and neonatal outcome. Acta Obstet Gynecol Scand 1992;71:112–17.

[42] Yasuda M, Takakuwa K, Tokunaga A, et al. Prospective studies of the association between anticardiolipin antibody and outcome of pregnancy. Obstet Gynecol 1995;86:555–9.

[43] Pattison NS, Chamley LW, McKay EJ, Liggins GC, Butler WS. Antiphospholipid antibodies in pregnancy: prevalence and clinical associations. Br J Obstet Gynaecol 1993;100:909–13.

[44] Lynch A, Marlar R, Murphy J, et al. Antiphospholipid antibodies in predicting adverse pregnancy outcome: a prospective study. Ann Intern Med 1994;120:470–5.

[45] Le Thi Thuong D, Tieulié N, Costedoat N, Andreu MR, Wechsler B, Vauthier-Brouzes D, et al. The HELLP syndrome in the antiphospholipid syndrome: retrospective study of 16 cases in 15 women. Ann Rheum Dis 2005;64:273–8.

[46] Duckitt K, Harrington D. Risk factors for pre-eclampsia at antenatal booking: systematic review of controlled studies. BMJ 2005;330:565.

[47] de Jesús GR, Rodrigues G, de Jesús NR, Levy RA. Pregnancy morbidity in antiphospholipid syndrome: what is the impact of treatment? Curr Rheumatol Rep 2014;16:403.

[48] Chighizola CB, Andreoli L, Banzato A, et al. The association between antiphospholipid antibodies and related clinical outcomes: a critical review of the literature. Arthritis Rheum 2013;65:S1129.

[49] Mekinian A, Loire-Berson P, Nicaise-Roland P, et al. Outcomes and treatment of obstetrical antiphospholipid syndrome in women with low antiphospholipid antibody levels. J Reprod Immunol 2012;94(2):222–6.

[50] Simchen MJ, Dulitzki M, Rofe G, et al. High positive antibody titers and adverse pregnancy outcome in women with antiphospholipid syndrome. Acta Obstet Gynecol Scand 2011;90(12):1428–33.

[51] Bramham K, Hunt BJ, Germain S, et al. Pregnancy outcome in different clinical phenotypes of antiphospholipid syndrome. Lupus 2010;19:58–64.

[52] Ruffatti A, Tonello M, Hoxha A, et al. Laboratory and clinical features of pregnant women with antiphospholipid syndrome and neonatal outcome. Arthritis Care Res 2010;62:302–7.

[53] Andreoli L, Fredi M, Nalli C, et al. Pregnancy implications for systemic lupus erythematosus and the antiphospholipid syndrome. J Autoimmun 2012;38:197–208.

[54] Meroni PL, Borghi MO, Raschi E, et al. Pathogenesis of the antiphospholipid syndrome: understanding the autoantibodies. Nat Rev Rheum 2011;7:330–9.

[55] Reggia R, Ziglioli T, Andreoli L, et al. Primary antiphospholipid syndrome: any role for serum complement levels in predicting pregnancy complications? Rheumatology 2012;51:2186–90.

[56] Yetman DL, Kutteh WH. Antiphospholipid antibody panels and recurrent pregnancy loss: prevalence of anticardiolipin antibodies compared with other antiphospholipid antibodies. Fertil Steril 1996;66:540–6.

[57] Sanmarco M, Bardin N, Camoin L, et al. Antigenic profile, prevalence, and clinical significance of antiphospholipid antibodies in women referred for in vitro fertilization. Ann NY Acad Sci 2007;1108:457–65.

[58] Sater MS, Ramzi RF, Farah MA, et al. Anti-phosphatidylserine, anti-cardiolipin, anti-beta 2 glycoprotein I and anti-prothrombin antibodies in recurrent miscarriage at 8–12 gestational weeks. Eur J Obstet Gynecol Reprod Biol 2012;163:170–4.

[59] Marozio L, Curti A, Botta G, et al. Antiprothrombin antibodies are associated with adverse pregnancy outcome. Am J Reprod Immunol 2011;66:404–9.

[60] Tsutsumi A, Atsumi T, Yamada H, et al. Anti-phosphatidylserine/prothrombin antibodies are not frequently found in patients with unexplained recurrent miscarriages. Am J Reprod Immunol 2001;46:242–4.

[61] Žigon P, Čučnik S, Ambrožič A, et al. Detection of antiphosphatidylserine/prothrombin antibodies and their potential diagnostic value. Clin Dev Immunol 2013;2013:724592.

[62] Sater MS, Finanb RR, Mustafa FE, et al. Anti-annexin V IgM and IgG antibodies and the risk of idiopathic

recurrent spontaneous miscarriage. J Reprod Immunol 2011;89:78–83.

[63] Bizzaro N, Antico A, Musso M, et al. A prospective study of 1038 pregnancies on the predictive value of anti-annexin V antibodies for foetal loss. Ann NY Acad Sci 2005;1050:348–56.

[64] Alijotas-Reig J, Ferrer-Oliveras R, Rodrigo-Anoro MJ, et al. Anti-annexin A5 antibodies in women with spontaneous pregnancy loss. Med Clin (Barc) 2010;134:433–8.

[65] Rand JH, Wu XX, Quinn AS, et al. The annexin A5-mediated pathogenic mechanism in the antiphospholipid syndrome: role in pregnancy losses and thrombosis. Lupus 2010;19:460–9.

[66] De Carolis S, Botta A, Santucci S, et al. Predictors of pregnancy outcome in antiphospholipid syndrome: a review. Clin Rev Allerg Immunol 2010;38:116–24.

[67] Zatti S, Biasini Rebaioli C, Lojacono A, et al. Antiphospholipid syndrome and pregnancy. Women's Health 2006;2:873–80.

第 8 章　抗磷脂综合征与血小板减少
Thrombocytopenia in the Antiphospholipid Syndrome

Serena Fasano[a] and David A Isenberg[b]　著

王君颖　钟　华　译

8.1　历史回顾和定义

血小板是由骨髓中的巨核细胞产生的。它们在血栓形成中发挥关键作用，并且在多种炎症状态下发挥重要功能[1]。血液循环中的血小板数量通常为（150～400）×10^9/L。当血小板数量＜100×10^9/L时称为血小板减少。

在札幌抗磷脂综合征（APS）分类诊断标准中仅将血栓形成或病理妊娠作为APS分类的临床标准，最近在悉尼对其进行了修订[2]。然而，尽管APS患者具有高凝特性，血小板减少却是本病最常见的非标准临床表现之一。这一事实促使人们提出应当将血小板减少纳入APS的临床标准中[3,4]。

血小板减少最初被认为是抗磷脂抗体（aPL）阳性患者的一个并发症。在20世纪80年代中期，Harris等人描述了在SLE患者中血小板减少和aPL之间的相关性[5]。他们还发现高滴度的IgG型抗心磷脂抗体（aCL）对血小板减少具有77%的预测价值[6]。

后来的一些研究显示，在特发性血小板减少性紫癜（ITP）患者中aPL阳性率很高（25%～75%），并且一些研究还表明aPL可能与血栓形成有关[7]。

有趣的是，在APS患者中血小板计数低并不意味着其血栓形成风险会随之降低。在意大利一项有关aPL的回顾性研究中，在44例（15%）有中度血小板减少［血小板计数（50～100）×10^9/L］的患者中，没有患者发生出血并发症，然而令人吃惊的是，其中有14例（32%）患者发生了血栓事件。而在32例（11%）有严重血小板减少（血小板计数＜50×10^9/L）的患者中，有2例发生出血并发症，有3例（9%）合并有血栓形成。这一发现表明，尽管有严重血小板减少的APS患者血栓形成风险可能相对较低，但仍有可能发生血栓事件[8]。

a　Rheumatology Unit, Second University of Naples, Naples, Italy

b　Centre for Rheumatology, Department of Medicine, University College London, London, United Kingdom

8.2　APS患者血小板减少的发病率

在原发性和继发性APS患者中血小板减少的发病率约20% ～ 53%，这取决于患者的纳入标准、定义血小板减少的不同阈值（＜100×10^9/L或＜150×10^9/L），以及用于检测aPL的方法。严重的血小板减少（血小板计数＜50×10^9/L）在aPL阳性患者中并不常见，其发病率＜10%[9]。

最近，在欧洲一项研究中纳入了1 000名原发性或继发性APS患者，对其主要临床表现进行了分析，发现其中有29.6%的患者有血小板减少[10]。

在APS患者中，与SLE相关的APS患者其血小板减少的发生概率（约40%）比原发性APS患者高[10,11]。

McClain等人报道称，与aPL阴性的患者相比，aPL阳性的SLE患者血小板减少的发生率更高，发生时间也更早[12]。

然而，一项对128名原发性APS患者的回顾性分析显示，经过平均9年的随访时间，只有11例（8%）进展为SLE。在这11名患者中有3例有血小板计数减少。在这个队列中，从原发性APS进展为SLE并不常见，并且发现只有抗人球蛋白（Coombs）试验阳性才对进展为SLE具有预测价值[13]。

由于血小板减少也是SLE的血液学表现之一，因此，有时很难据此来区分SLE和APS。此外，血小板减少通常不会是APS的唯一表现，它常伴随其他临床表现。自身免疫性溶血性贫血见于14% ～ 23%的APS患者[14]。

当这两种免疫介导的细胞减少同时发生时，称为伊文氏综合征（Evans syndrome）。这种血小板减少与溶血性贫血之间的相互关联表明导致细胞破坏的机制可能是相同的。

8.3　APS导致血小板减少的机制

APS患者血小板减少的发生机制尚不完全清楚。由于在ITP患者中aPL阳性率很高，因此，有人认为aPL可能在介导血小板破坏中发挥一定作用[5]。

1989年，Delezé等人对500名SLE患者的血细胞减少进行了研究，发现合并有血小板减少的患者其aCL IgG水平显著升高，而合并有溶血性贫血的患者则是IgM同型抗体滴度更高[15]。这些发现后来也被其他研究小组所证实[16]。Cervera等人报道称这两种临床表现都与IgM同型抗体有关[17]。

因此，最初的假设是aPL与血小板的结合导致了血小板的破坏[18]。

后来发现aPL可与位于质膜内小叶带负电荷的磷脂发生反应。因此，在生理条件下，它们不会与aPL发生相互作用。但是，在受到不同的激动剂活化后，血小板则可以暴露其阴离子磷脂质膜外小叶上[19]。

相反，有人观察到，在ITP患者中使用免疫抑制治疗可以提高血小板计数，并且降低血小板相关免疫球蛋白的滴度，但并不包括aPL。这一发现表明血小板特异性抗体而非aPL在血小板减少中发挥了一定作用[20]。

一些研究表明aPL可诱导血小板表面膜糖蛋白GP Ⅱ b/ Ⅲ a的表达[21]。由于针对血小板表面膜糖蛋白（GP）的抗体已被证实是 ITP 的致病性抗体[22]，因此有人认为在有血小板减少的 APS 患者中可能也存在着类似联系。Galli 等人[23]发现在 aPL 阳性的患者中血小板减少与高滴度的抗血小板膜糖蛋白 GP Ⅰ b/IX 和 Ⅱ b/ Ⅲ a 抗体具有显著的统计学相关性。在没有血小板减少的 APS 患者中很少能检测到这些抗血小板表面糖蛋白的抗体。这一事实也进一步支持了以上观点[24]。

血小板表面抗体的存在促进了网状内皮系统尤其是肝库弗细胞和脾吞噬细胞对它们的吞噬。抗体包被的血小板也可通过激活经典的补体途径而诱导补体介导的血小板破坏[25]。

然而，也有一些研究并不支持这些发现。Fabris 等人[26]发现患有 aPL 相关性血小板减少的患者的血小板抗原与原发性特发性血小板减少性紫癜（ITP）患者的血小板抗原并不相同。在 SLE 和原发性 APS 患者中抗血小板膜糖蛋白自身抗体很少见，相反在这些患者中抗血小板内部蛋白的 IgG 抗体很常见。

因此，aPL 阳性患者的免疫性血小板减少的机制可能是由针对磷脂、DNA 和细胞骨架蛋白的抗血小板自身抗体所引起的，而不是像 ITP 那样是由抗血小板表面膜糖蛋白的抗体所引起的。

8.4　APS 导致血小板减少的治疗

目前，对于 APS 相关性血小板减少尚无正式的治疗指南，也没有随机对照试验评估其最佳的治疗方案。APS 患者的血小板减少通常是较轻微的［血小板计数（70 ～ 120）× 10^9/L］，但也可能出现严重的、需要治疗的血小板减少。一般来说，当 APS 患者发生出血或有严重的血小板减少（血小板计数 < 30 × 10^9/L），评估出血的风险大于治疗相关的风险时，是需要治疗的。在这种情况下，通常建议采用类似于 ITP 的治疗方法[27]，如大剂量糖皮质激素（GC）、免疫抑制剂或免疫调节剂、静脉注射免疫球蛋白（IVIG），以及超适应证使用一些新型药物如利妥昔单抗。

GC 是治疗 APS 相关性血小板减少的一线药物。通常首选口服泼尼松［0.5 ～ 2 mg/（kg·d）］，但也有报道使用更大或更小剂量的泼尼松。如果患者对 GC 治疗无反应或不耐受，免疫抑制剂（如硫唑嘌呤或环磷酰胺）也是一种有效的治疗药物。当 GC 或免疫抑制药物治疗无效时，利妥昔单抗目前也被广泛应用。利妥昔单抗是一种针对表达于大多数 B 细胞表面的 CD20 抗原的单克隆免疫球蛋白 G1 抗体。利妥昔单抗最初用于治疗非霍奇金淋巴瘤，可有效治疗多种自身免疫性疾病。例如，类风湿关节炎、系统性红斑狼疮和自身免疫性细胞减少[28～30]。对于 APS 患者采用 B 细胞消耗治疗的经验目前仅限于病例报告和一个试点开放性 Ⅱ 期试验，即 RITAPS（APS 患者的利妥昔单抗治疗）[31]。aPL 持续阳性和抗凝抵抗的 APS 患者被纳入这项研究中。这个试验的主要目的是研究利妥昔单抗用于治疗 20 名 APS 患者的安全性。次要目的是评估利妥昔单抗对于 aPL 的影响，以及其用于治疗 APS 非标准表现的疗效。RITAPS 试验结果表明，在 APS 患者中使用利妥昔单抗治疗是安全的，并且对控制 APS 的一些非标准表现可能是有效的。在 4 例以 APS 相关性血小板减少症为治疗指征的患者中，使用利妥昔单抗治疗后，1 例出现完全反应，1 例出现部分反应，2 例无反应。APS 特别工作组据此得出的结论是，B 细胞抑制治疗可能对一些传统治疗无效，特别是有血液学方面表现的 APS 患者有效[32]。然而，应用利妥昔单抗治疗免疫性血小板减少有效是源自其在 ITP 患者中的使用经验，利妥昔单抗已在 ITP 中超适应证使用超过 10 年[33]。

最近一项对随机临床试验和观察研究的荟萃分析证实，对于有严重血小板减少而其他治疗无效的患者，利妥昔单抗可能是一种可以避免脾切除术的治疗方法[34]。

脾切除术既往常被用于治疗严重病例[35]，但现在已很少应用。尽管依据我们的经验，脾切除术可使患者血小板减少症状长期缓解，但一些研究表明，脾切除患者的血栓形成风险可能会增加，从而导致动脉血栓事件发生的增加[36]。

对于有严重出血症状或对GC和免疫抑制治疗无效的患者，IVIG是另一种可选择的治疗方法[37]。对于灾难性APS（CAPS）和有严重血小板减少症的患者建议行血浆置换[38]。

如果有血小板减少相关的出血，除了其他增加血小板数量的治疗外，还可以进行血小板输注治疗。

8.5　免疫性血小板减少性紫癜

ITP是一种自身免疫性疾病，以血小板破坏和血小板生成受损为特征。ITP的发病率为100/（100万人·年），其中约50%的患者为儿童[39]。ITP在没有其他疾病的情况下被归类于原发性，若继发于一些潜在疾病，如SLE、APS、淋巴增生性疾病、人类免疫缺陷病毒和丙型肝炎病毒感染，则归类于继发性。血小板的破坏是由抗GP Ⅱ b/ Ⅲ a自身抗体所介导的。大多数患者可检测到针对多种血小板表面抗原决定簇的抗体，并且目前已经鉴定出抗GP Ⅰ b/Ⅸ、 Ⅰ a/ Ⅱ a、 Ⅳ和Ⅴ抗体[40]。

自身抗体包被的血小板会被主要位于脾脏内的组织巨噬细胞吞噬而加速清除。然而，这些患者的血小板生成似乎也受到损害，这可能是由于位于骨髓中的巨噬细胞破坏抗体包被的血小板或是巨核细胞生成受到抑制的结果。事实上，与其他血小板减少性疾病相比，调节血小板生成的主要生长因子血小板生成素的水平在ITP患者中并没有得到有效升高[41]。

目前，仍没有特异的实验室检查，ITP的诊断仍然是排他性诊断。aPL阳性是ITP患者常见的临床表现，但这些自身抗体在ITP患者中的意义仍存在争议。Stasi等人[20]报道称ITP患者在初诊时aPL阳性率接近46%，但这并不会影响患者疾病的临床特性。

然而，其他一些研究显示，ITP患者在初诊时狼疮抗凝物或高aCL水平与其后续血栓形成的发生有显著相关性[42~44]。根据这些研究结果，应当在ITP患者中检测aPL，以确定血栓形成风险较高的患者。

8.6　肝素诱导的血小板减少

肝素诱导的血小板减少（HIT）是一种免疫介导的药物反应，其特征是在肝素治疗过程中出现血小板减少。使用肝素的患者中大约有2%发生HIT，这其中又有35%的患者会发生血栓形成[45]。

HIT是由识别血小板因子4与肝素（PF4/H）复合物上新表位的IgG抗体所介导的。PF4是一种储存在血小板α颗粒中的70-氨基酸蛋白质，可自发形成四聚体。HIT中的抗体可识别由肝素诱导的PF4四聚体构象变化，并通过血小板Fc-Ⅱ a（IgG）受体引起血小板的强烈活化和聚集。HIT发生在肝素开始使用后的5 ～ 10天[46]。但是，抗体的存在本身并不必然与临床特征相关。有些抗体与临床表现无关，称为无功能性抗体。当大量血小板被激活时，可发生血小板聚集和血栓形成。HIT和APS之间有许多相似之处[47]。它们都是由不同抗体引起的自身免疫性疾病。但是，在这两种疾病中，抗体都是针对结合蛋白的：HIT中PF4与肝素结合，APS中β_2GP I与PL结合。靶蛋白（β_2GP I或PF4）发生构象变化，并与带负电荷的分子（磷脂或肝素）相互作用。这种相互作用会使得导致免疫紊乱的新表位得以暴露。此外，Alpert等人[48]报道说，在没有HIT的SLE患者中，其抗PF4/H抗体阳性率更高，尤其是aPL阳性亚组。抗PF4/H阳性的SLE患者发生APS的风险增加，尤其是APS伴动脉血栓形成。HIT和APS在血小板减少和高风险血栓形成方面的临床特征也相似。尽管在这两种疾病中，血栓形成可以发生在任何大小的血管，但在HIT患者中并未观察到复发性流产的发生。

这两种疾病的治疗方法显然是不同的，因为HIT患者不能使用肝素，只能选择其他抗凝治疗。

8.7 血栓性微血管病

血栓性微血管病（thrombotic microangiopathy, TMA）涉及一系列疾病（包括TTP、溶血性尿毒综合征和CAPS），其特征是微血管病性溶血性贫血、血小板减少和器官损伤[49]。

关于TMA的病因仍存在争议，尤其是在自身免疫性疾病中。其常见的病理学特征是内皮受损，表现为小动脉和毛细血管血栓形成。一些报道显示TMA的发生与aPL的存在有关，并提出了一个新的术语，即微血管病—抗磷脂相关综合征[51]。

aPL在这些微血管病变中的作用尚不清楚。有人认为aPL与内皮细胞结合后，可通过上调组织因子和黏附分子的表达而诱导其促炎和促血栓表型[52,53]。aPL激活补体级联反应可放大这些效应[54]。

8.8 假性血小板减少症

假性血小板减少症是一种与乙二胺四乙酸（EDTA）暴露相关的体外血小板减少，在鉴别诊断中应予以考虑。其发生主要是由于存在EDTA依赖性抗血小板抗体，当血小板GP IIb-IIIa受体经钙离子螯合修饰后，可被这些抗体识别。这种结合可在体外引发血小板聚集，最终导致由自动血液计数器计数的血小板数量出现假性减少。将血样保存在37℃直至血小板计数完成或使用柠檬酸钠作为添加剂可以避免这种现象的发生。

在一项对88例EDTA依赖性假性血小板减少症患者的研究中，Bizzaro等人[55]发现抗血小板抗体可与带负电荷的磷脂发生交叉反应，表现出抗心磷脂活性。以上结果也支持了aPL可与血小板表面经EDTA修饰的抗原发生反应而诱发假性血小板减少这一假说。

8.9 弥散性血管内凝血

弥散性血管内凝血（DIC）是一种危及生命的综合征，其特征是体内凝血途径系统性广泛活化，引发纤维蛋白凝集，从而导致器官衰竭，继之血小板和凝血因子耗竭，从而引起出血。在原发和继发性APS患者中DIC很少见。在CAPS患者中，DIC较为常见，发生率大约为28%[56]。

参 考 文 献

[1] Morrell CN, Aggrey AA, Chapman LM, Modjeski KL. Emerging roles for platelets as immune and inflammatory cells. Blood 2014;123(18):579–767.

[2] Miyakis S, Lockshin MD, Atsumi T, Branch DW, Brey RL, Cervera R, et al. International consensus statement on an update of the classification criteria for definite antiphospholipid syndrome (APS). J Thromb Haemost. 2006;4(2):295–306.

[3] Cervera R, Tektonidou MG, Espinosa G, Cabral AR, Gonzalez EB, Erkan D, et al. Task Force on Catastrophic Antiphospholipid Syndrome (APS) and Non-criteria APS Manifestations (II): thrombocytopenia and skin manifestations. Lupus 2011;20:174–81.

[4] Abreu MM, Danowski A, Wahl DG, Amigo MC, Tektonidou M, Pacheco MS, et al. The relevance of "non-criteria" clinical manifestations of antiphospholipid syndrome: 14th International Congress on Antiphospholipid Antibodies Technical Task Force Report on Antiphospholipid Syndrome Clinical Features. Autoimmun Rev May 2015;14(5):401–14.

[5] Harris EN, Asherson RA, Gharavi AE, Morgan SH, Derue G, Hughes GR. Thrombocytopenia in SLE and related autoimmune disorders association with anticardiolipin antibodies. Br J Haematol 1985;59(2):227–30.

[6] Harris EN, Chan JKH, Asherson RA, Aber VR, Gharavi AE, Hughes GRV. Thrombosis, recurrent fetal loss and thrombocytopenia. Predictive value of the anticardiolipin antibody test. Arch Intern Med 1986;146:2153–6.

[7] Kim KJ, Baek IW, Yoon CH, Kim WU, Cho CS. Thrombotic risk in patients with immune thrombocytopenia and its association with antiphospholipid antibodies. Br J Haematol. 2013;161(5): 706–14.

[8] Finazzi G. The Italian Registry of Antiphospholipid Antibodies. Haematologica. 1997;82: 101–5.

[9] Lechner K, Pabinger-Fasching I. Lupus anticoagulants and thrombosis. A study of 25 cases and review of the literature. Haemostasis 1985;15(4):254–62.

[10] Cervera R, Piette JC, Font J, Khamashta MA, Shoenfeld Y, Camps MT, et al. Antiphospholipid syndrome: clinical and immunologic manifestations and patterns of disease expression in a cohort of 1,000 patients. Arthritis Rheum 2002;46(4):1019–27.

[11] Vianna JL, Khamashta MA, Ordi-Ros J, Font J, Cervera R, Lopez-Soto A, et al. Comparison of the primary and secondary antiphospholipid syndrome: a European multicenter study of 114 patients. Am J Med 1994;96(1):3–9.

[12] McClain MT, Arbuckle MR, Heinlen LD, Dennis GJ, Roebuck J, Rubertone MV, et al. The prevalence, onset, and clinical significance of antiphospholipid antibodies prior to diagnosis of systemic lupus erythematosus. Arthritis Rheum 2004;50(4):1226–32.

[13] Gómez-Puerta J, Martín H, Amigo MC, Aguirre MA, Camps MT, Cuadrado MJ, et al. Long-term follow-up in 128 patients with primary antiphospholipid syndrome: do they develop lupus? Medicine (Baltimore) 2005;84(4):225–30.

[14] Asherson RA, Khamashta MA, Ordi-Ros J, Derksen RH, Machin SJ, Barquinero J, et al. The "primary" antiphospholipid syndrome: major clinical and serological features. Medicine (Baltimore) 1989;68(6):366–74.

[15] Delezé M, Alarcon-Segovia D, Oria CM, Sanchez-Guerrero J, Fernandez-Dominguez L, Gomez-Pacheco L, et al. Hemocytopenia in systemic lupus erythematosus. Relationship to antiphospholipid antibodies. J Rheumatol 1989;16:926–30.

[16] Uthman I, Godeau B, Taher A, Khamashta M. The hematologic manifestations of the antiphospholipid syndrome. Blood Rev 2008;22(4):187–94.

[17] Cervera R, Khamashta MA, Font J, Sebastiani GD, Gil A, Lavilla P, et al. Systemic lupus erythematosus: clinical and immunologic patterns of disease expression in a cohort of 1000 patients. Medicine (Baltimore) 1993;72:113–24.

[18] Campbell AL, Pierangeli SS, Wellhausen S, Harris EN. Comparison of the effects of anticardiolipin antibodies from patients with the antiphospholipid syndrome and with syphilis on platelet activation and aggregation. Thromb Haemost 1995;73:529–34.

[19] Galli M, Bevers EM. Blood cell lipid asymmetry and antiphospholipid antibodies. Haemostasis 1994;24(3):183–90.

[20] Stasi R, Stipa E, Masi M, Oliva F, Sciarra A, Perrotti A, et al. Prevalence and clinical significance of elevated antiphospholipid antibodies in patients with idiopathic thrombocytopenic purpura. Blood 1994;84(12):4203–8.

[21] Espinola RG, Pierangeli SS, Gharavi AE, et al. Hydroxychloroquine reverses platelet activation induced by human IgG antiphospholipid antibodies. Thromb Haemost 2002;87(3):518–22.

[22] Kunickti J, Newmanp J. The molecular immunology of human platelet proteins. Blood 1992;80:1386–417.

[23] Galli M, Daldossi M, Barbui T. Anti-glycoprotein Ib/IX and IIb/IIIa antibodies in patients with antiphospholipid antibodies. Thromb Haemost 1994;71(5):571–5.

[24] Godeau B, Piette JC, Fromont P, Intrator L, Schaeffer A, Bierling P. Specific antiplatelet glycoprotein autoantibodies are associated with the thrombocytopenia of primary antiphospholipid syndrome. Br J Haematol 1997;98:873–9.

[25] Verschoor A, Langer HF. Crosstalk between platelets and the complement system in immune protection and disease. Thromb Haemost 2013;110(5):910–19.

[26] Fabris F, Steffan A, Cordiano I, Borzini P, Luzzatto G, Randi ML, et al. Specific antiplatelet autoantibodies in patients with antiphospholipid antibodies and thrombocytopenia. Eur J Haematol 1994;53(4):232–6.

[27] Neunert C, Lim W, Crowther M, Cohen A, Solberg Jr L, Crowther MA. The American Society of Hematology 2011. Evidence-based practice guideline for immune

thrombocytopenia. Blood 2011;117:4190–207.

[28] Edwards JC, Szczepanski L, Szechinski J, Filipowicz-Sosnowska A, Emery P, Close DR, et al. Efficacy of B-cell-targeted therapy with rituximab in patients with rheumatoid arthritis. N Engl J Med 2004;350:2572–81.

[29] Ramos-Casals M, Sanz I, Bosch X, Stone JH, Khamashta MA. B-cell-depleting therapy in systemic lupus erythematosus. Am J Med 2012;125:327–36.

[30] Shanafelt TD, Madueme HL, Wolf RC, Tefferi A. Rituximab for immune cytopenia in adults: idiopathic thrombocytopenic purpura, autoimmune haemolytic anemia, and Evans syndrome. Mayo Clin Proc 2003;78:1340–6.

[31] Erkan D, Vega J, Ramon G, Kozora E, Lockshin MD. A pilot open-label phase II trial of rituximab for non-criteria manifestations of antiphospholipid syndrome. Arthritis Rheum 2013;65(2):464–71.

[32] Erkan D, Aguiar CL, Andrade D, Cohen H, Cuadrado MJ, Danowski A, et al. International Congress on Antiphospholipid Antibodies: task force report on antiphospholipid syndrome treatment trends. Autoimmun Rev 2014;13(6):685–96.

[33] Godeau B. B-cell depletion in immune thrombocytopenia. Semin Hematol 2013;50(1):S75–82.

[34] Auger S, Duny Y, Rossi JF, Quittet P. Rituximab before splenectomy in adults with primary idiopathic thrombocytopenic purpura: a meta-analysis. Br J Haematol. 2012;158:386–98.

[35] Hakim AJ, Machin SJ, Isenberg DA. Autoimmune thrombocytopenia in primary antiphospholipid syndrome and systemic lupus erythematosus: the response to splenectomy. Semin Arthritis Rheum 1998;28:20–5.

[36] Delgado Alves J, Inanc M, Diz-Kucukkaya R, Grima B, Soromenho F, Isenberg DA. Thrombotic risk in patients submitted to splenectomy for systemic lupus erythematosus and antiphospholipid antibody syndrome-related thrombocytopenia. Eur J Intern Med June 2004;15(3):162–7.

[37] Imbach P. Treatment of immune thrombocytopenia with intravenous immunoglobulin and insights for other diseases. Swiss Med Wkly 2012;142:135–93.

[38] Cervera R. Catastrophic antiphospholipid syndrome (CAPS): update from the CAPS Registry. Lupus 2010;19(4):412–18.

[39] Cines DB, Blanchette VS. Immune thrombocytopenic purpura. N Engl J Med March 28, 2002;346(13):995–1008.

[40] He R, Reid DM, Jones CE, Shulman NR. Spectrum of Ig classes, specificities, and titres of serum antiglycoproteins in chronic idiopathic thrombocytopenic purpura. Blood 1994;83: 1024–32.

[41] Kuter DJ. Milestones in understanding platelet production: a historical overview. Br J Haematol 2014;165(2):248–58.

[42] Pierrot-Deseilligny C, Michel M, Khellaf M, Gouault M, Intrator L, Bierling P, et al. Antiphospholipid antibodies in adults with immune thrombocytopenic purpura. Br J Haematol 2008;142(4):638–48.

[43] Diz-Kucukkaya R, Hacihanefioglu A, Yenerel M, Turgut M, Keskin H, Nalçaci M, et al. Antiphospholipid antibodies and antiphospholipid syndrome in patients presenting with immune thrombocytopenic purpura: a prospective cohort study. Blood 2001;98(6):1760–4.

[44] Funauchi M, Hamada K, Enomoto H, Ikoma S, Ohno M, Kinoshita K, et al. Characteristics of the clinical findings in patients with idiopathic thrombocytopenic purpura who are positive for antiphospholipid antibodies. Intern Med 1997;36(12):882–5.

[45] Hoppensteadt DA, Walenga JM. The relationship between the antiphospholipid syndrome and heparin-induced thrombocytopenia. Hematol Oncol Clin North Am 2008;22(1):1–18.

[46] Keeling D, Davidson S, Watson H. The management of heparin-induced thrombocytopenia. On behalf of the Haemostasis and Thrombosis Task Force of the British Committee for Standards in Haematology. Br J Haematol 2006;133(3):259–69.

[47] Gruel Y. Antiphospholipid syndrome and heparin-induced thrombocytopenia: update on similarities and differences. J Autoimmun 2000;15:265–8.

[48] Alpert D, Mandl LA, Erkan D, Yin W, Peerschke EI, Salmon JE. Anti-heparin platelet factor 4 antibodies in systemic lupus erythaematosus are associated with IgM antiphospholipid antibodies and the antiphospholipid syndrome. Ann Rheum Dis March 2008;67(3):395–401.

[49] George JN, Nester CM. Syndromes of thrombotic microangiopathy. N Engl J Med 2014;371(19):1847–8.

[50] Espinosa G, Bucciarelli S, Cervera R, Lozano M, Reverter JC, de la Red G, et al. Thrombotic microangiopathic haemolytic anaemia and antiphospholipid antibodies. Ann Rheum Dis 2004;63:730–6.

[51] Asherson RA, Cervera R. Microvascular and microangiopathic antiphospholipid-associated syndromes ('MAPS'): semantic or antisemantic? Autoimmun Rev 2008;7:164–7.

[52] Espinola RG, Liu X, Colden-Stanfield M, Hall J, Harris EN, Pierangeli J, et al. E-selectin mediated pathogenic effects of antiphospholipid antibodies. J Thromb Haemost 2002;1:843–8.

[53] Cuadrado MJ, Lopez-Pedrera C, Khamashta MA, Camps MT, Tinahones F, Torres A, et al. Thrombosis in primary antiphospholipid syndrome: a pivotal role for monocyte tissue factor expression. Arthritis Rheum 1997;40:834–41.

[54] Asherson RA, Pierangeli SS, Cervera R. Is there a microangiopathic antiphospholipid syndrome? Ann Rheum Dis 2007;66:429–32.

[55] Bizzaro N, Brandalise M. EDTA-dependent pseudothrombocytopenia. Association with antiplatelet and antiphospholipid antibodies. Am J Clin Pathol 1995;103(1):103–7.

[56] Asherson RA, Cervera R, Piette JC, Font J, Lie JT, Burcoglu A, et al. Catastrophic antiphospholipid syndrome. Clinical and laboratory features of 50 patients. Medicine (Baltimore) 1998;77(3):195–207.

第9章 非典型抗磷脂综合征的临床特征

Nonclassification Criteria Manifestations of the Antiphospholipid Syndrome

Mohammad Hassan A Noureldine[a] and Imad Uthman[b] 著

肖世金 赵爱民 译

9.1 前言

1983年10月，Graham Hughes首次描述了系统性红斑狼疮（SLE）患者三种临床表现之间的特殊关系。最初的观点认为"在一些SLE患者中，复发性静脉血栓、中枢神经系统病变（包括骨髓炎）和复发性流产，三个明显不相关的临床特征似乎有着共同的发病机制"，这个观点为随后的研究建立了基础，最终提出了"抗磷脂综合征（APS）"这一概念[1,2]。随着研究的深入，发现该疾病不仅仅有最初发现时描述的症状，还具有全身自身免疫性的特征。在第八届抗磷脂抗体国际研讨会之后，在日本札幌再次举办了APS研讨会，总结APS患者的相关临床特征。1998年的札幌研讨会统一了APS诊断标准[3]。札幌会议APS初步分类标准见表9.1。诊断APS至少需要同时具备一个临床标准和一个实验室标准。8年后，第十一届APS的国际大会之前，在悉尼举行的APS研讨会上，对札幌标准进行了修订[4]。悉尼会议对札幌的诊断标准进行了以下修改。

（1）两次或两次以上狼疮抗凝物（LA）或抗心磷脂抗体（aCL）阳性（实验室检查需要至少间隔6～12周）。

（2）血清或血浆中存在抗β_2糖蛋白 I 抗体（抗β_2GP I 的IgG和（或）IgM，以滴度＞第99百分位数为阳性），两次检测至少间隔12周，检测方法使用标准化酶联免疫吸附法（ELISA）测定。

虽然在悉尼国际会议上探讨了APS的另一些其他可能相关的临床特征，但最终没有全部列入修订后的札幌标准。因为截至悉尼会议开幕，当时的实验室数据及临床研究数据均未表明这些临床特征与APS显著相关，包括心脏、神经、皮肤、肾脏及血小板减少症等组织器官病变[4]。悉尼会议后，随着研究的不断深入，上述临床特征（以及其他更少见的情况）与APS的关联得到了进一步的证实。

a Gilbert and Rose-Marie Chagoury School of Medicine, Lebanese American University Medical

b Center, Beirut, Lebanon

Division of Rheumatology, Faculty of Medicine, American University of Beirut, Beirut, Lebanon

表9.1　Sapporo 分类标准

抗心磷脂综合征 Sapporo 分类标准	
临床标准	实验室标准
血管性血栓 • 任何组织或器官的动脉、静脉和小血管血栓发生1次或1次以上 • 影像学或多普勒或组织病理学证实血栓形成，浅表静脉血栓除外 • 组织病理学证实，血栓形成的血管无明显的炎症改变	血液中抗心磷脂抗体（aCL）IgG 和（或）IgM 中、高滴度阳性2次或2次以上，且2次检测至少间隔6周；β_2GP I 依赖的 aCL 检查方法使用标准化的酶联免疫吸附法
病理妊娠 • 1次或1次以上无法解释的胎儿在妊娠10周以后死亡，超声或直接检查证实胎儿形态正常 • 1次或1次以上由于严重先兆子痫或胎盘功能不全而在妊娠34周前发生早产 • 3次或3次以上不能解释的连续的10周以内的自然流产，排除母亲解剖结构或内分泌异常或父母染色体异常等原因	血浆中狼疮抗凝物（LA）2次或2次以上阳性，2次检测至少间隔6周，LA 检测方法按照血栓与止血国际协会推荐方法进行

本章的目的是根据悉尼国际会议之后 APS 相关的临床和基础研究结果，提示需要重视 APS 几种非分类标准的临床表现，国际 aPL 大会也给出类似的建议。本章将探讨每种临床表现与疾病的关系，并评估所有可能潜在的分类标准，以纳入下一次 APS 的修订标准。

9.2　非分类标准的临床表现

9.2.1　产科并发症

早于1983年，Hughes 就在 APS 患者中发现了一些产科并发症[1]。虽然札幌会议和悉尼会议均没有增加或改变妊娠并发症的诊断标准，但产科并发症在 APS 的诊断中有重要意义[3,4]。

9.2.1.1　非典型临床表现

现行的复发性流产的定义是指胎儿达到能存活胎龄之前连续3次或3次以上的胚胎丢失[5,6]。目前，APS 已被认为是复发性流产的最常见病因[7]。复发性流产已成为 APS 诊断标准中的主要临床标准之一。但是，需要符合以下两种情况[4]。

（1）1次或1次以上发生在妊娠第10周或以后的胎儿不明原因死亡，但通过超声波或胎儿直接检查记录，胎儿形态正常。

（2）连续3次或3次以上妊娠第10周前的自然流产，并排除产妇解剖结构异常、内分泌异常以及夫妻双方染色体异常等原因。

目前，随着对 APS 发病机制的进一步了解，其他产科并发症表现已能被进一步评估。最近，Arachchillage 等人建议将另外两种流产表现纳入诊断标准：即两次无法解释的流产和三次非连续流产[8]。第十四届 aPL 国际会议特别工作组的报告显示，aPL 与反复早期自然流产的报道虽多，但仅有少数研究被纳入《札幌指南》和《悉尼指南》。工作组专家提议应监测连续2次早期自然流产患者的 aPL 滴度，并建议开展1次或2次针对早期自然流产患者的临床试验[9]。欧洲产科 APS 会议（EUROAPS）第一年总结报告提出与 APS 相关的产科并发症，包括 Arachchill 等人提出的两种非符合复发性流产标准的流产在内的产科并发症；其他非纳入标准的产科表现，包括几个妊娠并发症和不孕问题，即晚发型子痫前期、胎盘早剥、晚期早产和 2 次或 2 次以上原因不明的体外受精（IVF）失败。EUROAPS 的研究比较了与 APS 相关的产科并发症及妊娠合并 APS 的患者，发现两组妊娠结局没有显著的统计学差异。此外，研究发现，尽管服用低剂量阿司匹林加低分子量肝素可能增加了有胚胎丢失史的妇女子痫前期发病率[11]，但总体可以改善母婴结局[10]。

研究认为 APS 与不孕症的关系可能并不大。尽管也有少量研究认为非标准 aPL 可能与不孕症相关，但没有明确的临床证据证明这些抗体与不孕症有直接关系。此外，无论是否存在 aPL 阳性或者是否针对性治疗都不影响 IVF 结局。因此，第十四届 aPL 国际大会建议暂不开展 aPL 与不孕症的关系的研究及进行相关治疗[9]。

9.2.1.2 非典型实验室表现

包括一项欧洲多中心前瞻性的队列研究在内的一些研究，均报道了单纯 aCL 或抗 β_2GP Ⅰ 抗体阳性与仅有产科合并症的 APS 的关系[12~14]，认为只有 aCL IgM 是胎盘并发症的独立风险因子。Nimes 妇产科和血液科抗磷脂综合征研究组（NOH-APS）的研究认为[11]，三联检测阳性对发生并发症风险没有预测价值，LA 和抗 β_2GP Ⅰ IgG 抗体检测阳性也均未增加这些并发症的发生风险。根据这些研究结果，Arachchillage 等人建议将低阳性水平 aCL（滴度在 95% ~ 99% 可信区间）值作为妊娠合并 APS 的诊断标准，而不是悉尼会议建议的滴度大于 99% 可信区间。此外，学者们鉴于临床表现典型的妊娠合并 APS 患者 aPL 有间歇阳性的可能性，以及非妊娠状态时临床表现的多样性，提议在妊娠阶段动态监测 aPL（间隔 12 周）[8,15,16]。

血清学阴性 APS 是指具有典型的 APS 临床表现而血清 aPL 持续阴性[17]。研究发现，这类 APS 患者可检出一些非典型的自身抗体，包括抗心磷脂以外的阴离子磷脂抗体、抗磷脂酰乙醇胺、磷脂结合血浆蛋白、磷脂蛋白复合物、凝血级联蛋白、膜联蛋白 A5 和抗 β_2GP Ⅰ 特定区域的抗体[17~19]。这些抗体被定义为非标准 aPL[20]。抗磷脂酰胺抗体已被认为是孕早期原因不明的流产的独立风险因素，与疾病相关性较 aCL 和抗 β_2GP Ⅰ 抗体更明显，在明确病因的胎儿死亡患者或健康妇女中的检出频率也更高[21,22]。这些抗体在孕期和非孕期 APS 患者中的临床意义尚未明确。

9.2.2 血液系统表现

9.2.2.1 血小板减少

Graham Hughes 首次强调了 APS 患者会发生血小板减少，同时描述了 Mueh 等人研究中 LA 阳性患者的临床表现[1,23]。APS 相关血小板减少通常比较轻微，不需要干预。严重或难治性病例较少见[24]。与原发性 APS 患者相比，继发性 APS 患者血小板减少更为常见，且不会降低进一步血栓形成的风险[25~28]。在 20 世纪 80 年代初，因为血小板减少症与 aPL 或 APS 的关系尚未明确，所以未被纳入札幌和悉尼标准[3,4]。欧洲磷脂研究项目发现，在 5 年的随访期间，1 000 名 APS 患者中有 29.6% 出现血小板减少症，即血小板计数 $< 100 \times 10^9$/L，具有相当高的比例[29]。虽然最近举行的第 14 届国际 APS 临床会议认为该项目的循证医学证据级别较低，但专家组成员建议将血小板减少症作为 APS 的分类标准之一[25]。事实上，APS 的分类标准中没有纳入血小板减少症这一标准使 APS 的定义存在一定的局限性，特别是在目前已有大量研究证据证明血小板减少与 aPL 存在明显的相关性的情况下，应该把血小板减少纳入 APS 的诊断标准中。

9.2.2.2 浅静脉血栓形成

浅静脉血栓形成（SVT）最初被纳入《札幌指南》，但在悉尼会议的修订标准中将其删除[3,4]。APS患者中，SVT主要发生于四肢。根据临床症状即可确诊，仅少部分需要通过多普勒超声检查或皮肤活检进行确认[30]。根据欧洲磷脂项目研究报告显示，下肢的浅表血栓性静脉炎是常见的外周血栓形成表现，发病率为11.7%，仅次于深静脉血栓（38.9%），是下肢动脉血栓形成（4.3%）的2～3倍[29]。第14届国际APS临床会议建议将SVT纳入下一次APS修订标准。但学术委员会经过仔细评估后认为由于该研究数量较少，研究结果可能比较片面[25]。

9.2.3 皮肤表现

9.2.3.1 皮肤网状青斑和葡萄状青斑

青斑是指在躯干和四肢的皮肤出现持久的，复温后不可消退的，紫色、红色或蓝色，网状的或斑驳的圆形（规则的网状结构）或不完整的圆形（葡萄状青斑），是APS最常见的皮肤特征[4]。网状青斑更常见于女性，常继发于SLE的APS患者，拉丁美洲人和aCL高水平患者多见[30～33]。网状血管病变的并发症可能发展为皮肤结节、痛性溃疡，或两者兼有。尽管在悉尼修订会议之前已经发现网状青斑与APS的关系，但委员会认为，网状青斑是最常见的非特异性特征[34]，不应将其纳入诊断标准，因为它们可能会降低APS患者的诊断特异性[4]。Conti等人的一项病例数较少的研究发现，网状青斑是血清学阴性和血清学阳性-APS患者中最常见的表现，其发病率相似（分别为20.8%和28%）[35]。有24.1%的欧洲磷脂项目组患者出现网状青斑，在继发于SLE的APS患者中更为普遍。研究认为，这可能与SLE的淋巴细胞毒性和抗血小板抗体有关，而并非直接与aPL相关[29]。一些研究发现抗磷脂酰乙醇胺阳性与网状青斑之间存在特殊关联[36,38]，抗磷脂酰乙醇胺可能是血清阴性-APS患者的临床标记物[39,40]。Sangle等人在aPL阴性患者中发现流产与网状青斑具有独立相关性[41]。2008年，Hughes建议将网状青斑作为APS诊断的指标之一，建议将其作为替代诊断标准[7]。第14届国际APS临床会议根据现有的研究数据，将皮肤网状青斑评估为中级，并建议将其纳入下一次APS修订标准[25]。

9.2.3.2 皮肤溃疡和坏死

皮肤溃疡是APS中相对常见的临床特征，发生于高达3.9%的患者，患病率可以达到8%，在原发和继发于SLE的APS患者中发病率相似[29,42]。

目前，APS分类标准中不包括皮肤溃疡，因为认为它是APS的罕见表现[4]。相反，Kriseman等人认为皮肤症状，如溃疡、网状青斑和指甲出血是非常常见的，可以出现在高达50%的APS患者中[43,44]。Erkan和Lockshin也认为，包括皮肤溃疡在内的皮肤表现均为非特异性临床表现，是比较常见的，只有少数研究其发病机制和治疗方法[45]。但自悉尼会议以来，已有足够的研究表明皮肤溃疡可纳入下次的修订标准。

9.2.4 心脏瓣膜疾病

在札幌APS会议之前已有研究报道了APS患者具有心脏瓣膜疾病[46]。但是就目前瓣膜病变与APS的相关性的研究证据还不足以将其纳入诊断标准[3]。目前，通过多项研究已经证实了APS在瓣膜增厚及形成瓣膜赘生物的病理生理中的作用[47]。心脏瓣膜病变最常见的是二尖瓣，其次是主动脉瓣和三尖瓣，使患者易患瓣膜功能障碍和脑卒中[48]。欧洲磷脂研究组研究发现，14.3%的APS患者可出现心脏瓣膜疾病［瓣膜增厚和（或）赘生物］[29]。大多数（高达50%）原发性APS患者可并发瓣膜疾病，近10%的患者瓣膜病进展至需要进行心脏瓣膜置换手术的程度[49～51]。第14届国际APS临床会议根据大量的文献研究数据分析，将心脏瓣膜病变的重要性评定为中级。委员会强烈建议将这种表现纳入APS的临床标准[25]。

9.2.5 肾栓塞

在欧洲磷脂研究项目中有2.7%的患者发生肾栓塞[29]。APS肾病谱包括：膜性肾小球肾炎、增生性球状肾炎、肾血栓性微血管病变（RTM）和血管病变，发病率在原发性APS患者中从9%～69%不等[52,53]，而继发于SLE的APS患者发病率为32%～40%[54,55]，在原发性APS患者的肾脏活检中，有高达20%为肾血栓性微血管病变[53]。

肾血栓性微血管病变的临床表现差异很大，从高血压、轻度蛋白尿、血尿到肾病综合征和需要透析的急性肾衰竭[54,56,57]都可发生。组织学上以肾内血管和肾小球存在纤维蛋白血栓和缺乏免疫沉积、免疫球蛋白和炎性细胞为特征[58]。

大量研究表明SLE患者的APS肾病与LA、IgG型aCL和肾外APS特征有显著关联。例如，流产和动脉血栓形成，但与静脉血栓形成或红斑狼疮肾炎没有显著相关性。在这些研究中，APS患者可出现高血压、血清肌酐水平升高和组织学病变[54,55]。对于APS患者的肾损伤的治疗尚未达成共识。已有研究报道使用血管紧张素转换酶抑制剂ACEI、阿司匹林、皮质类固醇、血浆置换、免疫抑制剂混合物、钙通道阻滞剂和抗凝药物治疗APS相关肾病[59～61]，但尚无对照研究证实这些药物有效。不断有报道患者对利妥昔单抗治疗呈现阳性反应。这种药物在治疗APS肾病方面可能很有希望[62,63]。

第14届国际APS临床会议强烈建议将APS肾病纳入分类标准。评估等级为中级，委员会鼓励在未来开展多中心的前瞻性研究，分析APS肾病组织学标准，并将研究结果与肾预后联系起来[25]。

9.2.6 神经系统表现

Hughes报道认为，中枢神经系统表现（偏头痛、癫痫发作、认知功能障碍、舞蹈病、横断性骨髓炎）是早期对APS症状描述的三大症状之一[1]。然而外周神经系统疾病报道较少[64,65]。APS患者出现神经系统病变意味着高发病率和高病死率，特别是与脑卒中相关。

偏头痛在APS患者中的发生率的比脑卒中常见，但危害较低，其中20.2%的欧洲磷脂研究项目患者出现偏头痛[29]。然而，aPL和偏头痛之间的关联仍然存在争议，且许多研究报道呈现相反的结果[66～68]。APS患者可能会出现持续、反复的头痛，且镇痛药或麻醉药物对其无效[69]。因为抗凝治疗能显著改善APS患者的偏头痛[70]，Hughes建议对难治性偏头痛或复发性头痛患者进行aPL检测[71]。然而，如果偏头痛是APS患者的唯一症状，APS临床会议的委员会专家并不建议对患者进行抗凝治疗[25]。

在一项大型病例-对照研究中发现7%～8.6%的APS患者出现癫痫发作，与原发性APS相比，继发性APS患者发病更频繁，并且与疾病的血管表现密切相关[29,72]。这支持了缺血性中枢神经系统事件可导致APS患者癫痫灶形成的理论[73]。事实上，aPL阳性的SLE患者比aPL阴性患者会出现更多的癫痫发作[74]，高滴度的aCL、抗β2GPⅠ和抗凝血酶原与癫痫相关[75,76]。另一种假设认为，aPL抑制了γ-氨基丁酸受体-离子通道复合物，从而提高神经元的兴奋性并产生癫痫发作[77]。也可能出现表现为轻微的脑电图异常的轻度癫痫[71]。

一些APS患者可能会出现认知症状的改变，如注意力、记忆力、精神运动速度和执行能力下降[78]。另一部分患者可能症状较轻，需要进行神经心理学评估，以发现缓慢的、渐进的认知功能退化[45]。在APS患者中，白质病变在aCL滴度高的成人中更为常见[79]。磁共振成像(MRI)能够发现aPL对脑细胞的直接损伤或小血管病变导致的白质改变，但其确切的发病机制尚不清楚[80]。在动物实验中，在动物蛛网膜下腔注射入APS患者的IgG抗体后，动物可出现认知缺陷，这表明认知缺陷可能与免疫损伤有关[81]。Tektonidou等人发现APS患者的认知功能障碍、白质病变和网状青斑之间有关联，这支持了小血管疾病假说[82]。然而，对于认知障碍的治疗尚未达成共识，一项对SLE受试者（有或没有aPL）的研究表明，经过8周的认知康复计划后，记忆力有所改善[83]。

舞蹈病是APS患者的神经系统表现之一。aPL所致的基底神经节及白质损伤在临床上可表现为舞蹈病、多发性硬化症等运动障碍[84,85]。欧洲磷脂学会的数据显示有1.3%的患者出现舞蹈病[29]。在SLE患者中已经发现舞蹈病与aPL阳性之间存在相关性；在原发性APS患者中也有类似报道[86]。

横贯性脊髓炎（transverse myelitis, TM）是一种累及整个脊髓的局部区域的急性炎症。运动、感觉和自主神经可能出现不同程度的影响[87]。研究表明，在SLE患者中，TM的发病率与aPL阳性之间具有密切相关性[69,88]。研究发现由aPL介导的中枢神经系统直接损伤导致认知功能障碍和舞蹈症的假说相似，aPL与脊髓磷脂的直接结合被认为是TM的罪魁祸首[89,90]。当然血管炎和缺血性脊髓坏死的发生机制也有其他的假说提出[91]。

最近举行的第14届国际APS临床会议评估了非标准的神经症状。委员会建议将舞蹈病和脊髓炎纳入下一次的修订标准中，但不包括偏头痛和癫痫发作，因为偏头痛缺乏标准化的临床和实验室诊断标准。此外，他们主张在以后的癫痫研究中使用脑成像来排除缺血性脑卒中，因为这些患者更容易发生癫痫[25]。

参 考 文 献

[1] Hughes G. Thrombosis, abortion, cerebral disease, and the lupus anticoagulant. Br Med J (Clin Res Ed) 1983;287(6399):1088–9.

[2] Hughes G. Connective tissue disease and the skin. Clin Exp Dermatol 1984;9(6):535–44.

[3] Wilson WA, Gharavi AE, Koike T, Lockshin MD, Branch D, Piette JC, et al. International consensus statement on preliminary classification criteria for definite antiphospholipid syndrome: report of an international workshop. Arthritis Rheum 1999;42(7):1309–11.

[4] Miyakis S, Lockshin M, Atsumi T, Branch D, Brey R, Cervera R, et al. International consensus statement on an update of the classification criteria for definite antiphospholipid syndrome (APS). J Thromb Haemost 2006;4(2):295–306.

[5] Stirrat GM. Recurrent miscarriage I: definition and epidemiology. Lancet 1990;336(8716): 673–5.

[6] Regan L, Rai R. Epidemiology and the medical causes of miscarriage. Best Pract Res Clin Obstet Gynaecol 2000;14(5):839–54.

[7] Hughes GR. Hughes Syndrome (the antiphospholipid syndrome): ten clinical lessons. Autoimmun Rev

2008;7(3):262–6.

[8] Arachchillage DRJ, Machin SJ, Mackie IJ, Cohen H. Diagnosis and management of non-criteria obstetric antiphospholipid syndrome. Thromb Haemost 2015;113(1):13–19.

[9] de Jesus GR, Agmon-Levin N, Andrade CA, Andreoli L, Chighizola CB, Porter TF, et al. 14th International Congress on Antiphospholipid Antibodies Task Force report on obstetric antiphospholipid syndrome. Autoimmun Rev 2014;13(8):795–813.

[10] Alijotas-Reig J, Ferrer-Oliveras R. The European Registry on Obstetric Antiphospholipid Syndrome (EUROAPS): a preliminary first year report. Lupus 2012;21(7):766–8.

[11] Bouvier S, Cochery-Nouvellon É, Lavigne-Lissalde G, Mercier É, Marchetti T, Balducchi J-P, et al. Comparative incidence of pregnancy outcomes in treated obstetric antiphospholipid syndrome: the NOH-APS observational study. Blood 2014;123(3):404–13.

[12] Boffa M-C, Boinot C, De Carolis S, Rovere-Querini P, Aurousseau M-H, Allegri F, et al. Laboratory criteria of the obstetrical antiphospholipid syndrome-data from a multicentric prospective European women cohort. Thromb Haemost 2009;102(1):25–8.

[13] Gris JC, Bouvier S, Molinari N, Galanaud JP, Cochery-Nouvellon E, Mercier E, et al. Comparative incidence of a first thrombotic event in purely obstetric antiphospholipid syndrome with pregnancy loss: the NOH-APS observational study. Blood 2012;119(11):2624–32.

[14] Gardiner C, Hills J, Machin S, Cohen H. Diagnosis of antiphospholipid syndrome in routine clinical practice. Lupus 2013;22(1):18–25.

[15] Kwak J, Beer A, Cubillos J, Sandoval P, Mendoza J, Espinel F. Biological basis of fetoplacental antigenic determinants in the induction of the antiphospholipid antibody syndrome and recurrent pregnancy loss. Ann NY Acad Sci 1994;731(1):242–5.

[16] Topping J, Quenby S, Farquharson R, Malia R, Greaves M. Marked variation in antiphospholipid antibodies during pregnancy: relationships to pregnancy outcome. Hum Reprod 1999;14(1):224–8.

[17] Nayfe R, Uthman I, Aoun J, Saad AE, Merashli M, Khamashta M. Seronegative antiphospholipid syndrome. Rheumatology (Oxford) 2013;52(8):1358–67.

[18] Hanly J, Smith S. Anti-β_2-glycoprotein I (GP I) autoantibodies, annexin V binding and the antiphospholipid syndrome. Clin Exp Immunol 2000;120(3):537–43.

[19] Bertolaccini ML, Hughes GR, Khamashta MA. Revisiting antiphospholipid antibodies: from targeting phospholipids to phospholipid binding proteins. Clin Lab 2003,50(11–12):653–65.

[20] Bertolaccini M, Amengual O, Atsumi T, Binder W, de Laat B, Forastiero R, et al. 'Non-criteria' aPL tests: report of a task force and preconference workshop at the 13th International Congress on Antiphospholipid Antibodies, Galveston, TX, USA, April 2010. Lupus 2011;20(2):191–205.

[21] Gris J-C, Quéré I, Sanmarco M, Boutiere B, Mercier E, Amiral J, et al. Antiphospholipid and antiprotein syndromes in non-thrombotic, non-autoimmune women with unexplained recurrent primary early foetal loss. The Nîmes Obstetricians and Haematologists Study4-NOHA4. Thromb Haemost 2000;84(2):228–36.

[22] Sugi T, Matsubayashi H, Inomo A, Dan L, Makino T. Antiphosphatidylethanolamine antibodies in recurrent early pregnancy loss and mid-to-late pregnancy loss. J Obstet Gynaecol Res 2004;30(4):326–32.

[23] Mueh JR, Herbst KD, Rapaport SI. Thrombosis in patients with the lupus anticoagulant. Ann Intern Med 1980;92(2 Pt 1):156–9.

[24] Gómez-Puerta JA, Cervera R. Diagnosis and classification of the antiphospholipid syndrome. J Autoimmun 2014;48:20–5.

[25] Abreu MM, Danowski A, Wahl DG, Amigo M-C, Tektonidou M, Pacheco MS, et al. The relevance of "non-criteria" clinical manifestations of antiphospholipid syndrome: 14th International Congress on Antiphospholipid Antibodies Technical Task Force Report on Antiphospholipid Syndrome Clinical Features. Autoimmun Rev 2015;14(5):401–14.

[26] Diz-Küçükkaya R, Hacıhanefioǧvlu, A, Yenerel M, Turgut M, Keskin H, Nalçacı M. Antiphospholipid antibodies and antiphospholipid syndrome in patients presenting with immune thrombocytopenic purpura: a prospective cohort study. Blood 2001;98(6):1760–4.

[27] Stojanovich L, Kontic M, Djokovic A, Marisavljevic D, Ilijevski N, Stanisavljevic N, et al. Association between systemic non-criteria APS manifestations and antibody type and level: results from the Serbian national cohort study. Clin Exp Rheumatol 2013;31(2):234–42.

[28] Krause I, Blank M, Fraser A, Lorber M, Stojanovich L, Rovensky J, et al. The association of thrombocytopenia with systemic manifestations in the antiphospholipid syndrome. Immunobiology 2005;210(10):749–54.

[29] Cervera R, Boffa M, Khamashta M, Hughes G. The Euro-Phospholipid project: epidemiology of the antiphospholipid syndrome in Europe. Lupus 2009;18(10):889–93.

[30] Frances C. Dermatological manifestations of Hughes' antiphospholipid antibody syndrome. Lupus 2010;19(9):1071–7.

[31] Uthman IW, Khamashta MA. Livedo racemosa: a striking dermatological sign for the antiphospholipid syndrome. J Rheumatol 2006;33(12):2379.

[32] Cervera R, Piette JC, Font J, Khamashta MA, Shoenfeld Y, Camps MT, et al. Antiphospholipid syndrome: clinical and immunologic manifestations and patterns of disease expression in a cohort of 1,000 patients. Arthritis Rheum 2002;46(4):1019–27.

[33] Diógenes MJN, Diógenes PCN, De Morais Carneiro RM, Neto CCR, Duarte FB, Holanda RR. Cutaneous manifestations associated with antiphospholipid antibodies. Int J Dermatol 2004;43(9):632–7.

[34] Kaul M, Erkan D, Sammaritano L, Lockshin MD. Assessment of the 2006 revised antiphospholipid syndrome classification criteria. Ann Rheum Dis 2007;66(7):927–30.

[35] Conti F, Capozzi A, Truglia S, Lococo E, Longo A, Misasi R, et al. The mosaic of "seronegative"

antiphospholipid syndrome. J Immunol Res 2013;2014:389601.

[36] Berard M, Chantome R, Marcelli A, Boffa M. Antiphosphatidylethanolamine antibodies as the only antiphospholipid antibodies. I. Association with thrombosis and vascular cutaneous diseases. J Rheumatol 1996;23(8):1369–74.

[37] Blaise S, Seinturier C, Imbert B, Beani J, Carpentier P, editors. Thrombosis of legs arteries: imputability of anti-phosphatidylethanolamine antibodies? Ann Dermatol Venereol 2004;132(6–7 Pt 1):555–8.

[38] Balada E, Ordi-Ros J, Paredes F, Villarreal J, Mauri M, Vilardell-Tarrés M. Antiphosphatidylethanolamine antibodies contribute to the diagnosis of antiphospholipid syndrome in patients with systemic lupus erythematosus. Scand J Rheumatol 2001;30(4):235–41.

[39] Hughes G, Khamashta M. Seronegative antiphospholipid syndrome. Ann Rheum Dis 2003;62(12):1127.

[40] Sangle S, Christodoulou C, Paul S, Hughes G, D'Cruz D. The point prevalence of an abnormal ankle-brachial index in antiphospholipid antibody negative patients with livedo reticularis: a controlled study. Ann Rheum Dis 2008;67(2):276–7.

[41] Sangle S, D'Cruz D, Hughes G. Livedo reticularis and pregnancy morbidity in patients negative for antiphospholipid antibodies. Ann Rheum Dis 2005;64(1):147–8.

[42] Francès C, Niang S, Laffitte E, Pelletier FL, Costedoat N, Piette JC. Dermatologic manifestations of the antiphospholipid syndrome: two hundred consecutive cases. Arthritis Rheum 2005;52((6):1785–93.

[43] Asherson R, Frances C, Iaccarino L, Khamashta M, Malacarne F, Piette J, et al. The antiphospholipid antibody syndrome: diagnosis, skin manifestations and current therapy. Clin Exp Rheumatol 2006;24(1):S46.

[44] Kriseman YL, Nash JW, Hsu S. Criteria for the diagnosis of antiphospholipid syndrome in patients presenting with dermatologic symptoms. J Am Acad Dermatol 2007;57(1):112–15.

[45] Erkan D, Lockshin M. Non-criteria manifestations of antiphospholipid syndrome. Lupus 2010;19(4):424–7.

[46] Kaplan SD, Chartash EK, Pizzarello RA, Furie RA. Cardiac manifestations of the antiphospholipid syndrome. Am Heart J 1992;124(5):1331–8.

[47] Denas G, Jose SP, Bracco A, Zoppellaro G, Pengo V. Antiphospholipid syndrome and the heart: a case series and literature review. Autoimmun Rev 2015;14(3): 214–22.

[48] Koniari I, Siminelakis SN, Baikoussis NG, Papadopoulos G, Goudevenos J, Apostolakis E. Antiphospholipid syndrome; its implication in cardiovascular diseases: a review. J Cardiothorac Surg 2010;5(1):101.

[49] Hegde VA, Vivas Y, Shah H, Haybron D, Srinivasan V, Dua A, et al. Cardiovascular surgical outcomes in patients with the antiphospholipid syndrome – a case-series. Heart Lung Circ 2007;16(6):423–7.

[50] Sakaguchi G, Minami K, Nakayama S, Tsuneyoshi H. Aortic valve replacement after previous coronary artery bypass grafting in a patient with antiphospholipid syndrome. Jpn J Thorac Cardiovasc Surg

1998;46(3):257–9.

[51] Long BR, Leya F. The role of antiphospholipid syndrome in cardiovascular disease. Hematol Oncol Clin North Am 2008;22(1):79–94.

[52] Fakhouri F, Noel LH, Zuber J, Beaufils H, Martinez F, Lebon P, et al. The expanding spectrum of renal diseases associated with antiphospholipid syndrome. Am J Kidney Dis 2003;41(6):1205–11.

[53] Sinico RA, Cavazzana I, Nuzzo M, Vianelli M, Napodano P, Scaini P, et al. Renal involvement in primary antiphospholipid syndrome: retrospective analysis of 160 patients. Clin J Am Soc Nephrol 2010;5(7):1211–17.

[54] Daugas E, Nochy D, Huong DL, Duhaut P, Beaufils H, Caudwell V, et al. Antiphospholipid syndrome nephropathy in systemic lupus erythematosus. J Am Soc Nephrol 2002;13(1):42–52.

[55] Tektonidou MG, Sotsiou F, Nakopoulou L, Vlachoyiannopoulos PG, Moutsopoulos HM. Antiphospholipid syndrome nephropathy in patients with systemic lupus erythematosus and antiphospholipid antibodies: prevalence, clinical associations, and long-term outcome. Arthritis Rheum 2004;50(8):2569–79.

[56] Alchi B, Griffiths M, Jayne D. What nephrologists need to know about antiphospholipid syndrome. Nephrol Dial Transplant 2010;25(10):3147–54.

[57] Pons-Estel GJ, Cervera R. Renal involvement in antiphospholipid syndrome. Curr Rheumatol Rep 2014;16(2):1–7.

[58] Gigante A, Gasperini ML, Cianci R, Barbano B, Giannakakis K, Di Donato D, et al. Antiphospholipid antibodies and renal involvement. Am J Nephrol 2009;30(5):405–12.

[59] Hamidou MA, Moreau A, Jego P, Testa A, Banisadr F, Buzelin F, et al. Captopril and aspirin in treatment of renal microangiopathy in primary antiphospholipid syndrome. Am J Kidney Dis 1995;25(3):486–8.

[60] Korkmaz C, Kabukcuoglu S, Isiksoy S, Yalcin AU. Renal involvement in primary antiphospholipid syndrome and its response to immunosuppressive therapy. Lupus 2003;12(10):760–5.

[61] Hughson MD, Nadasdy T, McCarty GA, Sholer C, Min KW, Silva F. Renal thrombotic microangiopathy in patients with systemic lupus erythematosus and the antiphospholipid syndrome. Am J Kidney Dis 1992;20(2):150–8.

[62] Tsagalis G, Psimenou E, Nakopoulou L, Laggouranis A. Effective treatment of antiphospholipid syndrome with plasmapheresis and rituximab. Hippokratia 2010;14(3):215.

[63] Erkan D, Vega J, Ramón G, Kozora E, Lockshin MD. A pilot open-label phase II trial of rituximab for non-criteria manifestations of antiphospholipid syndrome. Arthritis Rheum 2013;65(2):464–71.

[64] Gilburd B, Stein M, Tomer Y, Tanne D, Abramski O, Chapman Y, et al. Autoantibodies to phospholipids and brain extract in patients with the Guillain-Barré syndrome: cross-reactive or pathogenic? Autoimmunity 1993;16(1):23–7.

[65] Erten N, Saka B, Karan MA, Parman Y, Umman B, Tascioglu C. Catastrophic secondary antiphospholipid

syndrome with peripheral nervous system involvement: a case report. Acta Med Okayama 2004;58(2):107–10.

[66] Cuadrado M, Sanna G. Headache and systemic lupus erythematosus. Lupus 2003;12(12):943–6.

[67] Levine SR, Joseph R, D'Andrea G, Welch K. Migraine and the lupus anticoagulant case reports and review of the literature. Cephalalgia 1987;7(2):93–9.

[68] Verrotti A, Cieri F, Pelliccia P, Morgese G, Chiarelli F. Lack of association between antiphospholipid antibodies and migraine in children. Int J Clin Lab Res 2000;30(2):109–11.

[69] Sanna G, D'Cruz D, Cuadrado MJ. Cerebral manifestations in the antiphospholipid (Hughes) syndrome. Rheum Dis Clin North Am 2006;32(3):465–90.

[70] Cuadrado M, Khamashta M, Hughes G. Migraine and stroke in young women. QJM 2000;93(5):317–18.

[71] Hughes G. Migraine, memory loss, and "multiple sclerosis". Neurological features of the antiphospholipid (Hughes') syndrome. Postgrad Med J 2003;79(928):81–3.

[72] Shoenfeld Y, Lev S, Blatt I, Blank M, Font J, von Landenberg P, et al. Features associated with epilepsy in the antiphospholipid syndrome. J Rheumatol 2004;31(7):1344–8.

[73] Cimaz R, Meroni P, Shoenfeld Y. Epilepsy as part of systemic lupus erythematosus and systemic antiphospholipid syndrome (Hughes syndrome). Lupus 2006;15(4):191–7.

[74] Herranz MT, Rivier G, Khamashta MA, Blaser KU, Hughes GR. Association between antiphospholipid antibodies and epilepsy in patients with systemic lupus erythematosus. Arthritis Rheum 1994;37(4):568–71.

[75] Eriksson K, Peltola J, Keränen T, Haapala A, Koivikko M. High prevalence of antiphospholipid antibodies in children with epilepsy: a controlled study of 50 cases. Epilepsy Res 2001;46(2):129–37.

[76] Verrot D, San-Marco M, Dravet C, Genton P, Disdier P, Bolla G, et al. Prevalence and signification of antinuclear and anticardiolipin antibodies in patients with epilepsy. Am J Med 1997;103(1):33–7.

[77] Liou H-H, Wang C-R, Chou H-C, Arvanov VL, Chen R-C, Chang Y-C, et al. Anticardiolipin antisera from lupus patients with seizures reduce a GABA receptor-mediated chloride current in snail neurons. Life Sci 1994;54(15):1119–25.

[78] Hanly JG, Hong C, Smith S, Fisk JD. A prospective analysis of cognitive function and anticardiolipin antibodies in systemic lupus erythematosus. Arthritis Rheum 1999;42(4):728–34.

[79] Erkan D, Barbhaiya M, George D, Sammaritano L, Lockshin M. Moderate versus high-titer persistently anticardiolipin antibody positive patients: are they clinically different and does high-titer anti-β_2-glycoprotein-I antibody positivity offer additional predictive information? Lupus 2010;19(5):613–19.

[80] Caronti B, Calderaro C, Alessandri C, Conti F, Tinghino R, Pini C, et al. Serum anti-β 2-glycoprotein I antibodies from patients with antiphospholipid antibody syndrome bind central nervous system cells. J Autoimmun 1998;11(5):425–9.

[81] Shoenfeld Y, Nahum A, Korczyn A, Dano M, Rabinowitz R, Beilin O, et al. Neuronal-binding antibodies from patients with antiphospholipid syndrome induce cognitive deficits following intrathecal passive transfer. Lupus 2003;12(6):436–42.

[82] Tektonidou MG, Varsou N, Kotoulas G, Antoniou A, Moutsopoulos HM. Cognitive deficits in patients with antiphospholipid syndrome: association with clinical, laboratory, and brain magnetic resonance imaging findings. Arch Intern Med 2006;166(20):2278–84.

[83] Harrison M, Morris K, Horton R, Toglia J, Barsky J, Chait S, et al. Results of intervention for lupus patients with self-perceived cognitive difficulties. Neurology 2005;65(8):1325–7.

[84] Chapman J, Cohen-Armon M, Shoenfeld Y, Korczyn A. Antiphospholipid antibodies permeabilize and depolarize brain synaptoneurosomes. Lupus 1999;8(2):127–33.

[85] Katzav A, Chapman J, Shoenfeld Y. CNS dysfunction in the antiphospholipid syndrome. Lupus 2003;12(12):903–7.

[86] Tanne D, Hassin-Baer S. Neurologic manifestations of the antiphospholipid syndrome. Curr Rheumatol Rep 2001;3(4):286–92.

[87] Krishnan C, Kaplin AI, Deshpande DM, Pardo CA, Kerr DA. Transverse myelitis: pathogenesis, diagnosis and treatment. Front Biosci 2004;9:1483–99.

[88] D'Cruz DP, Mellor-Pita S, Joven B, Sanna G, Allanson J, Taylor J, et al. Transverse myelitis as the first manifestation of systemic lupus erythematosus or lupus-like disease: good functional outcome and relevance of antiphospholipid antibodies. J Rheumatol 2004;31(2):280–5.

[89] Mok CC, Lau CS, Chan E, Wong R. Acute transverse myelopathy in systemic lupus erythematosus: clinical presentation, treatment, and outcome. J Rheumatol 1998;25(3):467–73.

[90] Lavalle C, Pizarro S, Drenkard C, Sanchez-Guerrero J, Alarcon-Segovia D. Transverse myelitis: a manifestation of systemic lupus erythematosus strongly associated with antiphospholipid antibodies. J Rheumatol 1990;17(1):34–7.

[91] Arnson Y, Shoenfeld Y, Alon E, Amital H. The antiphospholipid syndrome as a neurological disease. Semin Arthritis Rheum 2010;40(2):97–108.

第 10 章 儿童抗磷脂综合征

Paediatric Antiphospholipid Syndrome

Nataša Toplak[a] and Tadej Avčin[a]　著

卢燕鸣　译

10.1 前言

抗磷脂综合征（APS）是一种多系统自身免疫性疾病，其临床特点为血管血栓形成、反复流产、血小板减少以及循环中持续存在抗磷脂抗体（aPL）[1]。儿童APS可能出现在母亲aPL经胎盘母婴传播的新生儿期，也可能发生在由自身所产生的aPL导致的儿童期和青少年期。大多数发生在成人APS的临床特征也同样可以发生在儿童；然而，aPL阳性儿童的临床表现受儿科特征的影响，如免疫系统和其他器官的不成熟（凝血功能和中枢神经系统的发育尚不成熟，口服免疫耐受的机制的不断建立和完善），缺乏成人常见的血栓形成危险因素（如动脉粥样硬化、吸烟、高血压和口服避孕药等），还有无妊娠情况，免疫接种，对病毒和细菌感染的概率不断增加等因素都与成人不同[2～4]。

临床上，最有效地诊断APS患者的aPL是抗心磷脂抗体（aCL）、抗β₂糖蛋白Ⅰ抗体（抗β₂GPⅠ）和狼疮抗凝物（LA）。此外，aPL具有不同的致病性，如aPL对凝血途径、内皮细胞、血小板、单核细胞、中性粒细胞及补体途径均可产生影响，同样对纤维蛋白溶解和先天免疫系统也有影响[5]。与成人类似，儿童APS的致病机制尚不完全清楚。然而，有一些证据表明，处在发育中的免疫系统对特定的抗原攻击具有选择性的免疫反应能导致儿童期产生特定的aPL[6,7]。

10.2 流行病学

儿童APS的实际患病率难以估计，因为没有公认的诊断标准，其诊断主要参考成人标准。目前，成人APS分类的共识标准纳入的是血管血栓形成或反复胎儿丢失并伴有ACL、抗β₂GPⅠ或LA滴度升高的患者[1]。儿童APS血栓较多见，较少与孤立的神经或血液系统表现有关联[3,8,9]。复发性胎儿丢失是成人APS最重要的临床标准之一，不适用于儿童，目前的诊断标准可能无法识别出不符合APS临床标准，但又表现出典型的非血栓临床表现并符合APS实验室标准的一类儿童[4,10]。儿

a Department of Allergology, Rheumatology and Clinical Immunology, University Children's Hospital Ljubljana, University Medical Center, Ljubljana, Slovenia

童 APS 分为原发性、孤立性和与基础疾病相关的 APS，最常见的为系统自身免疫性疾病，少见的有恶性肿瘤或其他基础疾病。然而，这种分类并不是很严格，因为患有原发性 APS 的儿童在随访过程中可能会进展为典型的系统性红斑狼疮（SLE）[3,11]。

10.2.1　原发性 APS

原发性 APS 在儿科人群中的患病率尚不清楚，但似乎比成人少。来自大型儿科的注册数据显示，原发性、孤立性 APS 占 APS 患儿的 38% ～ 50%，略低于成人 53% ～ 57%[12,13]。

虽然儿童血栓发生率明显低于成人，但儿童中与 aPL 相关血栓形成的比例似乎高于成人。Manco-Johnson 和 Nuss[14] 研究显示在其机构中被诊断有血栓形成的 78 名儿童中，有 25% 的患儿检测到了 LA。此外，一项土耳其的研究[15] 显示，在 138 名血栓形成的儿童中，有 11.6% 的患儿 aPL 呈阳性，aPL 被认为是继凝血因子 V Leiden 突变以外第 2 类常见的儿童血栓形成风险因素。通过 aPL 和儿童初次发生血栓栓塞相关性的观察性研究 Meta 分析显示，有 1% ～ 22% 的动脉和 2% ～ 12% 的静脉血栓事件会出现在持续 aPL 阳性的患儿人群中[16]。

10.2.2　系统性红斑狼疮与 APS

系统性红斑狼疮（SLE）是 aPL 最常出现的自身免疫性疾病。有 Meta 分析了儿科 SLE 中 aPL 的阳性率和临床意义，结果显示 aCL 的总体阳性率为 44%，抗 β_2GP I 为 40%，LA 为 22%[17]。另据报道，儿童 SLE 的 aPL 发生率中 aCL 为 19% ～ 87%，抗 β_2GP I 为 27% ～ 48%，LA 为 10% ～ 62%[18～24]。报告的儿童 SLE aPL 出现频率差异如此之大可能是由于对检测的敏感性不同和患儿人群在疾病持续时间、临床特征和疾病活动方面的异质性所致。

儿童 aPL 阳性的 SLE 患儿有各种临床表现。一些研究表明，儿童持续 aPL 阳性与 SLE 疾病活动和长期损害显著相关[23,25,26]。加拿大一项针对 137 名 SLE 患儿的大型研究发现，SLE 疾病活动指数与 aCL 和抗 β_2GP I 水平相关，但与不可逆转的疾病损伤无关[23]。而法国研究者对 58 名 SLE 患儿的回顾性研究表明，aPL 阳性患者的疾病损害风险是 aPL 阴性患者的 3 倍[26]。这些研究提示，aPL 可以改变儿童 SLE 的临床表现和长期预后。对于 SLE 儿童，建议在诊断时应同时行 aPL 检测，作为常规筛查项目，至少每年进行一次检测。

10.2.3　其他疾病与 APS

据报道，在儿童特发性关节炎（juvenile idiopathic Arthritis, JIA）的患儿中，有 7% ～ 53% 患儿存在 aCL[27～29]。JIA 的大多数研究发现，aPL 的存在与疾病活动性之间没有关联，也没有观察到 APS 的临床表现。仅有个别报道 JIA 的儿童中有 aPL 相关的血栓形成。在 JIA 患者中观察到 aPL 有限的促血栓潜能，部分原因可能是由于抗 β_2GP I 和 LA 的含量较低。据报道这两者比 aCL 对于血栓形成的作用更具特异性[29]。

循环中的 aPL 已被证实存在于各种其他儿科自身免疫性和非自身免疫性疾病中，包括过敏性紫癜、贝赫切特综合征（白塞病）、结节性多动脉炎、免疫性血小板减少性紫癜、溶血性尿毒症综合征、风湿热和恶性肿瘤等[2,3]。大多数情况下，这些疾病中 aPL 相关的临床表现并不常见，其意义有待进一步证实。

10.2.4　aPL 的环境触发

儿童期许多病毒和细菌感染可诱发 aPL 的产生，但 aPL 的存在往往是短暂的，通常与 APS 的临床表现无关[30,31]。诱发 aPL 产生最常见的感染包括细小病毒 B19、巨细胞病毒、水痘—带状疱疹病毒、人类免疫缺陷病毒、链球菌和葡萄球菌感染、革兰氏阴性菌和肺炎支原体等[30]。由于大多数儿童经常受到病毒和细菌感染，因此，儿童 aPL 偶尔阳性的可能性很高。由于感染后的 aPL 往往是短暂的，所有 aPL 阳性的患儿最好是在近期无感染的情况下，间隔至少 12 周进行至少 2 次检测来验证。

然而，感染后 aPL 阳性所导致 APS 出现的风险并非完全不存在，而且有越来越多的病原体感染性可能作为 APS 的触发因素。有病例报道显示儿童血栓栓塞事件与肺炎支原体感染有关，而肺炎支原体感染是儿童社区获得性肺炎的常见原因[32,33]。在儿童另一种常见感染，即水痘—带状疱疹病毒感染中，也有血栓形成的报道[34,35]，并且与水痘感染后的一个独特的临床暴发性紫癜有关。该疾病与 LA 和获得性蛋白 S 缺乏相关[36]。

此外，儿童和成人接种疫苗后都可以明显诱导 aPL 产生。有报道，在健康成年人中接种流感疫苗和乙肝疫苗之后能诱导 aPL 的产生[37,38]。在健康儿童中甲肝疫苗接种后能诱导机体短暂的产生 aPL[39]。这种现象在 JIA 儿童中接种流感疫苗后也可见到[40]。接种疫苗后产生的 aPL，在大多数病例中仅仅是短暂的，并且迄今为止在健康人群中无相关 APS 的病例的描述。

10.2.5　健康儿童人群中的 aPL

研究发现，可在多达 25% 的无任何潜在疾病的儿童中存在 aPL。这种 aPL 通常为低水平表达，可能是儿童受各种环境因素触发的结果，比如曾经的感染或疫苗接种。健康儿童 aCL 的发生率估计在 3% ～ 28%，高于正常成人人群[41～43]。在健康儿童中抗 β_2GP Ⅰ 的发生率在 3% ～ 7%，在学龄前儿童中抗 β_2GP Ⅰ 的水平似乎比青少年和健康成人要高[42,43]。LA 也明显存在于健康儿童，通常是在术前行凝血筛查时偶尔发现，它是活化部分凝血活酶时间延长的结果[44]。在偶然发现 aPL 阳性的健康儿童中，未来血栓形成的风险较低，但谨慎的做法是在至少间隔 12 周的时间进行随访。

在评估健康儿童的 aPL 检测结果时，免疫反应的年龄依赖性差异也是重要的考虑因素。例如，越来越多的证据表明，婴儿出生后合成的抗 β_2GP Ⅰ 抗体对其分子的结构域 Ⅳ / Ⅴ 具有优先特异性，并且似乎具有较低的血栓形成风险[6,7]。婴儿体内抗 β_2GP Ⅰ 的产生可能与营养抗原或感染的过度免疫反应有关，而与自身免疫性疾病无关。

10.3　儿童 APS 的临床表现

儿童可能会出现各种在成人 APS 也有描述的与 aPL 相关临床表现[3,4]。但在特定的临床事件发生频率上与成人 APS 存在明显的差异，因为儿童通常没有成人常见的血栓形成风险因素。特别是，在儿科人群中，各种孤立的神经系统和血液系统表现可能更易出现，而反复的胎儿丢失显然不是儿科问题，仅在少数例外的青少年病例中报道过。

10.3.1　血栓形成

儿童 APS 典型的临床特征包括静脉、动脉和小血管血栓。APS 中的血管阻塞可能涉及血管丛中各级的动静脉，并且在所有相关器官系统中具有不同的临床表现。与 aPL 相关的儿童静脉和动脉血栓形成最常见的报告部位见表 10.1 和表 10.2[2,3,8,9]。对纳入国际儿科 APS 登记处（Ped-APS 登记处）的 121 名 aPL 相关血栓患儿的分析显示，60% 的儿科 APS 患儿表现为静脉血栓，32% 为动脉血栓，6% 有小血管血栓，还有 2% 为动静脉的混合血栓[3]。下肢深静脉血栓形成占 Ped-APS 登记所有病例的 40%，其次为脑静脉窦血栓（占 7%），3% 为门静脉血栓。

表 10.1　与儿童 aPL 相关的静脉血栓形成

涉 及 血 管	临 床 表 现
四肢	深静脉血栓形成
皮肤	网状青斑，慢性腿部溃疡，表面血栓形成
大静脉	上下腔静脉血栓
肺	肺栓塞，肺动脉高压
大脑	脑静脉窦血栓
眼睛	视网膜静脉血栓
肝	Budd-Chiari 综合征，酶升高
肾上腺	肾上腺功能减退，Addison 病

表 10.2　与儿童 aPL 相关的动脉血栓形成

涉及的血管	临 床 表 现
四肢	缺血，坏疽
大脑	卒中、暂时性缺血性发作、急性缺血性脑病
眼睛	视网膜动脉血栓
肾	肾动脉血栓形成，肾血栓微血管病
心	心肌梗死
肝	肝梗死
肠	肠系膜动脉血栓
骨	骨梗死

最常见的动脉血栓事件是缺血性脑卒中，占所有病例的 26%，2% 的病例为周围动脉血栓，视网膜动脉血栓占 2%。总的来说，包括窦静脉和缺血性脑卒中的脑血管疾病占 Ped-APS 登记处患者的 33%，这明显高于成人报道的 16% ～ 21%[12,13]。手指缺血和肾血栓微血管病是儿科 APS 患者中最常见的小血管血栓。值得注意的是，44% 的患有 APS 的墨西哥儿童报道了手指缺血症，是所有血栓事件中最常见的[9]。不同亚组之间的比较显示，原发性 APS 患者年龄更小，并且动脉血栓

事件发生频率较高，而与基础自身免疫性疾病相关的 APS 患者年龄较大，静脉血栓事件发生频率较高[3]。

在所有 Ped-APS 登记的儿童中，aCL 检出率为 81%，抗 β_2GP Ⅰ 为 67%，LA 为 72%[3]。本组患儿中 33% 儿童 3 种 aPL 亚型全部呈阳性反应，67% 一个或多个 aPL 型呈阴性，这些结果强调了对多个 aPL 亚型进行常规检测在临床实践中的重要性。Male 等人对 58 位 SLE 儿童的研究显示，由于特异性的提高，多个 aPL 亚型阳性与血栓形成之间的关联度比单个 aPL 亚型要强[45]。LA 被认为是预测血栓形成的最强风险因素，而其他 aPL 亚型则未显示出额外的诊断价值[45]。

患有 aPL 相关性血栓的儿童经常表现出易栓症基因的突变，这支持儿童 APS 的多因素发病机制。Berkun 等人[8]在 24 名 APS 儿童中发现，45% 有遗传性血栓性缺陷。此外，在 Ped-APS 登记的 45% 儿童中，有一个或多个遗传性血栓形成危险因素，最常见的亚甲基四氢叶酸还原酶（MTHFR）C677T 多态性、Ⅴ 因子 Leiden 突变、PS/PC 缺乏和凝血酶原 G20210A 杂合性突变[3]。遗传性易栓症检测对于早期识别具有反复血栓形成高风险的儿童 APS 来说尤为重要，因为这些儿童可以从加强和延长抗凝治疗中获益。

10.3.2　非血栓表现

除了血管栓塞之外，aPL 还与多种非血栓临床表现有关，如血小板减少症、溶血性贫血、网状青斑、舞蹈病、横贯性脊髓炎、癫痫、心瓣膜疾病及一些其他罕见表现。其中一些表现通常与儿童持续的 aPL 阳性有关，但这些表现对 APS 患者来说不具有特异性[4,46]。非血栓表现可能作为一个孤立的临床症状或与血栓合并存在。对 Ped-APS 登记处的所有有血栓形成的儿童研究显示，在疾病过程中，有 38% 的患儿伴有血液系统表现，18% 患儿有皮肤表现，16% 的患儿有非血栓神经系统表现。与成人相比，儿童 APS 表现出较高的 Evans 综合征、雷诺现象、偏头痛和舞蹈病的发生率[3]。

在儿童中与 aPL 相关的最常见的血液系统表现是 Evans 综合征、血小板减少症、自身免疫性溶血性贫血和白细胞减少症。血小板减少症通常病情较轻，呈良性，血小板计数通常 $> 50 \times 10^9$/L。El-Bostany 等人[47]对 42 名免疫性血小板减少性紫癜患儿进行了检测，发现在 78% 的慢性病例中，IgG 型 aCL 和抗 β_2GP Ⅰ 抗体滴度均明显升高，而仅在 27% 的急性免疫性血小板减少性紫癜中观察到 IgG 型 aCL 滴度升高和 13% 急性病例中观察到抗 β_2GP Ⅰ 抗体。只有少数关于有严重的 aPL 相关血小板减少症的儿童导致大出血的报道。一些研究报道 aPL 阳性儿童出现孤立血液系统表现的风险增加。这些儿童未来进展为血栓形成或 SLE 的风险明显增加，建议对这些儿童进行更密切的随访[11,47,48]。

尽管 LA 的存在增加了血栓形成的风险，但这种抗体偶尔也可与出血体质有关。这种并发症被称为获得性低凝血酶原血症-狼疮抗凝物综合征。在这种并发症出现之前，通常有病毒感染，其发病机制可能与抗凝血酶原抗体存在，导致血浆凝血酶原迅速耗尽有关[49]。对 74 例患有此综合征的病例回顾性研究显示，有 50% 的患者出现严重出血，但病死率低于 5%。获得性低凝血酶原血症—狼疮抗凝物综合征最常见于年轻人，在几个儿童病例中也有描述[50～52]。在治疗期间，由于血浆凝血酶原水平的提高，血栓形成的风险可能会大大增加。

aPL 的皮肤表现在儿童中尚未得到广泛研究，但在临床实践中，许多 aPL 阳性的儿童表现出慢性的双手冰冷和网状青斑（图 10.1）。此外，有 21% 的儿童出现原发或继发性的雷诺现象[53]。其他一些皮肤病表现也与 APS 有关，包括由于多个小血管阻塞引起的皮肤溃疡（图 10.2）、皮肤坏死、手指坏疽，浅表血栓性静脉炎和指甲襞梗死[54~56]。在 Ped-APS 登记的患儿中，最常见的皮肤疾病是网状青斑（6%）、雷诺现象（6%）和皮肤溃疡（3%）[3]。

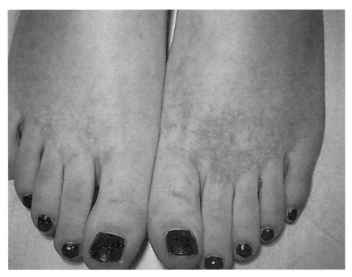

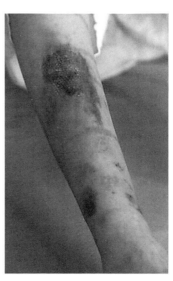

图 10.1 系统性红斑狼疮和抗磷脂抗体（aPL）青少年女孩的网状青斑。

图 10.2 系统性红斑狼疮伴抗磷脂抗体（aPL）阳性儿童腿部的慢性溃疡。

APS 的典型神经系统表现为缺血性卒中和脑静脉窦血栓形成，均由脑血管血栓栓塞引起。其他一些神经系统表现也与 aPL 有关，但 aPL 的促凝血作用并不能完全解释这一现象，这可能是 aPL 与神经元组织直接相互作用或免疫复合物沉积于脑血管壁所致[57~59]。与免疫介导机制相关的神经系统表现包括舞蹈病、癫痫、横贯性脊髓炎、偏头痛、大脑共济失调、暂时性失忆、精神病和周围神经病变等[60]。在 Ped-APS 登记的儿童中最常见的非血栓性神经系统表现是偏头痛（7%）、舞蹈病（4%）和癫痫发作（3%）[3]。舞蹈病被描述为 aPL 阳性儿童一种孤立的临床表现或与 SLE 相关[60、62]。一项对 137 名 SLE 患儿的大规模回顾性队列研究表明，LA 与舞蹈病存在关联，但 aCL、抗 β_2GP I 或 LA 与其他神经精神症状之间并无关联[23]。儿童中 aPL 与舞蹈病之间的关联也得到若干病例报道的支持[63,64]。有两项前瞻性研究报道了儿童癫痫与 aPL 的关系。这两项研究将脑血管疾病排除在癫痫病因之外[65,66]。关于 aPL 和偏头痛之间可能的关系一直存在争议，这点在一项未经筛选的偏头痛儿童的前瞻性研究中并未得到证实[67]。自闭症儿童也有 aPL 水平升高的报道。研究发现 aPL 与更多的行为异常如嗜睡、易怒和刻板表现相关[68]。

超声心动图研究显示，在 11% 的成人 APS 患者中[12]存在类似于 Libman-Sacks 心内膜炎的心脏瓣膜异常，但这种并发症在儿科 APS 中的发生率似乎明显较低。在接受肾活检的泰国 SLE 患儿中，有 16% 的患儿有高血压、急性肾衰竭、蛋白尿和肾功能不全为特征的 APS 相关肾病，这也明显低于成年 SLE 患者（41%）[69]。此外，aPL 还与血管闭塞疾病引起的肝脏、消化系统和肾上腺临床表现有关。

骨骼受累可能是 APS 中未被认识的临床表现，这可能与微血管血栓形成导致骨微梗死、骨坏死以及骨折有关。aPL还与骨关节疾病的发病有关，如骨缺血性坏死，非创伤性骨折，骨髓坏死和Perthes病[70~72]。

10.3.3 灾难性APS

灾难性APS（CAPS）是一种罕见的、可能危及生命的特殊类型APS，其特征是涉及多个器官广泛的微血管血栓形成。CAPS定义是，在很短的时间内（不到1周），至少有3个器官系统的受累，并至少有一个器官系统有病理学证实的小血管栓塞，且实验室确认aPL存在[73,74]。大血管血栓在CAPS中不太常见，但可以与小血管阻塞同时发生。最常见累及的器官系统包括肾脏、肺、中枢神经系统、心脏和皮肤[75,76]。

纳入CAPS国际登记的45例儿科病例的数据显示，大多数患儿有原发性APS（69%），87%的患者最初没有任何血栓形成[76]。在61%的儿科病例中，潜在的感染是最常见的诱发因素，而成人CAPS患者为26%。超过70%的CAPS患儿可以伴有血小板减少，这是CAPS的特征性表现之一[76]。儿童CAPS的死亡率约26%~33%[3,76]。

有人提出了微血管病性抗磷脂综合征的独立的APS类型概念，用以强调可导致微血管病变的不同条件特征，这包括aPL阳性、溶血性尿毒综合症、血栓性血小板减少性紫癜、恶性高血压和相关综合征等[77]（图10.3）。但aPL在这些以血栓微血管病性溶血性贫血为特征的临床条件下的致病作用仍然存在争议，aPL阳性仅仅反映了aPL可能存在对内皮损伤或者仅仅是之前感染免疫反应的一种诱导产物[78]。因此，这些患者的发病还需要考虑其他可能的原因，包括补体基因遗传缺陷（如补体因子H、I、B和膜辅因子蛋白）、获得性补体调节蛋白自身抗体、血管性血友病因子裂解蛋白酶（ADAMTS13）缺陷和遗传性血易栓症等[79~81]。

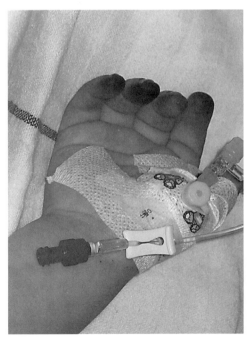

图10.3 患有微血管病性抗磷脂综合征患儿指尖的坏死变化。

10.3.4　新生儿 APS

新生儿 APS 是一种极为罕见的临床疾病，是母亲循环中的 aPL 通过胎盘屏障到达胎儿体内从而导致的新生儿血栓性疾病[82]。在儿童中，由于凝血系统发育不成熟和频繁需要医疗干预（如留置血管导管和强化支持），新生儿期血栓形成的风险最高。越来越多的证据表明，经胎盘传播的 aPL 是导致新生儿血栓的形成的风险因素，但这通常不是血栓形成的充分条件，对其他可能的易栓因素如遗传性（即抗凝血酶、PC 和 PS 缺乏，凝血因子 V Leiden、凝血酶原 20120A 基因突变，MTHFR 基因多态性）和获得性（即先兆子痫、创伤性分娩、复杂性先天性心脏病、中央血管导管及败血症）血栓形成危险因素也应该进行系统的评估[4,82,83]。

最常报告的与经胎盘传播获得的 aPL 相关的是动脉血栓和缺血性卒中，占所有血栓的一半。其他血管也有血栓形成，包括大动脉、外周动脉、肠系膜动脉、肾静脉和锁骨下静脉等[82,83]。超过 60% 的新生儿 APS 至少有一个除 aPL 以外的血栓形成风险因素。新生儿 APS 最常见的临床表现有动脉或静脉导管、败血症、窒息和（或）先天性血栓形成。

来自欧洲 APS 母亲所生婴儿的登记数据显示，在 134 名新生儿中，只有 2 名（1.49%）出现 aPL 相关的临床表现，两名患儿均出现血小板减少，但没有发生血栓[84]。在长期随访期间，134 名儿童中有 4 名患儿（3%）出现了行为异常，包括自闭症、多动症、语言发育延迟和学习障碍，提示患儿可能存在神经发育异常[84,85]。这些儿童神经发育异常的机制可能与早产或宫内 aPL 的暴露有关。

对有新生儿血栓形成的一组新生儿 APS 研究显示，如儿童 aPL 持续阳性，而母亲或脐带血的 aPL 阴性，所有新发病例均发现有额外的获得性或遗传性血栓形成风险因素，在长期随访过程中无血栓事件复发的报告[86]。

10.4　鉴别诊断

鉴于 APS 临床表现的多样性，儿童 APS 的鉴别诊断内容非常广泛，并且鉴别要依赖于靶器官的受累情况。不同亚专业的儿科医师必须警惕与 aPL 相关的血栓形成临床表现，因为它可以影响任何器官系统。由于儿童血栓形成的特点是需要有导致血栓形成的多个风险因素的相互作用[87]。因此，应该对所有出现 aPL 相关血栓事件的儿童进行遗传性易栓症检查（包括 PS、PC、抗凝血酶、因子 F V 莱顿变异，凝血酶原 20210A 基因突变、高同型半胱氨酸血症、高脂蛋白（a）、MTHFR 基因多态性等）和获得性易栓症（感染、固定、手术、创伤、脱水、恶性肿瘤、先天性心脏病、肾病综合征、系统性血管炎及留置导管）风险因素筛查与评估。

aPL 相关的血小板减少症需与典型的特发性血小板减少性紫癜进行鉴别，进一步的随访非常重要，因为这些患儿将来有可能有血栓形成或进展为 SLE[11,47]。

CAPS 应与重症狼疮血管炎、败血症、溶血性尿毒综合征、血栓性血小板减少性紫癜、巨噬细胞活化综合征和弥散性血管内凝血相鉴别[74,88]。

10.5 治疗与疗效

由于该综合征的临床复杂性、aPL 各个亚型不同的致病潜力以及缺乏精心设计的前瞻性研究，对 aPL 阳性患儿的治疗尚存在一定的问题。修改后的成人标准仍然是治疗儿童 aPL 相关血栓形成的主要指南，但必须考虑儿童的生理特征与成人的差异性。例如，血浆促凝血和抗凝蛋白的浓度不同、婴儿难以维持适当的国际标准化比率（INR）水平、生长期儿童使用抗凝剂的不良反应、儿童游戏和体育活动期间较高的出血风险以及依从性等问题[4,89]。

10.5.1 血栓的一级预防

无症状的 aPL 阳性儿童未来血栓形成的风险较低，aPL 阳性率在已经发生血栓的儿童中较高，在 CAPS 患儿风险极高。aPL 的高滴度，特别是 LA 的存在，增加了血栓形成的风险，同时在这些患儿中，遗传性和（或）获得性易栓症危险因素存在的风险也明显增加。值得注意的是，在 Ped-APS 登记处最初被诊断为原发性 APS 的儿童中，有 21% 患儿随着时间的推移发展为明确的 SLE 或狼疮样疾病[3]，这几乎比原发性 APS 成人患者高出 3 倍[90]。

在偶发 aPL 阳性的无症状儿童中，很少出现血栓并发症[44]。一般认为，这些儿童不需要进行任何预防性治疗。对于从未有过血栓，但 aPL 持续阳性的儿童是否推荐预防性治疗，目前尚存在相当大的争议。这些儿童在游戏和运动期间的出血风险可能超过使用低剂量阿司匹林来预防血栓的出血风险，但这点尚未被研究证实。鉴于成人患者的治疗经验[91]，针对儿童 APS 还是要强调个性化治疗，并基于 aPL 的特征（存在多个 aPL 亚型，水平，持续性）和是否有其他易栓危险因素的存在。当存在额外的易栓危险因素时，血栓形成的风险更高，可考虑在 aPL 持续高阳性的儿童中使用皮下注射低分子量肝素进行预防，并覆盖其他高风险情况，如长时间的制动或手术[91]。

羟氯喹具有一定的抗凝特性，可防止 aPL 阳性的 SLE 患者血栓形成[91~93]。小剂量阿司匹林也被用来预防 aPL 阳性的自身免疫性疾病患儿，特别是预防动脉血栓形成，尽管目前还没有证据表明阿司匹林可以预防儿科患者的血栓形成。青少年 aPL 的最佳治疗方案还应包括避免或减少血栓形成的其他风险因素，如吸烟、肥胖、高血压和使用口服避孕药。

10.5.2 血栓的二级预防

治疗患有 APS 儿童的急性血栓事件与其他原因引起的血栓事件没有什么不同。大多数儿童在确诊时即接受抗凝治疗，但治疗的方法和持续时间有所不同。Ped-APS 登记处的患者均根据医师的建议进行治疗，所有静脉血栓的患者均接受长期抗凝治疗，但只有 40% 的动脉血栓患者接受抗凝治疗，同时或不进行抗小板聚集治疗[3]。尽管进行了长期的抗凝治疗，仍有 19% 的初次静脉血栓形成和 21% 的初次动脉血栓形成的儿童患者出现了复发性血栓事件，明显高于成人 APS 患者的报道（3%~16%）[94~96]。

对患有明确 APS 的成人患者进行血栓二级预防的荟萃分析表明，有首次静脉事件的患者，建议抗凝剂使用 INR 的目标值为 2.0~3.0，对于复发和（或）动脉事件患者 INR 的目标值则大于

3.0[91,97]。另一项大型研究表明，对于有 aPL 和首次缺血性脑卒中的成人患者使用低剂量阿司匹林或中等强度的华法林保持 INR 在 1.4 ～ 2.8 之间是可以接受的[98,99]。然而，本试验中大多数患者的 aCL 水平很低，不符合 APS 的分类标准。

鉴于血栓事件的高复发率，似乎有理由考虑在所有明确 APS 的儿科患者中进行抗凝治疗，抗凝治疗效果至少达到成人的 INR 目标值。在加拿大的一项对 SLE 患儿的研究中，在目标 INR 范围 2.0 ～ 3.0 的 LA 阳性患者中，没有 1 例患儿出现第二次血栓事件[100]。但在没有对照试验的情况下，无法确定最佳的治疗方案和持续时间。由于对 aPL 诱导血栓形成的致病机制认识的不断加深，也提出了一些新疗法如口服直接凝血酶抑制剂、Xa 因子抑制剂、抗血小板药物、他汀类药物、补体抑制剂、肽疗法和 B 细胞抑制剂等[101]。然而，尚无这些方法在儿科人群中的应用数据。

10.5.3　CAPS 的治疗

CAPS 患者复发性血栓的风险极高。因此，对 CAPS 治疗措施必然是复杂的，包括消除可能的诱发因素、治疗正在形成的血栓事件并抑制过度的细胞因子风暴等[102,103]。针对诱因的治疗包括，怀疑感染时及时使用抗生素，切除坏死组织，以及在 SLE 疾病活动时用类固醇激素冲击和环磷酰胺进行治疗等措施。正在形成的血栓需要积极地使用大剂量肝素并尝试通过静脉注射免疫球蛋白（IVIG）或血浆置换来促使 aPL 滴度的快速下降。抗凝剂、皮质类固醇激素、血浆置换和（或）IVIG 的治疗方案也与最近一系列报道的儿科 CAPS 最高生存率相关[76]。在 20 位 CAPS 的成人患者中，有 15 位（75%）成功使用了利妥昔单抗[104]。

10.5.4　新生儿 APS 的治疗

目前，尚无新生儿 APS 治疗的统一指南[82,83]。患有脑卒中的婴儿通常只接受有或无抗小板聚集治疗的抗癫痫对症治疗，患有静脉或播散性血栓事件的婴儿则需要进行额外的抗凝、溶栓和（或）血浆置换治疗。以色列研究人员最近对确诊为围产期缺血性卒中或脑静脉窦血栓形成的婴儿进行的一项研究发现，62 例新生儿中有 12 例 aPL 持续升高。在这 12 例患儿中，有 10 例在前瞻性随访期间 aPL 降至正常范围，只有 1 名有复杂血栓形成危险因素存在的婴儿需要长期抗凝。在中位数为 3.5 年的随访中，尽管未进行长期的抗凝治疗，但没有一个婴儿出现反复血栓的事件[105]。

越来越多的证据表明，患有 APS 的母亲所生的儿童可能表现出更高比例的神经发育异常，特别是语言发育延迟和学习障碍，建议在他们的长期随访中纳入定期的神经心理学评估[85,106～108]。在欧洲 APS 母亲所生婴儿登记资料中，134 名儿童中有 4 名（3%）有行为异常，包括自闭症、多动症、语言发育迟缓和学习障碍[84]。

参 考 文 献

[1] Miyakis S, Lockshin MD, Atsumi T, Branch DW, Brey RL, Cervera R, et al. International consensus statement on an update of the classification criteria for definite antiphospholipid syndrome (APS). J Thromb Haemost 2006;4:295–306.

[2] Ravelli A, Martini A. Antiphospholipid syndrome in pediatrics. Rheum Dis Clin North Am 2007;33:499–523.

[3] Avcin T, Cimaz R, Silverman ED, Cervera R, Gattorno M, Garay S, et al. Pediatric antiphospholipid syndrome: clinical and immunologic features of 121 patients in an

international registry. Pediatrics 2008;122:e1100–7.

[4] Aguiar CL, Soybilgic A, Avcin T, Myones BL. Pediatric antiphospholipid syndrome. Curr Rheumatol Rep 2015;17:27.

[5] Giannakopoulos B, Krilis SA. The pathogenesis of the antiphospholipid syndrome. N Engl J Med 2013;368:1033–44.

[6] Ambrozic A, Avicin T, Ichikawa K, Kveder T, Matsuura E, Hojnik M, et al. Anti-beta(2)-glycoprotein I antibodies in children with atopic dermatitis. Int Immunol 2002; 14:823–30.

[7] Andreoli L, Nalli C, Motta M, Norman GL, Shums Z, Encabo S, et al. Anti-β_2-glycoprotein I IgG antibodies from 1-year-old healthy children born to mothers with systemic autoimmune diseases preferentially target domain 4/5: might it be the reason for their "innocent" profile? Ann Rheum Dis 2011;70:380–3.

[8] Berkun Y, Padeh S, Barash J, Uziel Y, Harel L, Mukamel M, et al. Antiphospholipid syndrome and recurrent thrombosis in children. Arthritis Rheum 2006;55:850–5.

[9] Zamora-Ustaran A, Escarcega-Alarcón RO, Garcia-Carrasco M, Faugier E, Mendieta-Zeron S, Mendoza-Pinto C, et al. Antiphospholipid syndrome in Mexican children. Isr Med Assoc J 2012;14:286–9.

[10] Avcin T, Cimaz R, Meroni PL. Recent advances in antiphospholipid antibodies and antiphospholipid syndromes in pediatric populations. Lupus 2002;11:4–10.

[11] Gattorno M, Falcini F, Ravelli A, Zulian F, Buoncompagni A, Martini G, et al. Outcome of primary antiphospholipid syndrome in childhood. Lupus 2003;12:449–53.

[12] Cervera R, Piette J, Font J, Khamashta MA, Shoenfeld Y, Camps T, et al. Antiphospholipid syndrome clinical and immunologic manifestations and patterns of disease expression in a cohort of 1,000 patients. Arthritis Rheum 2002;46:1019–27.

[13] García-Carrasco M, Galarza C, Gómez-Ponce M, Cervera R, Rojas-Rodríguez J, Espinosa G, et al. Antiphospholipid syndrome in Latin American patients: clinical and immunologic characteristics and comparison with European patients. Lupus 2007;16:366–73.

[14] Manco-Johnson MJ, Nuss R. Lupus anticoagulant in children with thrombosis. Am J Hematol 1995;48:240–3.

[15] Tavil B, Ozyurek E, Gumruk F, Cetin M, Gurgey A. Antiphospholipid antibodies in Turkish children with thrombosis. Blood Coagul Fibrinolysis 2007;18:347–52.

[16] Kenet G, Aronis S, Berkun Y, Bonduel M, Chan A, Goldenberg NA, et al. Impact of persistent antiphospholipid antibodies on risk of incident symptomatic thromboembolism in children: a systematic review and meta-analysis. Semin Thromb Hemost 2011;37:802–9.

[17] Avcin T, Silverman ED. Antiphospholipid antibodies in pediatric systemic lupus erythematosus and the antiphospholipid syndrome. Lupus 2007;16:627–33.

[18] Shergy WJ, Kredich DW, Pisetsky DS. The relationship of anticardiolipin antibodies to disease manifestations in pediatric systemic lupus erythematosus. J Rheumatol 1988;15:1389–94.

[19] Ravelli A, Caporali R, Di Fuccia G, Zonta L, Montecucco

C, Martini A. Anticardiolipin antibodies in pediatric systemic lupus erythematosus. Arch Pediatr Adolesc Med 1994;148:398–402.

[20] Gattorno M, Buoncompagni A, Molinari AC, Barbano GC, Morreale G, Stalla F, et al. Antiphospholipid antibodies in paediatric systemic lupus erythematosus, juvenile chronic arthritis and overlap syndromes: SLE patients with both lupus anticoagulant and high-titre anticardiolipin antibodies are at risk for clinical manifestations related. Br J Rheumatol 1995;34:873–81.

[21] Seaman DE, Londino AV, Kwoh CK, Medsger TA, Manzi S. Antiphospholipid antibodies in pediatric systemic lupus erythematosus. Pediatrics 1995;96:1040–5.

[22] Berube C, Mitchell L, Silverman E, David M, Saint Cyr C, Laxer R, et al. The relationship of antiphospholipid antibodies to thromboembolic events in pediatric patients with systemic lupus erythematosus: a cross-sectional study. Pediatr Res 1998;44:351–6.

[23] Avcin T, Benseler SM, Tyrrell PN, Cucnik S, Silverman ED. A followup study of antiphospholipid antibodies and associated neuropsychiatric manifestations in 137 children with systemic lupus erythematosus. Arthritis Rheum 2008;59:206–13.

[24] Ahluwalia J, Singh S, Naseem S, Suri D, Rawat A, Gupta A, et al. Antiphospholipid antibodies in children with systemic lupus erythematosus: a long-term clinical and laboratory follow-up status study from northwest India. Rheumatol Int 2014;34:669–73.

[25] Brunner HI, Silverman ED, To T, Bombardier C, Feldman BM. Risk factors for damage in childhood-onset systemic lupus erythematosus: cumulative disease activity and medication use predict disease damage. Arthritis Rheum 2002;46:436–44.

[26] Descloux E, Durieu I, Cochat P, Vital Durand D, Ninet J, Fabien N, et al. Paediatric systemic lupus erythematosus: prognostic impact of antiphospholipid antibodies. Rheumatology (Oxford) 2008;47:183–7.

[27] Caporali R, Ravelli A, De Gennaro F, Neirotti G, Montecucco C, Martini A. Prevalence of anticardiolipin antibodies in juvenile chronic arthritis. Ann Rheum Dis 1991;50:599–601.

[28] Serra CR, Rodrigues SH, Silva NP, Sztajnbok FR, Andrade LE. Clinical significance of anticardiolipin antibodies in juvenile idiopathic arthritis. Clin Exp Rheumatol 1999;17:375–80.

[29] Avcin T, Ambrozic A, Bozic B, Accetto M, Kveder T, Rozman B. Estimation of anticardiolipin antibodies, anti-beta2 glycoprotein I antibodies and lupus anticoagulant in a prospective longitudinal study of children with juvenile idiopathic arthritis. Clin Exp Rheumatol 2002;20:101–8.

[30] Avcin T, Toplak N. Antiphospholipid antibodies in response to infection. Curr Rheumatol Rep 2007;9:212–18.

[31] Shoenfeld Y, Blank M, Cervera R, Font J, Raschi E, Meroni P-L. Infectious origin of the antiphospholipid syndrome. Ann Rheum Dis 2006;65:2–6.

[32] Witmer CM, Steenhoff AP, Shah SS, Raffini LJ. Mycoplasma pneumoniae, splenic infarct, and transient antiphospholipid antibodies: a new association? Pediatrics 2007;119:e292–5.

[33] Brown SMN, Padley S, Bush A, Cummins D, Davidson S, Buchdahl R. Mycoplasma pneumonia and pulmonary embolism in a child due to acquired prothrombotic factors. Pediatr Pulmonol 2008;43:200 2.

[34] Losurdo G, Giacchino R, Castagnola E, Gattorno M, Costabel S, Rossi A, et al. Cerebrovascular disease and varicella in children. Brain Dev 2006;28:366–70.

[35] Ferrara M, Bertocco F, Ferrara D, Capozzi L. Thrombophilia and varicella zoster in children. Hematology 2013;18:119–22.

[36] Josephson C, Nuss R, Jacobson L, Hacker MR, Murphy J, Weinberg A, et al. The varicella-autoantibody syndrome. Pediatr Res 2001;50:345–52.

[37] Toplak N, Kveder T, Trampus-Bakija A, Subelj V, Cucnik S, Avcin T. Autoimmune response following annual influenza vaccination in 92 apparently healthy adults. Autoimmun Rev 2008;8:134–8.

[38] Martinuc Porobic J, Avcin T, Bozic B, Kuhar M, Cucnik S, Zupancic M, et al. Anti-phospholipid antibodies following vaccination with recombinant hepatitis B vaccine. Clin Exp Immunol 2005;142:377–80.

[39] Karali Z, Basaranoglu ST, Karali Y, Oral B, Kilic SS. Autoimmunity and hepatitis A vaccine in children. J Investig Allergol Clin Immunol 2011;21:389–93.

[40] Toplak N, Subelj V, Kveder T, Cucnik S, Prosenc K, Trampus-Bakija A, et al. Safety and efficacy of influenza vaccination in a prospective longitudinal study of 31 children with juvenile idiopathic arthritis. Clin Exp Rheumatol 2012;30:436–44.

[41] Rapizzi E, Ruffatti A, Tonello M, Piccoli A, Calligaro A, Sfriso P, et al. Correction for age of anticardiolipin antibodies cut-off points. J Clin Lab Anal 2000;14:87–90.

[42] Avcin T, Ambrozic A, Kuhar M, Kveder T, Rozman B. Anticardiolipin and anti-beta(2) glycoprotein I antibodies in sera of 61 apparently healthy children at regular preventive visits. Rheumatology (Oxford) 2001;40:565–73.

[43] Cabiedes J, Trejo-Hernández J, Loredo-Abdalá A, Castilla-Serna L, López-Mendoza AT, Cordero-Esperón HA, et al. Anti-cardiolipin, anti-cardiolipin plus bovine, or human beta(2)glycoprotein-I and anti-human beta(2) glycoprotein-I antibodies in a healthy infant population. Arch Med Res 2002;33:175–9.

[44] Male C, Lechner K, Eichinger S, Kyrle PA, Kapiotis S, Wank H, et al. Clinical significance of lupus anticoagulants in children. J Pediatr 1999;134:199–205.

[45] Male C, Foulon D, Hoogendoorn H, Vegh P, Silverman E, David M, et al. Predictive value of persistent versus transient antiphospholipid antibody subtypes for the risk of thrombotic events in pediatric patients with systemic lupus erythematosus. Blood 2005;106:4152–8.

[46] Avcin T. Antiphospholipid syndrome in children. Curr Opin Rheumatol 2008;20:595–600.

[47] El-Bostany EA, El-Ghoroury EA, El-Ghafar EA. Anti-beta2-glycoprotein I in childhood immune thrombocytopenic purpura. Blood Coagul Fibrinolysis 2008;19:26–31.

[48] Diz-Küçükkaya R, Hacihanefioğlu A, Yenerel M, Turgut M, Keskin H, Nalçaci M, et al. Antiphospholipid antibodies and antiphospholipid syndrome in patients presenting with immune thrombocytopenic purpura: a prospective cohort study. Blood 2001;98:1760–4.

[49] Mazodier K, Arnaud L, Mathian A, Costedoat-Chalumeau N, Haroche J, Frances C, et al. Lupus anticoagulant-hypoprothrombinemia syndrome: report of 8 cases and review of the literature. Medicine (Baltimore) 2012;91:251–60.

[50] Lee MT, Nardi MA, Hadzi-Nesic J, Karpatkin M. Transient hemorrhagic diathesis associated with an inhibitor of prothrombin with lupus anticoagulant in a 1 1/2-year-old girl: report of a case and review of the literature. Am J Hematol 1996;51:307–14.

[51] Yacobovich JR, Uziel Y, Friedman Z, Radnay J, Wolach B. Diffuse muscular haemorrhage as presenting sign of juvenile systemic lupus erythematosus and lupus anticoagulant hypoprothrombinaemia syndrome. Rheumatology (Oxford) 2001;40:585–7.

[52] Anurathapan U, Sasanakul W, Sirachainan N, Kasemkosolsri C, Jaovisidha S, Chuansumrit A. Acquired hypoprothrombinemia inducing bleeding in a girl with transient antiphospholipid antibody: case report. J Med Assoc Thai 2012;95:282–7.

[53] Nigrovic P, Fuhlbrigge RC, Sundel RP. Raynaud's phenomenon in children: a retrospective review of 123 patients. Pediatrics 2003;111:715–21.

[54] Weinstein S, Piette W. Cutaneous manifestations of antiphospholipid antibody syndrome. Hematol Oncol Clin North Am 2008;22:67–77.

[55] Francès C, Niang S, Laffitte E, Pelletier FL, Costedoat N, Piette JC. Dermatologic manifestations of the antiphospholipid syndrome: two hundred consecutive cases. Arthritis Rheum 2005;52:1785–93.

[56] Frances C. Dermatological manifestations of Hughes' antiphospholipid antibody syndrome. Lupus 2010;19:1071–7.

[57] Caronti B, Pittoni V, Palladini G, Valesini G. Anti-beta 2-glycoprotein I antibodies bind to central nervous system. J Neurol Sci 1998;156:211–19.

[58] Chapman J, Cohen-Armon M, Shoenfeld Y, Korczyn AD. Antiphospholipid antibodies permeabilize and depolarize brain synaptoneurosomes. Lupus 1999;8:127–33.

[59] Steens SCA, Bosma GPTH, Steup-Beekman GM, Le Cessie S, Huizinga TWJ, van Buchem MA. Association between microscopic brain damage as indicated by magnetization transfer imaging and anticardiolipin antibodies in neuropsychiatric lupus. Arthritis Res Ther 2006;8:R38.

[60] Angelini L, Zibordi F, Zorzi G, Nardocci N, Caporali R, Ravelli A, et al. Neurological disorders, other than stroke, associated with antiphospholipid antibodies in childhood. Neuropediatrics 1996;27:149–53.

[61] Kiechl-Kohlendorfer U, Ellemunter H, Kiechl S. Chorea as the presenting clinical feature of primary antiphospholipid syndrome in childhood. Neuropediatrics 1999;30:96–8.

[62] Watanabe T, Onda H. Hemichorea with antiphospholipid antibodies in a patient with lupus nephritis. Pediatr Nephrol 2004;19:451–3.

[63] Gidwani P, Segal E, Shanske A, Driscoll C. Chorea associated with antiphospholipid antibodies in a

113

patient with Kabuki syndrome. Am J Med Genet A 2007;143A:1338–41.

[64] Wu SW, Graham B, Gelfand MJ, Gruppo RE, Dinopolous A, Gilbert DL. Clinical and positron emission tomography findings of chorea associated with primary antiphospholipid antibody syndrome. Mov Disord 2007;22:1813–15.

[65] Eriksson K, Peltola J, Keränen T, Haapala AM, Koivikko M. High prevalence of antiphospholipid antibodies in children with epilepsy: a controlled study of 50 cases. Epilepsy Res 2001;46:129–37.

[66] Cimaz R, Romeo A, Scarano A, Avcin T, Viri M, Veggiotti P, et al. Prevalence of anti-cardiolipin, anti-beta2 glycoprotein I, and anti-prothrombin antibodies in young patients with epilepsy. Epilepsia 2002;43:52–9.

[67] Avcin T, Markelj G, Niksic V, Rener-Primec Z, Cucnik S, Zupancic M, et al. Estimation of antiphospholipid antibodies in a prospective longitudinal study of children with migraine. Cephalalgia 2004;24:831–7.

[68] Careaga M, Hansen RL, Hertz-Piccotto I, Van de Water J, Ashwood P. Increased anti-phospholipid antibodies in autism spectrum disorders. Mediators Inflamm 2013;2013:935608.

[69] Cheunsuchon B, Rungkaew P, Chawanasuntorapoj R, Pattaragarn A, Parichatikanond P. Prevalence and clinicopathologic findings of antiphospholipid syndrome nephropathy in Thai systemic lupus erythematosus patients who underwent renal biopsies. Nephrology (Carlton) 2007;12:474–80.

[70] Vasoo S, Sangle S, Zain M, D'Cruz D, Hughes G. Orthopaedic manifestations of the antiphospholipid (Hughes) syndrome. Lupus 2005;14:339–45.

[71] Gorshtein A, Levy Y. Orthopedic involvement in antiphospholipid syndrome. Clin Rev Allergy Immunol 2007;32:167–71.

[72] Ura Y, Hara T, Mori Y, Matsuo M, Fujioka Y, Kuno T, et al. Development of Perthes' disease in a 3-year-old boy with idiopathic thrombocytopenic purpura and antiphospholipid antibodies. Pediatr Hematol Oncol 1992;9:77–80.

[73] Asherson R, Cervera R, De Groot P, Erkan D, Boffa M-C, Piette J-C, et al. Catastrophic antiphospholipid syndrome: international consensus statement on classification criteria and treatment guidelines. Lupus 2003;12:530–4.

[74] Erkan D, Espinosa G, Cervera R. Catastrophic antiphospholipid syndrome: updated diagnostic algorithms. Autoimmun Rev 2010;10:74–9.

[75] Cervera R, Bucciarelli S, Plasín MA, Gómez-Puerta JA, Plaza J, Pons-Estel G, et al. Catastrophic antiphospholipid syndrome (CAPS): descriptive analysis of a series of 280 patients from the "CAPS Registry". J Autoimmun 2009;32:240–5.

[76] Berman H, Rodríguez-Pintó I, Cervera R, Gregory S, de Meis E, Rodrigues CEM, et al. Pediatric catastrophic antiphospholipid syndrome: descriptive analysis of 45 patients from the "CAPS Registry". Autoimmun Rev 2014;13:157–62.

[77] Asherson RA, Pierangeli SS, Cervera R. Is there a microangiopathic antiphospholipid syndrome? Ann Rheum Dis 2007;66:429–32.

[78] Espinosa G, Bucciarelli S, Cervera R, Lozano M, Reverter J-C, de la Red G, et al. Thrombotic microangiopathic haemolytic anaemia and antiphospholipid antibodies. Ann Rheum Dis 2004;63:730–6.

[79] Kravitz MS, Shoenfeld Y. Thrombocytopenic conditions – autoimmunity and hypercoagulability: commonalities and differences in ITP, TTP, HIT, and APS. Am J Hematol 2005;80:232–42.

[80] Kavanagh D, Goodship TH, Richards A. Atypical hemolytic uremic syndrome. Semin Nephrol 2013;33:508–30.

[81] Meglic A, Grosek S, Benedik-Dolnicar M, Avcin T. Atypical haemolytic uremic syndrome complicated by microangiopathic antiphospholipid-associated syndrome. Lupus 2008;17:842–5.

[82] Boffa M-C, Lachassinne E. Infant perinatal thrombosis and antiphospholipid antibodies: a review. Lupus 2007;16:634–41.

[83] Peixoto MV, de Carvalho JF, Rodrigues CEM. Clinical, laboratory, and therapeutic analyses of 21 patients with neonatal thrombosis and antiphospholipid antibodies: a literature review. J Immunol Res 2014;2014:672603.

[84] Mekinian A, Lachassinne E, Nicaise-Roland P, Carbillon L, Motta M, Vicaut E, et al. European registry of babies born to mothers with antiphospholipid syndrome. Ann Rheum Dis 2013;72:217–22.

[85] Abisror N, Mekinian A, Lachassinne E, Nicaise-Roland P, De Pontual L, Chollet-Martin S, et al. Autism spectrum disorders in babies born to mothers with antiphospholipid syndrome. Semin Arthritis Rheum 2013;43:348–51.

[86] Gordon O, Almagor Y, Fridler D, Mandel A, Qutteineh H, Yanir A, et al. De novo neonatal antiphospholipid syndrome: a case report and review of the literature. Semin Arthritis Rheum 2014;44:241–5.

[87] Yang JYK, Chan AKC. Pediatric thrombophilia. Pediatr Clin North Am 2013;60:1443–62.

[88] Golan TD. Lupus vasculitis: differential diagnosis with antiphospholipid syndrome. Curr Rheumatol Rep 2002;4:18–24.

[89] Monagle P, Chan AKC, Goldenberg NA, Ichord RN, Journeycake JM, Nowak-Göttl U, et al. Antithrombotic therapy in neonates and children: Antithrombotic Therapy and Prevention of Thrombosis, 9th ed: American College of Chest Physicians Evidence-Based Clinical Practice Guidelines. Chest 2012;141:e737S–801S.

[90] Tarr T, Lakos G, Bhattoa HP, Szegedi G, Shoenfeld Y, Kiss E. Primary antiphospholipid syndrome as the forerunner of systemic lupus erythematosus. Lupus 2007;16:324–8.

[91] Ruiz-Irastorza G, Cuadrado MJ, Ruiz-Arruza I, Brey R, Crowther M, Derksen R, et al. Evidence-based recommendations for the prevention and long-term management of thrombosis in antiphospholipid antibody-positive patients: report of a task force at the 13th International Congress on antiphospholipid antibodies. Lupus 2011;20:206–18.

[92] Jung H, Bobba R, Su J, Shariati-Sarabi Z, Gladman DD, Urowitz M, et al. The protective effect of antimalarial drugs on thrombovascular events in systemic lupus erythematosus. Arthritis Rheum 2010;62:863–8.

[93] Mok MY, Chan EYT, Fong DYT, Leung KFS, Wong WS, Lau CS. Antiphospholipid antibody profiles and their clinical associations in Chinese patients with systemic lupus erythematosus. J Rheumatol 2005;32:622–8.

[94] Crowther MA, Ginsberg JS, Julian J, Denburg J, Hirsh J, Douketis J, et al. A comparison of two intensities of warfarin for the prevention of recurrent thrombosis in patients with the antiphospholipid antibody syndrome. N Engl J Med 2003;349:1133–8.

[95] Finazzi G, Marchioli R, Brancaccio V, Schinco P, Wisloff F, Musial J, et al. A randomized clinical trial of high-intensity warfarin vs. conventional antithrombotic therapy for the prevention of recurrent thrombosis in patients with the antiphospholipid syndrome (WAPS). J Thromb Haemost 2005;3:848–53.

[96] Cervera R, Serrano R, Pons-Estel G, Ceberio-Hualde L, Shoenfeld Y, de Ramon E, et al. Morbidity and mortality in the antiphospholipid syndrome during a 10-year period: a multicentre prospective study of 1000 patients. Ann Rheum Dis 2015;74:1011–18.

[97] Ruiz-Irastorza G, Hunt BJ, Khamashta MA. A systematic review of secondary thromboprophylaxis in patients with antiphospholipid antibodies. Arthritis Rheum 2007;57:1487–95.

[98] Levine SR, Brey RL, Tilley BC, Thompson JLP, Sacco RL, Sciacca RR, et al. Antiphospholipid antibodies and subsequent thrombo-occlusive events in patients with ischemic stroke. JAMA 2004;291:576–84.

[99] Lim W, Crowther MA, Eikelboom JW. Management of antiphospholipid antibody syndrome: a systematic review. JAMA 2006;295:1050–7.

[100] Levy D, Massicotte M, Harvey E, Hebert D, Silverman E. Thromboembolism in paediatric lupus patients. Lupus 2003;12:741–6.

[101] Erkan D, Aguiar CL, Andrade D, Cohen H, Cuadrado MJ, Danowski A, et al. 14th International Congress on Antiphospholipid Antibodies task force report on antiphospholipid syndrome treatment trends. Autoimmun Rev 2014;13(6):685–96.

[102] Bucciarelli S, Erkan D, Espinosa G, Cervera R. Catastrophic antiphospholipid syndrome: treatment, prognosis, and the risk of relapse. Clin Rev Allergy Immunol 2009;36:80–4.

[103] Cervera R. Catastrophic antiphospholipid syndrome (CAPS): update from the "CAPS Registry". Lupus 2010;19:412–18.

[104] Berman H, Rodríguez-Pintó I, Cervera R, Morel N, Costedoat-Chalumeau N, Erkan D, et al. Rituximab use in the catastrophic antiphospholipid syndrome: descriptive analysis of the CAPS registry patients receiving rituximab. Autoimmun Rev 2013;12:1085–90.

[105] Berkun Y, Simchen MJ, Strauss T, Menashcu S, Padeh S, Kenet G. Antiphospholipid antibodies in neonates with stroke – a unique entity or variant of antiphospholipid syndrome? Lupus 2014;23:986–93.

[106] Nacinovich R, Galli J, Bomba M, Filippini E, Parrinello G, Nuzzo M, et al. Neuropsychological development of children born to patients with antiphospholipid syndrome. Arthritis Rheum 2008;59:345–51.

[107] Nalli C, Iodice A, Andreoli L, Lojacono A, Motta M, Fazzi E, et al. Children born to SLE and APS mothers. Lupus 2014;23:1246–8.

[108] Nalli C, Iodice A, Andreoli L, Lojacono A, Motta M, Fazzi E, et al. The effects of lupus and antiphospholipid antibody syndrome on foetal outcomes. Lupus 2014;23:507–17.

第 11 章　抗磷脂抗体与感染、疫苗和药物

Antiphospholipid Antibodies and Their Relationship With Infections, Vaccines, and Drugs

Jiram Torres Ruiz[ab], MiriBlank[b], Gisele Zandman-Goddard[c], YanivSherer[bd] and Yehuda Shoenfeld[b]　著

熊　苗　赵爱民　译

11.1　前言

第一个涉及微生物和抗磷脂抗体(aPL)分子模拟的依据是狼疮患者的梅毒血清学试验假阳性，患者血清中抗心磷脂抗体（aCL）滴度升高。此外，aPL可在感染[1~7]和多种疫苗接种的患者中检测到[2,8,9]。

APS的特征是aPL的存在，其中最有代表性的抗体是β_2糖蛋白 I [10]（β_2GP I）。人β_2GP I 分子是一种高度糖基化的膜黏附糖蛋白（含有326个氨基酸），存在于血浆中，浓度为 150~300 μg/mL[11]。aPL在该综合征病理生理机制中的重要性在于诱导β_2GP I 产生的特异性T细胞耐受，减少了抗β_2GP I 抗体的产生和减退该病实验模型的临床表现。就这一点而言，耐受性树突状细胞（tDCs）是效应/记忆T细胞出现诱导耐受的主要的诱导细胞。Torres Aguilar等人研究结果表明，在体外，暴露于IL-10和TGF-β_1的外周血单核细胞经β_2GP I 诱导后，获得了特异的β_2GP I tDCs表型。这些细胞表达较少的共刺激分子，产生较少的IL-12p75。它们还促进记忆/效应T细胞中IL-2和IFN-γ的降调节，促进IL-10的分泌上调。此外，tDCs刺激的记忆/效应T细胞与β_2GP I 特异性树突状细胞共培养后，其增殖水平显著降低。这种作用依赖于诱导凋亡和调节性T细胞表型的改变[12]。与成熟树突状细胞相比，体外诱导的针对从BALB/c小鼠分离的整个β_2GP I 分子或其 I 和 V 结构域的tDCs，产生的促炎细胞因子（IL-1β、IL-12p70和IL-23）较少。在APS的实验小

a Department of Immunology and Rheumatology, InstitutoNacional de CienciasMedicas y Nutricion Salvador Zubiran, Mexico City, Mexico

b The Zabludowicz Center for Autoimmune Diseases, Sheba Medical Center, Tel—Hashomer, Sackler Faculty of Medicine, Tel-Aviv University, Tel-Aviv, Israel

c Department of Medicine C, Wolfson Medical Center, Hospital Management, Sackler Faculty of Medicine, Tel—Aviv University, Tel—Aviv, Israel

d Barzilai Medical Center, Ashkelon, Faculty of Health Sciences, Ben—Gurion University of the Negev, Israel

鼠模型中，采用 β_2GP I 特异性 tDCs 进行免疫或其结构域 I 诱导的调节性 T 细胞扩增，可减少促炎细胞因子（IFN-γ 和 IL-17）的产生，增加脾细胞分泌 IL-10 和 TGF-β。将这些调节性 T 细胞转输到实验性 APS 小鼠体内后，胎儿丢失率明显降低，抗 β_2GP I 抗体明显减少。而且，结构域 I 特异性 tDCs 治疗可减少胎鼠丢失，采用 β_2GP I 或其结构域 I 特异性 tDCs 免疫小鼠能降低抗 β_2GP I 抗体的产生[13]。

在本章中，我们将重点关注 APS/抗 β_2GP I 抗体和感染、疫苗、药物之间关系的最新进展。

11.2 aPL 和感染

11.2.1 aPL 与病毒感染

aCL、LA 的产生都与许多病毒感染有关，包括丙型肝炎病毒、人类免疫缺陷病毒（HIV）、巨细胞病毒（CMV）、水痘带状疱疹、EB 病毒、腺病毒和细小病毒 B19，尽管在大多数情况下并没有 APS 的临床表现[1,14,15]。

在某些情况下，这些病毒抗原抗体的存在与血栓形成有关，如表 11.1 所示[3~5,10,16~21]，这些抗体可能是暂时的，在 2 或 3 个月内消失，但也可能与感染后出血或血栓形成有关。

表 11.1 病毒感染相关的 APS 表现

病毒种类	心磷脂	β_2GP I	一过性的	APS 表现[3~5,10,16~21]
丙型肝炎	IgG	+	+/-	血栓形成，脑梗
乙型肝炎	IgG	-	+	未观察到
疱疹病毒 EBV	IgG, IgM	+	+	肺栓塞，血栓形成
水痘	IgG, IgM	-	+	肺栓塞，血栓形成
细小病毒 B19	IgG	+	+	血栓形成
巨细胞病毒（CMV）	IgG, IgM	+	+	血栓形成
人类T淋巴细胞白血病病毒 I 型 HTLV-1	IgA	-	+	未观察到
人类免疫缺陷病毒（HIV）	IgG, IgM, IgA	+	+/-	腿部溃疡坏死，肺栓塞，静脉血栓栓塞，动静脉血栓形成，血管炎，网状组织增生
腺病毒	IgG	+	+	血小板减少
疱疹病毒-6	IgG	-	+	脑梗死

注：PE，肺栓塞；ND，未检测到；VE，静脉血栓栓塞。

研究发现 EB 病毒感染后 aPL 的一过性表达可导致深静脉血栓形成和肺栓塞[1,24]。通过临床上观察到 37% 急性 EB 病毒感染患者可出现的一过性 aPL 阳性，这一现象强调了这些发现的重要性[25]。在出现一过性 aPL 阳性的多种病毒感染的患者中确实排除了长期存活的、潜在的 EB 病毒感染的 B 细胞的存在，这些 B 细胞在暴露于第二信号时可能受到干扰[26]。

HIV携带者和HIV携带者急性冠状动脉综合征患者的aPL和aCL-IgG亚型出现频率要明显高于HIV阴性者[27,28]。然而，这些抗体是否与血栓形成有关尚不清楚。此外，甲型H1N1流感或疱疹病毒感染可能与灾难性APS（CAPS）有关[29,30]。

11.2.2 aPL与细菌、分枝杆菌、酵母和寄生虫感染

表11.2总结了与感染源相关的aPL的发生率。

表11.2 aCL在细菌、立克次体、酵母、寄生虫和螺旋体感染中的阳性率

感染/微生物	阳性率/%	aCL种类
麻风	33 ~ 67	IgG, IgM, IgA
结核	27 ~ 53	IgG, IgM
细菌性心内膜炎	5 ~ 44	IgG, IgM
幽门螺杆菌	不明确	IgG, IgM
支原体肺炎	20 ~ 53	IgG, IgM, IgA
金黄色葡萄球菌	43	IgG, IgM, IgA
链球菌	80	IgG, IgM, IgA
化脓性链球菌	0 ~ 80	IgG, IgM
沙门氏菌	60	IgG, IgM, IgA
大肠杆菌	67	IgG, IgM, IgA
鸟疫	33	IgG, IgM, IgA
贝氏柯克斯体	42 ~ 84	IgG, IgM
钩端螺旋体病	50	IgG
伯氏疏螺旋体	14 ~ 41	IgG, IgM
酿酒酵母	不明确	IgG
疟疾	30	IgG, IgM
黑热病	不明确	IgG

ND, not defined.
来源：From Blank M, Asherson RA, Cervera R, Shoenfeld Y. Antiphospholipid syndrome infectious origin. J ClinImmunol, 2004, 4(1):12-23.

感染患者aCL无β_2GP I特异性要求，对114例梅毒、肺结核和克雷伯氏菌感染患者的血清分析显示，aCL的阳性率分别为64%、5%和6%。所有患者β_2GP I均为阴性。然而，在麻风患者中，IgG、IgM-aCL/β_2GP I和IgG-aCL水平均明显升高，有些与疾病活动有关[31 ~ 33]。其他研究者已经注意到在治愈的麻风患者血清中存在持续性aPL（IgM-aCL和IgM-抗β_2GP I）阳性，但是无患者有血栓形成[36]。据报道，幽门螺杆菌[35]和金黄色葡萄球菌[36]与灾难性APS（CAPS）之间存在直接关联。

另一个可能与aPL相关的细菌是贝纳特氏立克次体，因为它们的肽链LKTPRV和KDKATF是β_2GP I抗体的靶表位[37]。

酿酒酵母与抗β_2GP I抗体之间的相互关系非常令人寻味。研究人员发现炎症性肠病患者循

环中aCL/抗β_2GP I 抗体滴度明显升高[38~41]。作者评估了抗酿酒酵母抗体（ASCA）在APS患者中的流行率和特性[42]，并证实了APS患者ASCA阳性率（20.0%）明显高于健康对照组（5.0%）（$P<0.05$）。从ASCA阳性患者血清中亲和纯化的抗β_2GP I 能特异性结合到酵母细胞壁的磷酸肽甘露聚糖部分[42]。

链球菌M蛋白与心脏组织抗原之间，以及N-乙酰-β-D-葡萄糖胺（GlcNAc）与引起Sydenham舞蹈病的神经细胞之间的交叉反应抗体[43]是RF（风湿热）的发病机制之一。RF和APS是具有与心脏疾病和神经疾病相似病理学特征的自身免疫性疾病。事实上，M蛋白、GlcNAc和β_2GP I 具有共同的抗原表位，这一点可以通过APS患者的抗β_2GP I 抗体与链球菌M蛋白和GlcNAc结合来证明。这些结果提示RF和APS的体液免疫存在重叠现象，这支持了心脏瓣膜病变和中枢神经系统（CNS）异常存在共同发病机制的假说[43]。此外，针对N-连接聚糖的抗体，如GlcNAc和半乳糖（galactose）-N-乙酰半乳糖胺（GalNAc），它们是细菌细胞壁上不同分子的一部分，存在于APS患者中，40%～60%与β_2GP I 有交叉反应，与妊娠丢失显著相关，预测的敏感性为56%，特异性为85%（$P=0.02$），尽管与其他APS特征，如血栓形成和中枢神经系统受累没有关系。因此，在APS患者中，感染不仅是第二常见的死亡原因[44]，而且感染还参与了APS病理生理学过程，并与APS患者的预后有关。

11.3 APS 的感染来源

在广泛回顾了多种感染和APS临床表现之间的关系的研究基础上[1~7]，我们[17~19]和其他学者[45,46]提出，感染源和β_2GP I 分子之间的分子模拟可能导致致病性抗β_2GP I 抗体的产生，我们设想这可能是APS的病因之一。在寻找从APS患者纯化的抗β_2GP I 抗体亲和力的β_2GP I 分子上的主要靶表位时，我们将检测到的自身抗体引入肽噬菌体展示库，经过生物扫描，我们确定了三个一致的氨基酸序列[18]。发现这三个肽A:NTLKTPRVGGC、B:KDKATFGTHDGC和C:CATLRVYKGG是β_2GP I 上3个不同区域的模拟物，对应于β_2GP I 分子的结构域 I-II、III 和 IV[18]。β_2GP I 相关肽在体外可显著改善抗β_2GP I 介导的内皮细胞活化，抑制单核细胞与内皮细胞的黏附，抑制黏附分子的表达。在一个动物模型中，这些肽链分子能阻止抗β_2GP I 抗体在幼鼠中诱导实验性APS的产生[18]。SwissProt蛋白质数据库显示，结合抗β_2GP I 抗体的新六肽与不同细菌和病毒的膜颗粒之间具有高度同源性（完全或一个不匹配）。TLRVYK序列与8种不同的细菌，包括流感嗜血杆菌、淋病奈瑟菌和痢疾志贺氏菌、EB病毒、HIV、多瘤病毒、人CMV和腺病毒等病毒具有同源性[19]。为了证明病原菌与β_2GP I 分子之间可能存在分子相似性，用与TLRVYK肽结构同源的微生物病原菌免疫BALB/c小鼠，小鼠可产生不同亲和力的抗β_2GP I 抗体。用流感嗜血杆菌、淋病奈瑟菌和破伤风类毒素（TTd）免疫小鼠可产生最高亲和力的抗β_2GP I 抗体[19]。输注抗TLRVYK抗体的未成年小鼠与输注致病性抗β_2GP I 抗体的对照组小鼠相似，均可出现以血小板减少、活化部分凝血活酶时间延长（APTT）和胎仔丢失增加为表现的实验性APS表现[19]。此外，合成肽A:NTLKTPRVGGC类似于普通细菌[18]，能够逆转aPL介导的小鼠血栓形成[46]。用CMV衍生肽免疫小鼠可诱导小鼠产生aPL，同时可引起小鼠体内血栓形成和内皮细胞活化[45,46]。此外，还发现具有

aPL和识别GDKV肽的抗β_2GP Ⅰ活性的单克隆抗体在体内具有血栓形成原性。该结构域与TADL、TIFI、VITT和SGDF具有结构相似性，这4个肽是部分病毒（腺病毒和CMV）的一部分。用TIFI免疫小鼠脾细胞产生的单克隆抗体能与PL结合，具有LA（狼疮抗凝物）活性，并能在体外诱导脐静脉内皮细胞黏附分子的表达。另外，采用ELISA方法发现54例APS患者的血清可与TIFI显著结合[47]。

采用与CMV、人类2型腺病毒、枯草芽孢杆菌和β_2GP Ⅰ上假定的磷脂结合区具有同源性的肽分子在小鼠模型中可诱导实验性APS模型[21]。然而，在另一个血栓模型中，大鼠输注具有抗β_2GP Ⅰ抗体活性的总IgG却不会导致血栓形成，除非将细菌脂多糖（LPS）作为"第二次打击"注射给予大鼠[20]。有研究者利用瞬时共转染的人微血管内皮细胞（该细胞具有不同组成部分Delta-TRAF2、Delta-TRAF6、Delta-MyD88的显性阴性结构）和报告基因（NF-κB荧光素酶和pCMVβ-半乳糖苷酶）来分析抗β_2GP Ⅰ或LPS介导的内皮细胞信号转导通路的变化，结果表明，抗β_2GP Ⅰ抗体与LPS或白细胞介素-1（IL-1）诱导的信号通路级联反应具有相似性。Delta-TRAF6和Delta-MyD88能显著抑制IL-1和LPS诱导的NF-κB活化。Delta TRAF2（参与TNF激活NF-κB）不影响激活，可导致内皮细胞表面toll样受体（TLR）家族参与并直接诱导激活导致高凝状态[48]。LPS通过TLR4激活全身炎症反应。许多研究表明，B细胞表达的TLR4能识别LPS和一些致病性抗原，包括病毒蛋白和寄生性热休克蛋白[49]。

Pierangeli等人通过研究LPS非应答（LPS$^{-/-}$）小鼠血小板源性aPL活性及TLR4基因多态性与APS的相关性，证实TLR4在APS发病过程中的重要性。与对照组使用的人IgG相比，从APS患者纯化的亲和IgG在LPS$^{+/+}$小鼠的提睾肌微循环中诱导出了更严重的血栓形成，并增强了白细胞与内皮细胞的黏附性。与LPS$^{+/+}$小鼠相比，β_2GP Ⅰ耗尽的aPL，LPS$^{-/-}$小鼠的血栓和黏附内皮细胞的白细胞均明显减少。IgG-APS诱导的LPS$^{+/+}$小鼠颈动脉组织因子（TF）活性明显高于LPS$^{-/-}$小鼠。Asp299Gly和Thr399Ile tlr4基因多态性的出现频率显著低于对照组。基于在LPS$^{-/-}$小鼠中的这一数据以及APS伴血栓形成患者中保护性多态性的减少，我们认为TLR4参与了aPL与内皮细胞在体内的相互作用[50]。

11.4 aPL 和疫苗

健康人接种重组乙型肝炎和流感疫苗后血清中可发现aPL[8,51,52]，在报道的1例SLE患者体内出现高滴度的aPL且与脑卒中明显相关[9,53,54]。

疫苗与APS之间的关系已在TTd动物模型中得到了验证。Bakimer等人研究结果表明，用杂交瘤技术（H3 mAb）制备的TTd免疫人单克隆IgM抗体可诱导小鼠发生aCL原发性阳性APS，表现为APTT延长、生殖力下降（21% vs 48%）（$P < 0.005$）和100%的胎仔吸收率等[55]。抗体与TTd和人心磷脂呈β_2GP Ⅰ依赖性反应，TLRVYK被发现是靶表位，并且被动转输TLRVYK抗体可诱导APS的产生[56]。

其他使用TTd特异性单克隆抗体与β_2GP Ⅰ（MAb26）存在强烈反应的研究证实了这些发现，因为它们产生了胎仔吸收（$P < 0.000\,5$），生殖率显著下降（$P < 0.000\,5$），健康幼崽量显著下降

（$P < 0.0005$）等表现。此外，采用免疫组化方法也证实在小鼠蜕膜中存在抗体[57]。

小鼠 TTd 免疫相关的生殖病理学表现取决于小鼠的遗传背景和使用佐剂的种类，因为 BALB/c 和 C57BL/6 小鼠在完全弗氏佐剂（CFA）预处理后再用明矾（Al）或甘油（glyco）佐剂进行 TTd 超免疫，结果显示 C57BL/6 小鼠的生殖能力明显降低，而 BALB/c 小鼠的产仔数显著减少[58]。另外，在不完全弗氏佐剂（IFA）中使用脂多糖（LPS）或肽聚糖（PGN）预处理和用甘氨酸中的 TTd 免疫的 BALB/c 小鼠，用 PGN 处理后，其繁殖力最低（40%），生育率更低，幼鼠更小[58]（$P < 0.05$）。

Petrušić 等人研究结果表明，BALB/c 系的 CFA/LPS/TTd 和 C57BL/6 系的 LPS/TTd 联合作用产生的高亲和力 aPL，能明显降低 BALB/c 小鼠的繁殖力和生殖力，而 C57BL/6 小鼠仅降低生殖力（$P < 0.05$）[60]。某些细菌佐剂（如 LPS）诱导的高亲和力致病性 aPL 抗体的能力可以通过降低可能具有保护作用的天然（环状构象）抗体的数量来促进该亚型的优势表达[60]。在人类中，有白喉—破伤风疫苗接种后的发生 APS 的病例报告[61]。

11.5　药物诱导的 aPL

药物性 aPL 的发病率和致病性普遍较低。一些与 LA 产生有关的药物包括[62]以下几种。

（1）抗心律失常药：普鲁卡因胺、奎尼丁/奎宁。

（2）抗精神病药：氯丙嗪（CPZ）、氟哌啶醇、氟苯那津、普萘嗪及氯氮平。

（3）抗抑郁药：多塞平。

（4）抗惊厥药：苯妥英钠、丙戊酸。

（5）免疫治疗药物：IFN-α，IL-2。

（6）抗肿瘤坏死因子生物制剂：依那西普、英夫利昔单抗及阿达木单抗。

（7）抗高血压药：水杨酸、普萘洛尔及阿昔布洛尔。

（8）抗生素：青霉素、阿莫西林、链霉素及柳氮磺胺吡啶。

普鲁卡因胺和其他药物诱导的 aPL 与 aCL、抗 β_2GP I 抗体和血栓形成有关[63~65]。吩噻嗪诱导的 aPL 被认为是非致病性的，而氯丙嗪是诱导药物相关的 aPL 产生的最常见药物[66]。然而，血栓形成仅在少数病例中出现。对 25 项独立研究中 650 多名 LA 阳性患者的回顾性分析显示，有 78 名患者具有药物诱导抗体。有关药物有吩噻嗪（$n=69$）、普鲁卡因胺（$n=5$）、肼嗪（$n=3$）和苯妥英钠（$n=1$）[47]。

对药物诱导的 aPL 抗体的易感性可能取决于：① 乙酰化状态：慢乙酰化者比快乙酰化者更早产生抗体；② HLA-DR 多态性：在水杨酸相关的 SLE 患者中发现 HLD-DR4 的出现频率高；③ C4A 和 CB4 基因座（ir4）存在空等位基因及 C4 与活化细胞因子诱导的 SH2 蛋白（C1S）结合的抑制作用[67,68]；④ 抗心律失常药引起的膜结构改变导致了新抗原或隐匿抗原的暴露[62]。

在抗肿瘤坏死因子治疗方面，一些研究表明，在英夫利昔单抗治疗的患者中，IgG-aCL 和 IgM-aCL 的阳性率分别为 1% 和 4.8%[62]。在用英夫利昔单抗治疗的类风湿关节炎（RA）和强直性脊柱炎（AS）患者中，aPL阳性率均显著高于对照组（RA 21%，AS27%）[69,70]。

11.6 总结

aPL的产生与病原体感染、疫苗接种和药物之间的关联已经明确。在大多数情况下，aPL的产生似乎是短暂的，但可能与血栓性事件、反复的胎儿丢失或APS的其他临床表现有关。aPL引起的病理生理事件的机制可能涉及以下几个方面：① 自身免疫性疾病的遗传倾向；② 免疫球蛋白结构CDRs中的特定氨基酸序列可能导致抗体致病；③ aPL可以通过与促炎性微/宏观环境相一致的分子模拟识别自身结构；④ 由于二次打击（感染、炎症或创伤）触发的潜在感染记忆细胞的旁观者激活过程而导致的自身反应性B细胞克隆的爆发，与T调节细胞反馈机制减少有关。此外，TTd与β_2GP I之间的分子模拟在APS动物模型中得到了明确的证明。总之，无论是否与二次打击相关，由于感染等多种可能因素综合诱导而产生的aPL，都可以解释致病性、非致病性或短暂循环aPL的产生。

参 考 文 献

[1] Uthman IW, Gharavi AE. Viral infections and antiphospholipid antibodies. Semin Arthritis Rheum 2002;31(4):56–63.

[2] Zandman-Goddard G, Blank M, Shoenfeld Y. Antiphospholipid antibodies and infections. In: Asherson RA, Cervera R, Piette JC, Shoenfeld Y, editors. The antiphospholipid syndrome II: autoimmune thrombosis. Amsterdam, The Netherlands: Elsevier Publisher; 2002. p. 343–61.

[3] Asherson RA, Cervera R. Antiphospholipid antibodies and infections. Ann Rheum Dis 2003;62(5):388–93.

[4] Blank M, Asherson RA, Cervera R, Shoenfeld Y. Antiphospholipid syndrome infectious origin. J Clin Immunol 2004;24(1):12–23.

[5] Avcin T, Toplak N. Antiphospholipid antibodies in response to infection. Curr Rheumatol Rep 2007;9(3):212–18.

[6] Sène D, Piette JC, Cacoub P. Antiphospholipid antibodies, antiphospholipid syndrome and infections. Autoimmun Rev 2008;7(4):272–7.

[7] Amin NM. Antiphospholipid syndromes in infectious diseases. Hematol Oncol Clin North Am 2008;22(1):131–43.

[8] Martinuc-Porobic J, Avcin T, Bozic B, Kuhar M, Cucnik S, Zupancic M, et al. Anti-phospholipid antibodies following vaccination with recombinant hepatitis B vaccine. Clin Exp Immunol 2005;142(2):377–80.

[9] Tarján P, Sipka S, Lakos G, Kiss E, Ujj G, Szegedi G. Influenza vaccination and the production of anti-phospholipid antibodies in patients with systemic lupus erythematosus. Scand J Rheumatol 2006;35(3):241–3.

[10] Galli M, Comfurius P, Maassen C, Hemker HC, de Baets MH, van Breda-Vriesman PJ, et al. Anticardiolipin antibodies (ACA) directed not to cardiolipin but to a plasma protein cofactor. Lancet 1990;335(8720):1544–7.

[11] Bouma B, de Groot PG, van den Elsen JM, Ravelli RB, Schouten A, Simmelink MJ, et al. Adhesion mechanism of human beta (2)-glycoprotein I to phospholipids based on its crystal structure. EMBO J 1999;18(19):5166–74.

[12] Torres-Aguilar H, Blank M, Kivity S, Misgav M, Luboshitz J, Pierangeli SS. Tolerogenic dendritic cells inhibit antiphospholipid syndrome derived effector/memory CD4+ T cell response to β_2GP I. Ann Rheum Dis 2011;71(1):120–8.

[13] Zandman-Goddard G, Pierangeli SS, Gertel S, Blank M. Tolerogenic dendritic cells specific for β_2-glycoprotein-I Domain-I, attenuate experimental antiphospholipid syndrome. J Autoimmun 2014;54:72–80.

[14] Hunt JE, McNeil HP, Morgan GJ, Crameri RM, Krilis SA. A phospholipid beta 2-glycoprotein I complex is an antigen for anticardiolipin antibodies occurring in autoimmune disease but not with infection. Lupus 1992;1(2):75–81.

[15] Barzilai O, Sherer Y, Ram M, Izhaky D, Anaya JM, Shoenfeld Y. Epstein-Barr virus and cytomegalovirus in autoimmune diseases. Are they notorious? A preliminary report. Ann NY Acad Sci 2007;1108:567–77.

[16] Barnabe CC, LeClercq SA, Fitzgerald AA. The development of inflammatory arthritis and other rheumatic diseases following stem cell transplantation. Semin Arthritis Rheum 2009;39(1):55–60.

[17] Blank M, Waisman A, Mozes E, Koike T, Shoenfeld Y. Characteristics and pathogenic role of anti-beta2-glycoprotein I single-chain Fv domains: induction of experimental antiphospholipid syndrome. Int Imunnol

1999;11(12):1917–26.

[18] Blank M, Shoenfeld Y, Cabilly S, Heldman Y, Fridkin M, Katchalski-Katzir E. Prevention of antiphospholipid syndrome and endothelial cell activation by synthetic peptides. Proc Natl Acad Sci USA 1999;96(9):5164–8.

[19] Blank M, Krause I, Fridkin M, Keller N, Kopolovic J, Goldberg I, et al. Bacterial induction of autoantibodies to beta-2-glycoprotein-I accounts for the infectious etiology of antiphospholipid syndrome. J Clin Invest 2002;109(6):797–804.

[20] Fischetti F, Durigutto P, Pellis V, Debeus A, Macor P, Bulla R, et al. Thrombus formation induced by antibodies to beta2-glycoprotein I is complement dependent and requires a priming factor. Blood 2005;106(7):2304–46.

[21] Gharavi EE, Chaimovich H, Cucurull E, Celli CM, Tang H, Wilson WA, et al. Induction of antiphospholipid antibodies by immunization with synthetic viral and bacterial peptides. Lupus 1999;8(6):449–55.

[22] Mizumoto H, Maihara T, Hiejima E, Shiota M, Hata A, Seto S, et al. Transient antiphospholipid antibodies associated with acute infections in children: a report of three cases and a review of the literature. Eur J Pediatr 2006;165(7):484–8.

[23] Toyoshima M, Maegaki Y, Yotsumata K, Takei S, Kawano Y. Antiphospholipid syndrome associated with human herpesvirus-6 infection. Pediatr Neurol 2007;37(6):449–51.

[24] van Hal S, Senanayake S, Hardiman R. Splenic infarction due to transient antiphospholipid antibodies induced by acute Epstein-Barr virus infection. J Clin Virol 2005;32(3):245–7.

[25] Ben-Chetrit A, Wiener-Well Y, Fadeela A, Wolf DG. Antiphospholipid antibodies during infectious mononucleosis and their long term significance. J Clin Virol 2013;56(4):312–15.

[26] McNally T, Purdy G, Mackie IJ, Machin SJ, Isenberg DA. The use of an anti-beta 2-glycoprotein-I assay for discrimination between anticardiolipin antibodies associated with infection and increased risk of thrombosis. Br J Haematol 1995;91(2):471–3.

[27] Becker AC, Libhaber E, Sliwa K, Singh S, Stewart S, Tikly M, et al. Antiphospholipid antibodies in black south Africans with HIV and acute coronary syndromes: prevalence and clinical correlates. BMC Res Notes 2011;4:379.

[28] Abdollahi A, Morteza A. Serum concentrations of antiphospholipid and anticardiolipin antibodies are higher in HIV-infected women. Rheumatol Int 2012;32(7):1927–32.

[29] Catoggio C, Alvarez-Uria A, Fernandez PL, Cervera R, Espinosa G. Catastrophic antiphospholipid syndrome triggered by fulminant disseminated herpes simplex infection in a patient with systemic lupus erythematosus. Lupus 2012;21(12):1359–61.

[30] Durkin M, Marchese D, Robinson MD, Ramgopal M. Catastrophic antiphospholipid syndrome (CAPS) induced by influenza A virus subtype H1N1. BMJ Case Rep 2013. http://dx.doi.org/10.1136/bcr-2013-200474.

[31] deLarrañaga GF, Forastiero RR, Martinuzzo ME, Carreras LO, Tsariktsian G, Sturno MM, et al. High prevalence of antiphospholipid antibodies in leprosy: evaluation of antigen reactivity. Lupus 2000;9(8):594–600.

[32] Elbeialy A, Strassburger-Lorna K, Atsumi T, Bertolaccini ML, Amengual O, Hanafi M, et al. Antiphospholipid antibodies in leprotic patients: a correlation with disease manifestations. Clin Exp Rheumatol 2000;18(4):492–4.

[33] Hojnik M, Gilburd B, Ziporen L, Blank M, Tomer Y, Scheinberg MA, et al. Anticardiolipin antibodies in infections are heterogenous in their dependency on beta 2-glycoprotein I: analysis of anticardiolipin antibodies in leprosy. Lupus 1994;3(6):315–21.

[34] Ribeiro SL, Pereira HL, Silva NP, Sato EI, Passos LF, Dos-Santos MC. Long-term persistence of anti-β_2 glycoprotein I in treated leprosy patients. Lupus 2014;23(12):1249–51.

[35] Cicconi V, Carloni E, Franceschi F, Nocente R, Silveri NG, Servidei S, et al. Disappearance of antiphospholipid antibodies syndrome after *Helicobacter pylori* eradication. Am J Med 2001;111(2):163–4.

[36] Martin E, Winn R, Nugent K. Catastrophic antiphospholipid syndrome in a community-acquired methicillin-resistant *Staphylococcus aureus* infection: a review of pathogenesis with a case for molecular mimicry. Autoimmun Rev 2011;10(4):181–8.

[37] Lee CH, Chuah SK, Pei SN, Liu JW. Acute Q fever presenting as antiphospholipid syndrome pneumonia, and acalculous cholecystitis and masquerading as *Mycoplasma pneumonia* and Hepatitis C viral infections. Jpn J Infect Dis 2011;64(6):525–7.

[38] Koutroubakis IE, Petinaki E, Anagnostopoulou E, Kritikos H, Mouzas IA, Kouroumalis EA, et al. Anti-cardiolipin and anti-beta2-glycoprotein I antibodies in patients with inflammatory bowel disease. Dig Dis Sci 1998;43(11):2507–12.

[39] Aichbichler BW, Petitsch W, Reicht GA, Wenzl HH, Eherer AJ, Hinterleitner TA, et al. Anti-cardiolipin antibodies in patients with inflammatory bowel disease. Dig Dis Sci 1999;44(4):852–6.

[40] Shafran I, Piromalli C, Decker JW, Sandoval J, Naser SA, El-Zaatari FA. Seroreactivities against *Saccharomyces cerevisiae* and *Mycobacterium avium* subsp. paratuberculosis p35 and p36 antigens in Crohn's disease patients. Dig Dis Sci 2002;47(9):2079–81.

[41] Thong BY, Chng HH, Ang CL, Ho MS. Recurrent venous thromboses, anti-cardiolipin antibodies and Crohn's disease. QJM 2002;95(4):253–5.

[42] Krause I, Blank M, Cervera R, Font J, Matthias T, Pfeiffer S, et al. Cross-reactive epitopes on beta2-glycoprotein-I and *Saccharomyces cerevisiae* in patients with the antiphospholipid syndrome. Ann NY Acad Sci 2007;1108:481–8.

[43] Blank M, Krause I, Magrini L, Spina G, Kalil J, Jacobsen S, et al. Overlapping humoral autoimmunity links rheumatic fever and the antiphospholipid syndrome. Rheumatology (Oxford) 2006;45(7):833–41.

[44] Cervera R, Serrano R, Pons-Estel GJ, Cerberio-Hualde L, Shoenfeld Y, de Ramón E, et al. Morbidity and mortality in the antiphospholipid syndrome during a 10-year period: multicentre prospective study of 1000 patients.

Ann Rheum Dis 2015;74(6):1011–18.

[45] Gharavi AE, Pierangeli SS, Espinola RG, Liu X, Colden-Stanfield M, Harris EN. Antiphospholipid antibodies induced in mice by immunization with a cytomegalovirus-derived peptide cause thrombosis and activation of endothelial cells in vivo. Arthritis Rheum 2002;46(2):545–52.

[46] Pierangeli SS, Blank M, Liu X, Espinola R, Fridkin M, Ostertag MV, et al. A peptide that shares similarity with bacterial antigens reverses thrombogenic properties of antiphospholipid antibodies in vivo. J Autoimmun 2004;22(3):217–25.

[47] Pierangeli SS, Gharavi AE. Infection and drug-induced antiphospholipid syndrome. In: Khamashta MA, editor. Hughes syndrome: antiphospholipid syndrome. London: Springer; 2010. p. 532–43.

[48] Raschi E, Testoni C, Bosisio D, Borghi MO, Koike T, Mantovani A, et al. Role of the MyD88 transduction signaling pathway in endothelial activation by antiphospholipid antibodies. Blood 2003;101(9):3495–500.

[49] Peng SL. Signaling in B cells via Toll-like receptors. Current Opin Immunol 2005;17(3):230–6.

[50] Pierangeli SS, Vega-Ostertag ME, Raschi E, Liu X, Romay-Penabad Z, De Micheli V, et al. Toll-like receptor and antiphospholipid mediated thrombosis: in vivo studies. Ann Rheum Dis 2007;66(10):1327–33.

[51] Mormile R, D'Alterio V, Treccagnoli G, Sorrentino P. Henoch-Schonlein purpura with antiphospholipid antibodies after influenza vaccination: how fearful is it in children? Vaccine 2004;23(5):567–8.

[52] Toplak N, Kveder T, Trampus-Bakija A, Subelj V, Cucnik S, Avcin T. Autoimmune response following annual influenza vaccination in 92 apparently healthy adults. Autoimmun Rev 2008;8(2):134–8.

[53] Vista ES, Crowe SR, Thompson LF, Air GM, Robertson JM, Guthridge JM, et al. Influenza vaccination can induce new onset anticardiolipins but not β_2-glycoprotein-I antibodies among patients with systemic lupus erythematosus. Lupus 2012;21(2):168–74.

[54] Vainer-Mossel ED, Mekori YA, Mor A. Ischemic stroke in a patient with lupus following influenza vaccination: a questionable association. Isr Med Assoc J 2009;11(3):186–7.

[55] Bakimer R, Fishman P, Blank M, Sredni B, Djaldetti M, Shoenfeld Y. Induction of primary antiphospholipid syndrome in mice by immunization with a human monoclonal anticardiolipin antibody (H-3). J Clin Invest 1992;89(5):1558–63.

[56] Blank M, Israeli E, Shoenfeld Y. When APS (Hughes syndrome) met the autoimmune/inflammatory syndrome induced by adjuvants (ASIA). Lupus 2012;21(7):711–14.

[57] Inic-Kanada A, Stojanovic M, Zivkovic I, Kosec D, Micic M, Petrusic V, et al. Murine monoclonal antibody

26 raised against tetanus toxoid cross-reacts with β_2-glycoprotein I: its characteristics and role in molecular mimicry. Am J Reprod Immunol 2009;61(1):39–51.

[58] Živković I, Stojanovic M, Petrušić V, Inić-Kanada A, Dimitrijević L. Induction of APS after TTd hyper-immunization has a different outcome in BALB/c and C57BL/6 mice. Am J Reprod Immunol 2011;65(5):492–502.

[59] Petrušić V, Živković I, Muhandes L, Dimitrijević R, Stojanović M, Dimitrijević L. Infection-induced autoantibodies and pregnancy related pathology: an animal model. Reprod Fertil Dev 2014;26(4):578–86.

[60] Petrušić V, Todorovič N, Živkovič I, Dimitrijevič R, Muhandes L, Rajnpreht I, et al. Autoantibody response and pregnancy-relates pathology induced by combined LPS and tetanus toxoid hyperimmunization in BALB/c and C57BL/6 mice. Autoimmunity 2015;48(2):87–99.

[61] Meyer A, Rotman-Pikielny P, Natour A, Levy Y. Antiphospholipid syndrome following a diphtheria-tetanus vaccination: coincidence vs. causality. Isr Med Assoc J 2010;12(10):638–9.

[62] Dlott JS, Roubey RA. Drug-induced lupus anticoagulants and antiphospholipid antibodies. Curr Rheumatol Rep 2012;14(1):71–8.

[63] Asherson RA, Zulman J, Hughes GR. Pulmonary thromboembolism associated with procainamide induced lupus syndrome and anticardiolipin antibodies. Ann Rheum Dis 1989;48(3):232–5.

[64] Li GC, Greenberg CS, Curie MS. Procainamide induced lupus anticoagulants and thrombosis. South Med J 1998;81(2):262–4.

[65] Schlesinger P, Peterson L. Procainamide-associated lupus anticoagulants and thrombotic events. Arthritis Rheum 1988;31:S54.

[66] Canoso RT, de Oliveira RM. Chlorpromazine-induced anticardiolipin antibodies and lupus anticoagulant: absence of thrombosis. Am J Hematol 1988;27(4):272–5.

[67] Sim E, Gill EW, Sim RB. Drugs that induce systemic lupus erythematosus inhibit complement component C4. Lancet 1984;2(8400):422–4.

[68] Spiers C, Fielder AH, Chapel H, Davey NJ, Batchelor JR. Complement system protein C4 and susceptibility to hydralazine-induced systemic lupus erythematosus. Lancet 1989;1(8644):922–4.

[69] Ferraro-Peyret C, Coury F, Tebib JG, Bienvenu J, Fabien N. Infliximab therapy in rheumatoid arthritis and ankylosing spondylitis-induced specific antinuclear and antiphospholipid autoantibodies without autoimmune clinical manifestations: a two-year prospective study. Arthritis Res Ther 2004;6(6):R535–43.

[70] Nosbaum A, Goujon C, Fleury B, Guillot I, Nicolas JF, Bérard F. Arterial thrombosis with anti-phospholipid antibodies induced by infliximab. Eur J Dermatol 2007;17(6):546–7.

第 12 章　抗磷脂综合征与恶性肿瘤

Antiphospholipid Syndrome Associated With Malignancies

Jose A Gómez-Puerta[a] and Wolfgang Miesbach[b]　著

康晓敏　赵爱民　译

12.1　前言

抗磷脂综合征（APS）是一种获得性易栓症，其临床特征是动静脉血栓的形成和妊娠丢失。尽管 Hughes[1] 的早期描述是针对患有系统性红斑狼疮（SLE）的患者，但近年来 APS 的临床范围已扩展到其他领域，并逐渐认识到抗磷脂抗体（aPL）也可出现在其他一系列疾病中。例如，全身性慢性感染、其他自身免疫性疾病（如系统性血管炎）和恶性肿瘤等。自从发现抗心磷脂抗体（aCL）以来，已经有许多个案报道显示 aCL 与各种恶性疾病（包括实体瘤、淋巴增生性和血液系统恶性肿瘤）患者的血管事件相关。目前已很清楚，aPL 参与了 Trousseau 综合征患者血管阻塞的发生[2]。Trousseau[3] 首先提出癌症患者会发生血栓栓塞，并且有多种致病因素参与其中。研究表明促凝剂可促进肿瘤生长，抗凝剂可促进肿瘤消退。纤维蛋白的产生还与肿瘤的加速生长有关，肿瘤细胞本身也可产生一些物质能导致血栓形成[2]。研究者提出了 aPL 与癌症之间相关性的几种机制，包括：① 针对肿瘤抗原机体免疫系统会产生自体抗体；② 产生具有狼疮抗凝物（LA）和 aCL 样活性的单克隆免疫球蛋白；③ 肿瘤细胞自身可分泌 aCL[4]。

12.2　aPL 与实体瘤、血液系统恶性肿瘤

目前，有一些针对 aPL 与实体和血液系统恶性肿瘤之间的关联性研究，但有关其临床（血栓形成）表现的信息有限。表 12.1 总结了迄今为止发表的不同队列的临床和血清学信息。

1994 年，在法国蒙彼利埃进行了一项关于 aPL 阳性患者发生恶性疾病的大型前瞻性流行病学研究[12]。在这项研究中，入组时对 1 014 例患者进行了测试，有趣的是癌症是 aPL 阳性患者最常见的疾病。在 72 例 aPL 阳性患者中，有 14 例患者有肿瘤病史，9 例患者目前正在罹患恶性肿瘤，5 例

a　Grupo de Inmunología Celular e Inmunogenética, sede de Investigación Vniversitaria, Universidad de Antioquia, Medelíín, Colomeia

b　Medical Chinic Ⅲ, Institute of Transfusion Medicine Goethe Universty, Frankfurt, Germany

表12.1　各种类型的恶性肿瘤和抗心磷脂抗体

作者 （发表时间） 参考文献	病人数目	平均年龄/岁	女性比例/%	实　体　瘤	血液系统肿瘤	aPL	血栓表现
Zuckerman, et al. (1995)[5]	216	67	45	结肠癌（17%） 肺癌（12%） 乳腺癌（9%）	淋巴瘤（10%） 多发性骨髓瘤（5%）	CL阳性47人 （22%），对照组3人	血栓表现13人
Yoon, et al. (2003)[6]	33	58	57	非小细胞肺癌（27%） 结肠癌（15%） 卵巢癌（12%）	霍奇金淋巴瘤（6%）	aPL 60% IgA β_2GP Ⅰ 46% aCL IgG (6.7%) aCL IgM (16.7%)	动脉血栓87% 静脉血栓24%
Gómez-Puerta, et al. (2006)[4]	120	56	48	肾细胞癌（6%） 不明原发部位（5%） 肺腺癌（5%） 乳腺癌（5%）	B细胞淋巴瘤（8%） 脾淋巴瘤（7%） 慢性髓系白血病（5%）	LAC (67%) aCL (67%) (54 aCL IgG and 20 aCL IgM, B2-GP16%)	血栓表现13人 APS札幌标准21%
Miesbach, et al. (2006)[7]	58	59	55	实体瘤67%	霍奇金淋巴瘤（15%）；骨髓增生性疾病（8%）；急性白血病（3%）	LAC (48%) IgG aCL (40%) IgM aCL (62%)	实体瘤（46%） 血液系统肿瘤（32%）
de Meis, et al. (2009)[8]	105	NR	NR	肺癌（100%）		血栓组 LAC (36%), β_2GP Ⅰ (9%)	β_2GP Ⅰ IgM阴性
Bazzan, et al. (2009)[9]	137	61	73	乳腺癌（56%） 结直肠癌（16%） 头颈癌（12%）	血液系统疾病（11%）	aPL (24%), LA 5.8%, aCL IgG 8.8%, aCL IgM 3.6% β_2GP Ⅰ IgG 3.6%, β_2GP Ⅰ IgM 2.2%	9个患者合并VTE(6.5%)
Font, et al. (2011)[10]	258	58	43	结直肠癌（24%） 肺癌（14%） 乳腺癌（14%） 泌尿系统肿瘤（14%）		aPL阳性（8%）	4个患者满足APS诊断标准
Vassalo, et al. (2014)[11]	95	63	44	实体瘤（79%） 胃肠道肿瘤（23%） 头颈部肿瘤（12%） 脑部肿瘤（11%）	血液系统肿瘤（21%） 非霍奇金淋巴瘤（10%） 霍奇金淋巴瘤（4%） 急性髓系白血病（4%）	LAC (61%) IgAβ_2GP Ⅰ (31%) aCL (1%)	静脉血栓（4%） 所有患者均收治ICU

患者处于肿瘤临床缓解期。研究发现与aPL密切相关的恶性肿瘤分别是前列腺癌、乳腺癌、卵巢癌和结肠腺癌。Zuckerman[5]等研究了恶性肿瘤患者中aCL的患病率以及aCL与血栓栓塞事件的关系。在他们的研究中包括了216名肿瘤患者和88位健康受试者，两组年龄匹配。实验组中有47例（22%）癌症患者aCL阳性，而对照组中只有3例（3%）aCL阳性。与aCL阴性的癌症患者相比，aCL阳性的癌症患者的血栓栓塞事件发生率显著升高（分别为47例中的13例，28%和169例中的24例，14%，两组比较差异有统计学意义，$P < 0.05$）。

Miesbach[7]等回顾性研究了具有血栓形成的58例肿瘤患者，结果显示这些患者中部分aPL阳性。在这些肿瘤患者中有39例（67%）患有实体瘤，其中乳腺肿瘤9例，前列腺癌4例，泌尿系统肿瘤4例，结直肠癌4例，脑部肿瘤3例、甲状腺癌3例、喉癌3例、肾脏肿瘤2例、子宫颈癌2例、皮肤癌2例、扁桃体肿瘤1例、皮肤鳞状细胞癌1例、腮腺癌1例、睾丸肿瘤1例及肝癌1例。共有19例患者（33%）患有血液系统或淋巴增生性恶性肿瘤，其中包括9例非霍奇金淋巴瘤（NHL）、5例骨髓增生性疾病、2例急性白血病、2例Waldenstrom巨球蛋白血症和1例单克隆乳腺增生病患者。另外，有4例患者同时患有多种恶性肿瘤，如乳腺癌和垂体癌，乳腺癌和黑色素瘤，肾脏肿瘤和睾丸癌，恶性淋巴瘤、前列腺癌和睾丸癌。在58例患者中，LA阳性者占46%，IgG型aCL滴度升高者占41%，IgM型aCL滴度升高者占64%，两者的水平都升高的占55%。在39例实体瘤患者中有18例（46%）具有APS的血栓栓塞表现。在19例血液系统和淋巴增生性恶性肿瘤患者中，只有6例（32%）具有血栓栓塞表现。aCL的滴度与血栓栓塞之间并没有关联。作者认为患有血栓形成高风险的一部分癌症患者体内存在aPL，但与aPL的滴度高低无关[12]。通过这项研究我们发现罹患血液系统恶性肿瘤的患者发生与aPL相关的血栓并发症的风险较实体瘤患者低[13]，其中淋巴增生性疾病患者中最少见[2]。血液系统肿瘤患者体内会产生一些抗体，而这些抗体可能就是肿瘤产生的异常蛋白质。例如，来自单克隆丙种球蛋白症的单克隆免疫球蛋白[14]，这些抗体可能抑制血栓形成。推测这些抗体的产生可能是由于B细胞连续受到刺激的结果。最近的一项研究也证实了这一点，4名IgM型aPL滴度升高的肿瘤患者并没有发生血栓栓塞，这项研究提示在肿瘤患者中95%的无血栓栓塞患者具有NHL病史。这些患者IgG和IgM型aCL滴度升高，并且LA呈阳性。进一步检测了其他种类的aPL，发现其中3名患者全部阳性。然而他们在患病期间并未发生血栓栓塞并发症，在随访期间也未发生血栓栓塞表现。进一步研究发现这些患者aCL滴度高低与非经典aPL相一致，但与β_2糖蛋白Ⅰ（β_2GPⅠ）或抗膜联蛋白抗体的升高不一致。因此，他们推测极高水平的IgM型aCL抗体不会增加血栓形成的风险，并且可能与没有恶性肿瘤的APS患者群体中的aCL抗体作用机制完全不同。特别需要注意的是血液系统和淋巴增生性恶性肿瘤确实会产生aPL，但不一定会增加这些患者的血栓形成风险[7]。

有一项研究回顾性分析了70例罕见的低恶性NHL及脾边缘区淋巴瘤患者的临床资料[14]，结果显示，有13%的患者发现了LA。LA的存在导致血栓事件的发生率更高。有趣的是，没有1例患者在脾切除术后LA转阴，但是有两例患者在接受利妥昔单抗和苯达莫司汀化疗后LA转阴。

与其他系统性自身免疫性疾病（例如，SLE，原发性干燥综合征，类风湿关节炎或皮肌炎）一样，原发性APS患者罹患癌症的风险是否增加的数据有限[15]。

Finazzi[16]等对360例aPL阳性患者（207例为原发APS，112例为SLE）在5年中定期随访，每6个月检查1次。结果发现，随访到第4年时，有4例原发性APS患者发生了恶性疾病（1例乳腺癌和3例NHL），估计患病率为每年0.28%，显著高于普通西方人群中的发病率。在随访期间死亡的18例患者中，共有5例患者发生了血液系统恶性肿瘤。然而aPL在恶性肿瘤患者中的病理学意义仍不清楚。aPL的存在是恶性肿瘤的"表象"，还是直接导致这些患者血栓形成的原因目前尚无定论。Miesbach及其同事的研究[7]揭示在4年的时间里，在425名aPL阳性患者中有58名（14%）发生了恶性肿瘤，提示潜在的恶性肿瘤是APS发生的重要原因。

Gómez-Puerta等[4]发现120例恶性肿瘤中有29例是在APS患者具有血栓栓塞表现后才被诊断出

来的。自从一系列关于同时合并恶性肿瘤和 APS 患者的研究报道以来，原发性 APS 患者发生恶性肿瘤（1 例患有毛细胞白血病，另 1 例患有 Waldenstrom 巨球蛋白血症）的研究陆续被报道[17,18]。

大多数回顾性研究均提出这样的假设，即某些先前认为血栓形成是副肿瘤综合征的患者实际上即为 APS。但这些研究并未考虑肿瘤的恶性程度或血栓形成时肿瘤的进展情况。遗憾的是在恶性肿瘤治疗的过程中，并非所有患者都接受了 APS 的相关监测。Miesbach 等人的研究显示 2 例结直肠癌患者在有效治疗后 aPL 转为阴性[7]。这些患者没有进一步的血栓事件发生，且 aPL 一直为阴性[17]。在一项对 22 例 NHL 患者的研究中发现超过 40% 的急性淋巴细胞白血病患者在有效治疗后 aPL 的水平恢复正常，而在疾病复发期间 aPL 水平似乎又上升了。在另一项研究中，90 例 NHL 患者中有 24 例出现急性早幼粒细胞白血病，平均随访 14 个月，aPL 阳性患者均未发生血栓栓塞事件[19]。由于该研究是回顾性研究，而且恶性肿瘤的诊断与血栓形成的诊断时间不同，因此，需要进行前瞻性研究，在恶性肿瘤确诊时即开始对 aPL 进行检查，同时关注 APS 的临床表现。

在 APS 继发于自身免疫性疾病或慢性感染相关的疾病时，aPL 的滴度会随着时间的推移而出现波动，但通常不会消失。在与癌症相关的 APS 中，这种情况似乎有所不同，大约 1/3 的患者 aPL 在恶性肿瘤治疗后转阴。

Font 等[10]进行了一项前瞻性观察性研究。研究组为成年实体肿瘤患者和新诊断的静脉血栓栓塞症（VTE）患者（n=258）、对照组为有晚期实体肿瘤且无 VTE 病史的门诊患者（n=142）以及年龄性别相匹配的健康人群，没有血栓形成、自身免疫性疾病或流产史的患者作为空白对照（n=258）。在静脉血栓栓塞后的第 1 个 72 小时，至少间隔 12 周 aPL 阳性人群及健康人群中测定 aPL（aCL, LA, and β_2GP I）。结果发现与 VTE 阴性的癌症患者（2/142；1.4%）和健康受试者（2/258；0.8%）相比，VTE 阳性的癌症患者中 aPL 的阴性率更高（21/258；8.1%）。LA 和 IgG 型 aCL 是最常见的 aPL，其次是 IgG 型 β_2GP I 抗体。结果表明，与没有 VTE 的癌症患者和健康个体相比，患有 VTE 的癌症患者的 aPL 患病率明显升高。这项研究也提示 aPL 的存在可能会识别出有血栓形成高风险的一部分癌症患者。

12.3 灾难性 APS 和恶性肿瘤

APS 有一种特别严重临床亚型，尽管经过治疗，其病死率仍约为 50%，被称为灾难性 APS（Asherson 综合征或 CAPS）[20]。多数情况下，这些患者大多可出现严重的血栓并发症，主要影响器官的小血管。与经典 APS 相比，发生大血管栓塞的概率大大降低，这主要包括深静脉血栓形成、肺栓塞或主要大动脉闭塞（例如，中风）。尽管我们对 CAPS 的发病机制和临床表现的认识日益加深，但是在大多数情况下，血栓形成仍是不可预测的，诱发因素尚无法确定。目前已发现越来越多的 CAPS 的危险因素，主要包括停用华法林，手术或感染[2,21]。另外，CAPS 的另一个重要风险因素是恶性肿瘤。针对所有同时存在 CAPS 和潜在恶性肿瘤的病例已经建立了一个国际网络注册中心，利用该中心的数据可以对这些病例的临床特征进行评估以期发现这些病例共同特征。目前，CAPS 注册中心已有 488 例 CAPS 患者的信息（http://infmed.fcrb.es/es/web/caps）。在这 488 例患者中，有 50 例（10.2%）患有恶性肿瘤，其中女性 28 例（56%）、男性 22 例（44%），平均年龄（46.9 ± 22）岁（年龄范围 2 ～ 85 岁）。在这些患者中，有 3 例（6%）患有 SLE，44 例（88%）患有原发性 APS，有40例（80%）患者检测到LA，35例（70%）检测到IgG型aCL，有23例（46%）检测到IgM型aCL，有21例（42%）伴有血小板减少症。表12.2总结了由恶性肿瘤引发的CAPS患者的主要临床特征。值得注意的是，在50例患者中有19例存在两个明确的诱发因素（感染和恶性肿瘤）。"第二次打击"的暴露已被提议作为触发血栓事件发生的危险因素[22]。

表12.2　50例恶性肿瘤引发CAPS的临床表现

临 床 特 征	n	%
年龄/岁	（46.9±22.1）	
女性	28	56
原发APS	44	88
SLE	3	6
APS先前的临床表现	15	30
血 栓 表 现		
深静脉血栓	23	46
动脉血栓	13	34
肺动脉受累	34	68
肺动脉栓塞	9	18
肾脏受累	37	74
肾血栓性微血管病	7	14
心脏受累	20	40
中枢神经系统受累	24	48
中风	12	26
肝脏受累	15	30
胃肠道受累	15	30
脾脏受累	11	22
皮肤	10	20
局部缺血	2	4
骨髓坏死	1	2
血 清 学 表 现		
血小板减少	21	42
狼疮抗凝物	40	80
IgG aCL	35	70
IgM aCL	23	46
治 疗		
抗凝	41	82
类固醇	27	54
血浆置换	21	42
环磷酰胺	6	12
透析	3	6

CAPS患者的生存率很低，目前尚未明确CAPS患者的最佳治疗方法。在伴有恶性肿瘤的情况下，CAPS患者的预后要比不伴恶性肿瘤患者的差。64%无恶性肿瘤的CAPS患者可以恢复健康，而有恶性肿瘤的CAPS患者只有38%得以恢复，两者比较差异有统计学意义，$P<0.05$。但是这些患者之间的治疗方案无明显差异。只有40%的CAPS恶性肿瘤患者恢复健康。在未排除潜在混杂因素情况下，认为这可能与恶性肿瘤以及患者的年龄较大有关。

虽然有无恶性肿瘤的CAPS患者的治疗方式无明显差异，但是恶性肿瘤患者更常使用血浆置换治疗。恶性肿瘤患者生存率下降可能与治疗方式并无多大关系[23]。恶性肿瘤可能在CAPS患者中起着致病作用，而对于没有恶性肿瘤的CAPS患者感染是更为重要的诱发因素。伴有恶性肿瘤的CAPS患者通常比没有恶性肿瘤的患者年龄大，而且伴有恶性肿瘤的CAPS患者通常在整个CAPS队列中的预后也是最差的。

12.4 aPL 与肿瘤治疗

新近的研究证据表明抗凝治疗（例如，低分子量肝素，LMWH）可能具有抗肿瘤作用，并可能改善恶性肿瘤患者的生存率[24]。APS患者应终身接受抗凝剂治疗，特别是在患有恶性肿瘤的APS患者中，LMWH治疗可能比传统的香豆素口服抗凝治疗更有效[25]。有几项使用新型口服抗凝剂（NOAC）的3期试验结果显示合并VTE的癌症患者在发生急性VTE时使用达比加群酯、利伐沙班、阿哌沙班或依多沙班等NOAC预防VTE的复发的效果并不逊色，而且可明显降低大量出血事件的风险。在这些试验中分析癌症患者的总体结局中发现无论采用何种治疗方法，癌症患者（4.9%）与无癌症患者（2.6%）相比，VTE复发或VTE相关死亡的相对风险显著增加，相对风险为2.01（95%置信区间：1.29～3.13，$P=0.002$）[26]。关于NOAC的应用对APS是否有益的研究资料有限[27]。但是，一些目前正在进行临床试验结果将在接下来的几年中与利伐沙班（RAPS，临床试验 政府标识符：NCT02116036；TRAPS，临床试验 政府标识符：NCT02157272）和阿哌沙班（ASTRO-APS，临床试验 政府标识符：NCT02295475）一起公布（www.clinicaltrials.gov）。

12.5 总结

总之，尽管aPL的存在似乎并不一定能反映其致病性，但aPL的存在可能会增加恶性肿瘤患者的血栓形成风险。相反，恶性肿瘤，尤其是血液系统和淋巴增生性恶性肿瘤发生的确可能与aPL的产生有关，但不一定会增加这些患者的血栓形成风险。未来的研究应着重聚焦在不同类型的aPL在各种情况下（包括在存在恶性肿瘤的情况下）的致病机制研究。

参 考 文 献

[1] Hughes GRV. Thrombosis, abortion, cerebral disease, and the lupus anticoagulant. Br Med J (Clin Res Ed) 1983;287:1088-9.

[2] Asherson RA. Antiphospholipid antibodies, malignancies

and paraproteinemias. J Autoimmun 2000;15:117–22.

[3] Trousseau A. Phlegmasia alba dolens Clinique Medical de L'Hotel-Dieu de Paris, vol. 3. London: The New Sydenham Society; 1865. p. 94.

[4] Gómez-Puerta JA, Cervera R, Espinosa G, Aguilo S, Bucciarelli S, Ramos-Casals M, et al. Antiphospholipid antibodies associated with malignancies: clinical and pathological characteristics of 120 patients. Semin Arthritis Rheum 2006;35:322–32.

[5] Zuckerman E, Toubi E, Golan TD, Rosenvald-Zuckerman T, Shmuel Z, Yeshurun D. Increased thromboembolic incidence in anti-cardiolipin-positive patients with malignancy. Br J Cancer 1995;72:447–51.

[6] Yoon KH, Wong A, Shakespeare T, Sivalingam P. High prevalence of antiphospholipid antibodies in Asian cancer patients with thrombosis. Lupus 2003;12:112–16.

[7] Miesbach W, Scharrer I, Asherson R. Thrombotic manifestations of the antiphospholipid syndrome in patients with malignancies. Clin Rheumatol 2006;25:840–4.

[8] De Meis E, Pinheiro VR, Zamboni MM, Guedes MT, Castilho IA, Martinez MM, et al. Clotting, immune system, and venous thrombosis in lung adenocarcinoma patients: a prospective study. Cancer Invest 2009;27:989–97.

[9] Bazzan M, Montarulli B, Vaccarino A, Formari G, Saitta M, Prandoni P. Presence of low titre of antiphospholipid antibodies in cancer patients: a prospective study. Intern Emerg Med 2009;4:491–5.

[10] Font C, Vidal L, Espinosa G, Tàssies D, Monteagudo J, Farrús B, et al. Solid cancer, antiphospholipid antibodies, and venous thromboembolism. Autoimmun Rev 2011;10:222–7.

[11] Vassalo J, Spector N, de Meis E, Rabello LS, Rosolem MM, do Brasil PE, et al. Antiphospholipid antibodies in critically ill patients with cancer: a prospective cohort study. J Crit Care 2014;29:533–8.

[12] Schved JF, Dupuy-Fons C, Biron C, Quere I, Janbon C. A prospective epidemiological study on the occurrence of antiphospholipid antibody: the Montpellier Antiphospholipid (MAP) Study. Haemostasis 1994;24:175–82.

[13] Lossos IS, Bogomolski-Yahalom V, Hatzner Y. Anticardiolipin antibodies in acute myeloid leukemia: prevalence and clinical significance. Am J Haematol 1998;57:139–43.

[14] Lechner K, Pabinger-Fasching I. Lupus anticoagulants and thrombosis. A study of 25 cases and review of the literature. Haemostasis 1985;15:254–62.

[15] Naschitz JE, Rosner I, Rozenbaum M, Zuckerman E, Yeshurun D. Rheumatic syndromes: clues to occult neoplasia. Semin Arthritis Rheum 1999;29:43–55.

[16] Finazzi G, Brancaccio V, Moia M, Ciaverella N, Mazzucconi MG, Schinco PC, et al. Natural history and risk factors for thrombosis in 360 patients with antiphospholipid antibodies: a four-year prospective study from the Italian Registry. Am J Med 1996;100:530–6.

[17] Asherson RA, Davidge-Pitts MC, Wypkema E. "Primary" antiphospholipid syndrome evolving into Waldenstrom's macroglobulinaemia: a case report. Clin Rheumatol 2007;26:278–80.

[18] Diz-Kucukkaya R, Dincol G, Kamali S, Kural F, Inanc M. Development of hairy cell leukemia in a patient with antiphospholipid syndrome. Lupus 2007;16:286–8.

[19] Sciarra A, Staai R, Stipa B, et al. Antifosfolipid prevalenza, significato clinico e correlazione con I livell di citochine nella leucemia mieloice e mel linfomanon-Hodgkin. Rec Prog Med 1995;86:57–62.

[20] Piette JC, Cervera R, Levy RA, Nasonov EL, Triplett DA, Shoenfeld Y. The catastrophic antiphospholipid syndrome – Asherson's syndrome. Ann Med Interne (Paris) 2003;154:195–6.

[21] Miesbach W, Asherson RA, Cervera R, et al. The role of malignancies in patients with catastrophic anti-phospholipid (Asherson's) syndrome. Clin Rheumatol 2007;26:2109–14.

[22] Ortega-Hernandez O-D, Agmon-Levin N, Blank M, Asherson RA, Shoenfeld Y. The physiopathology of the catastrophic antiphospholipid (Asherson's) syndrome: compelling evidence. J Autoimmun 2009;32:1–6.

[23] Miesbach W, Scharrer I, Asherson RA. High titers of IgM-antiphospholipid antibodies are unrelated to pathogenicity in patients with non-Hodgkin's lymphoma. Clin Rheumatol 2007;26:95–7.

[24] Hettiarachchi RJ, Smorenburg SM, Ginsberg J, et al. Do heparins do more just treat thrombosis? The influence of heparins on cancer spread. Thromb Haemost 1999;82:947–52.

[25] Meyer G, Marjanovic Z, Valcke J, et al. Comparison of low molecular weight heparin and warfarin for the secondary prevention of venous thromboembolism in patients with cancer: a randomized controlled study. Arch Intern Med 2002;162:1729–35.

[26] Di Minno MN, Ageno W, Dentali F. Meta-analysis of the efficacy and safety of new oral anticoagulants in patients with cancer-associated acute venous thromboembolism: comment. J Thromb Haemost 2014;12:2136–8.

[27] Noel N, Dutasta F, Costedoat-Chalumeau N, et al. Safety and efficacy of oral direct inhibitors of thrombin and factor Xa in antiphospholipid syndrome. Autoimmun Rev 2015;14:680–5.

[28] Gebhart J, Lechner K, Skrabs C, Sliwa T, Müldür E, Ludwig H, et al. Lupus anticoagulant and thrombosis in splenic marginal zone lymphoma. Thromb Res 2014;134:980–4.

[29] Genvresse I, Luftner D, Spath-Schwalb E, Buttgereit F. Prevalence and clinical significance of anticardiolipin and anti-B2-glycoprotein-I antibodies in patients with non-Hodgkin's lymphoma. Eur J Haematol 2002;68:84–90.

[30] Savino S, Breen K, Hunt BJ. Rivaroxaban use in patients with antiphospholipid syndrome and previous venous thromboembolism. Blood Coagul Fibrinolysis 2015;26:476–7.

第 13 章　抗磷脂抗体和动脉粥样硬化
Antiphospholipid Antibodies and Atherosclerosis

Joan T Merrill[a]　著

成扶雨　卜　军　译

13.1　前言

抗磷脂综合征（APS）是一种与一组特异性自身抗磷脂抗体有关的复杂凝血障碍综合征。为建立临床标准和促进科学研究，国际上对APS的分类已经做了多次修订[1~4]。目前，一些尚未包括在定义标准中的自身抗体也被发现与该综合征有一定的相关性[5~7]。

事实上，APS可以是原发性疾病，也可继发于其他自身免疫性疾病、感染性疾病或肿瘤[8~11]。其中，APS与系统性红斑狼疮（SLE）之间的高度关联备受瞩目。同时，我们也看到临床中可能会出现一系列的血管异常和症状，提示自身免疫性疾病之间可能并没有十分明确的界限[12~20]。这也正是导致有关疾病分类标准存在争议的原因[21~26]。这些争议可能会对急性治疗决策产生影响[27]。同时，这一争议也会影响我们对于抗磷脂抗体（aPL）是否或如何导致动脉粥样硬化的认识。

因此，本综述将使用关于aPL更广泛的定义，包括任何目前确认的抗磷脂和（或）血管内的磷脂结合蛋白，嵌入在细胞膜中的蛋白质，或蛋白体的自身抗体，所有这些靶抗原都直接或间接地与APS相关（见表13.1）。同时，在本篇综述中我们还将探讨自身免疫领域内的一个新兴主题，那就是并非所有的自身抗体都必然对宿主有害，一些靶血管调控因子甚至还可能起到保护机体免受疾病某些方面影响的作用。

动脉粥样硬化（atherosclerosis）本身是由多因素引起的，因此关于动脉粥样硬化的研究可能会引入一些难以估量的变量[28]。因此，在整理关于支持或反驳aPL和动脉粥样硬化之间是否有关联的不同研究时，要充分考虑这些研究的低效性。同时，不同研究中变量的统计建模也不尽相同。因此，人们仍然无法证实"不同自身抗体可能在人体脂质代谢、斑块形成或关键的终末期动脉粥样硬化血栓事件中发挥重要的调节作用"这一耐人寻味的观点。越来越多的研究表明情况可能正是这样。

---

a Oklahoma Medical Research Foundation, Oklahoma City, OK, United States

表 13.1　APS 相关抗体针对的抗原种类

抗　　原[a]	
凝血调节蛋白	磷脂酰乙醇胺
蛋白 C	IgA 抗体对应抗原
蛋白 S	$\beta_2 GP\ I$
膜联蛋白 5	心磷脂
凝血酶原	脂质代谢调节因子
$\beta_2 GP\ I$	脂蛋白脂肪酶
组织因子血浆抑制剂	HDL(伴有相关氧化酶减少)
生理磷脂	载脂蛋白 A1
磷脂酰丝氨酸	氧化型 LDL

注：a 用于举例的部分列表

13.2　aPL 与动脉粥样硬化之间关联的临床证据

目前，已知自身免疫性疾病患者（如狼疮患者）过早发生动脉粥样硬化的风险因素包括传统风险因素、慢性全身性炎症和靶点特异性的自身免疫机制[29~32]。同时，长期使用皮质类固醇等药物加重了肥胖、高血糖和高脂血症，并且增加了额外的疾病负担。因此，一段时间以来，传统的免疫机制和自身免疫机制均被认为广泛参与了自身免疫相关的动脉粥样硬化斑块的形成[30,33]。此外，正如接下来所描述的那样，抗磷脂和相关血管内自身抗体反过来也可能会诱发动脉粥样硬化的一些较传统的风险因素。因此，尽管一些建模研究提供了有趣的数据，但这似乎不能用来衡量 aPL 对临床心血管终点事件的独立影响。最近的一份研究报告评估了 3 658 例 SLE 患者的 374 起心血管事件，并由此认为 aPL 是心血管事件的风险因素[33]。

相较于其他动脉疾病患者，APS 患者涵盖了一些更为年轻，更可能是女性而不太可能是吸烟的特殊群体[34]。同时，抗 $\beta_2 GP\ I$ 抗体被认为可能是年轻的绝经前妇女发生心肌梗死的一个重要风险因素，并且独立于其他风险因素，如吸烟，高血压和冠状动脉狭窄程度之外[35]。在一项对 200 例患有 SLE 的女性和 100 例对照的研究中，发现 55 岁以下的 SLE 患者具有更多的颈动脉斑块及其他相关证据[36]。这些 SLE 患者的风险因素包括年龄、吸烟、以前的动脉事件、免疫抑制的暴露情况（替代更严重炎症性疾病）以及 aPL。

1996 年，约翰霍普金斯大学的一项关于狼疮患者前瞻性队列研究说明了 SLE 患者血管并发症的复杂性。研究发现免疫复合物介导炎症的证据（高水平的 anti-dsDNA 和低水平的 C3）、动脉粥样硬化相关的风险因素（高血压、高脂血症和同型半胱氨酸）是影响血栓形成的独立风险因素。并且认为 aPL 是一个明显独立的风险因素[37]。在另一项研究中，研究人员对 155 例 SLE 患者的几个自体抗体和传统风险因素进行逻辑回归建模分析，发现抗心磷脂抗体（aCL）和抗 $\beta_2 GP\ I$ 抗体是动脉粥样硬化最重要的风险因素[38]。

另一项研究调查了 28 例原发性 APS 患者和 28 例年龄和性别匹配的对照组动脉粥样硬化的证

据[39]。每个研究对象都接受了高分辨率 B 型颈动脉超声检查和光谱分析，研究发现 APS 患者相比对照组而言颈动脉内膜厚度（IMT）明显增厚，而管腔直径则相应减少，但这一结果与典型的心血管风险因素（如高脂血症、糖尿病、吸烟、肥胖或高血压）并无关联。IMT 增厚的患者相较于未增厚者，脑卒中的发生风险增加了 3 倍。这表明动脉粥样硬化可能是 APS 相关性脑卒中的一个临床特征。

有研究将 33 例患有 SLE、类风湿关节炎（RA）的绝经前妇女和健康对照组进行比较，结果发现，同时具有原发性 APS 和 SLE 的妇女有更多的颈动脉和股动脉斑块，而这个结果并不能被动脉粥样硬化的其他风险因素，包括年龄，高脂血症，或累积类固醇的使用等解释[40]。而在另一项研究中，研究人员对 29 例原发性 APS 患者进行了颈动脉 IMT 的评估，并与 13 例体内存在持续性抗体而没有血栓紊乱证据的患者进行对比[41]。结果发现，有血栓史的受试者有更高的 IMT，并且与年龄和炎症标记物相关。通过回归分析发现，aCL 可以独立预测颈动脉多个区域内的 IMT。后来的一项小型研究通过比较原发性 APS 患者和对照组的 IMT，也证实原发性 APS 患者的 IMT 较对照组显著增加。但这一发现只限于 40 岁以上的患者[42]。

而在另一项包含 58 例 APS 患者和 58 例对照组的研究中，发现患者和对照组的 IMT 和动脉僵硬度也有很大差异，而这些也被证明与其他心血管风险因素无关。此外，研究发现原发性 APS 患者和继发性 APS 患者的斑块之间没有差异[43,44]。根据冠状动脉血管造影结果的 SNNTAX 评分，抗 β_2GP Ⅰ 抗体可能参与了更高级别和更复杂的冠状动脉病变的形成[45]，并与急性冠状动脉综合征的严重程度呈正相关[46]。

另外，作为测量内皮功能障碍的指标，研究发现原发性 APS 患者肱动脉反应性充血前后平均管径的变化 (FMD)，比年龄和性别匹配的对照组明显降低，并且还伴有各种血清生物标志物的产生，这些都证实了内皮功能受到了明显的损害[47]。在伴或不伴有 APS 的 SLE 患者中，FMD 的改变相似（与健康对照组相比都有损伤），但在伴有 APS 的 SLE 患者中，非内皮依赖性肱动脉扩张反应（通过应用三硝酸甘油酯测量）则较低，同时炎症生物标志物也相应增加[48]。在另一项研究中，尽管 IMT 的变化相似，原发性 APS 患者（以及那些伴有 aCL 增高的患者）肱动脉的 FMD 也比对照组要低[49]。而另一项涉及 107 例实验室确诊的患者的研究中，也发现 aCL 与 FMD 受损有关[50]。

在一项纳入 546 例患者的前瞻性多中心的 LUMINA SLE 研究中，后续心血管事件的风险预测因素包括吸烟等传统危险因素以及 aPL 和 C 反应蛋白（CRP），这也支持了炎症和自身免疫可加速 SLE 患者动脉粥样硬化进程[51]。

显然，之前的研究，在研究所涉及的人群、观察的变量以及分析的方式之间存在许多差异。尽管这些研究都涉及 aPL，然而，并非所有的研究都得出了相同的结论。一项研究通过比较 85 例原发性 APS 患者和 40 例患有深静脉血栓的对照组，却并没有发现 APS 患者增加动脉粥样硬化风险的证据[52]。

另一项对 SLE 患者的横断面研究也未能证明 aPL 和颈动脉粥样硬化的关联性[53]。在一项前瞻性研究中，研究人员发现动脉粥样硬化的进展与同型半胱氨酸浓度以及较弱的免疫抑制性相关联[54]。这表明有多种因素，尤其是炎症相关性变量，可能使 aPL 对狼疮人群的影响产生混淆。有趣的是，高浓度的同型半胱氨酸与脑缺血患者中狼疮抗凝物（LA）的存在有关，提示在某些人群中，aPL 的影响可能是间接的。这可能使得从其他可能影响心脏的风险因素中单独评估自身抗体的效应变得更为困难。

在一项较早的对 197 例狼疮患者和 197 例匹配的对照组的病例–对照研究中发现，正如预期的那样，SLE 患者与对照组相比，颈动脉斑块增加了 2 倍[55]。相对较少的免疫抑制和年龄是该人群产生斑块的主要风险因素，并且在动脉粥样硬化组中检测到的经典的 aCL 比无动脉粥样硬化组要少。但是，由于患有动脉粥样硬化的人年龄较大，因此，也可能会在该人群中发现较少的自身抗体。

阴性研究的一个主要贡献是澄清狼疮疾病活动是导致动脉粥样硬化的风险因素。治疗可能会对许多队列研究产生影响，并可能成为长期难以控制的血管炎症的合理措施。但是，由于并非所有研究都对或多或少的免疫抑制治疗效果达成共识，因此，可能在某些人群中，积极治疗意味着对血管炎症的适当控制，而在其他人群中则治疗效果欠佳，同时，类固醇的使用也会使研究分析变得更为困难。因为类固醇可能以某些重要方式减少血管炎症，而又以其他方式增加动脉疾病的发生风险。因此，治疗的差异性本身也很难解释。

在霍普金斯大学的狼疮队列中，LA 阳性的患者有较高的心肌梗死发生率。然而，在横断面研究中，通过计算机螺旋断层扫描可以发现，aPL 与颈动脉 IMT、颈动脉斑块或冠状动脉钙化之间并无关联[56]。这可能表明，LA 是促血栓形成风险物质，但 LA 并不增加动脉粥样硬化的发生风险。然而，这样的结论也可能是横断面研究的局限，因为对可能发生波动的自身抗体滴度的横断面评估不一定能反映出导致许多疾病的颈动脉 IMT 异常或终末期心血管事件的累积损伤。此外，静脉血栓栓塞本身与普通人群的动脉血栓形成的风险有关[57,58]。因此，必须承认，在 APS 中将急性与慢性动脉事件发生的风险分开可能非常困难。

总之，一些研究表明，过早的动脉粥样硬化与 APS 有关。然而，并非所有临床研究都认同这一观点。在这些研究中，很难反复测量所有心血管终点，或者采用同一技术在不同时间来进行测量。同时，这些研究不足以分析影响自身免疫障碍患者心血管风险的多重变量。这一领域有待于一个更全面的前瞻性研究，最好是以早期狼疮患者为起始的队列。这样，可以收集一个丰富的数据库，为未来讨论主要和次要心血管风险因素、药物变化、心血管事件以及广泛的抗磷脂抗体和相关自身抗体提供更为充分的信息。以便能更好地分析多种潜在的混淆风险因素。

目前，这样的研究正在有序开展。SLE 国际临床协助组 (SLICC) 的动脉粥样硬化登记处数据囊括了来自 11 个国家的 27 个中心，并收集了诊断后 18 个月内纳入研究的患者的基础信息，初步目标是对 1 500 例早期狼疮患者进行 10 年的随访。初步研究表明，入组人群的动脉粥样硬化的经典风险因素在第一个 3 年内明显增加[59]。同时发现，在入组之后的最初几年，LA 而不是 aPL 的阳性率有所增加[60]。有理由相信，随着对该队列的随访时间延长，aPL 对预期的心血管事件的影响可能更为明显。

13.3　经典 aPL：能解释动脉粥样硬化所有的自身免疫机制吗？还是只是冰山一角？

已知原发性 APS 的自身抗体谱和继发于 SLE 的 APS 的自身抗体谱相似[61]。在不同类型的血管疾病中，尽管有关经典 aPL 的亚型（例如，LA，aCL 或抗 β_2GP Ⅰ 抗体）的研究已经进行了很多年，取得了很多研究结果 [20,45,61～66]，但仍然有很多争议 [63]，不同观点之间难以达成共识，一方面是由于各种报告中的研究人群不同，另一方面是由于缺乏全球标准化的实验室检测方法，很少有研究将许多已知可能的自身抗体特异性中的超过两个或三个整合到多变量模型中，并且不同的研究纳入抗体的类型不同，这就进一步使得对结果的解释变得更加复杂化。

在这种情况下，对动脉粥样硬化的风险而言，究竟应将 aPL 覆盖到多宽的程度？对于这一问题，还没有形成共识，也没有明确的数据支持一种模型用于 APS 诱导的血栓形成评估，而另一种模型则不能。毫无疑问，没有血栓病史的 SLE 患者、继发于 SLE 的 APS 患者和没有其他已知自身免疫特征的原发性 APS 患者的自身抗体谱存在重叠。因此，这些患者可能存在共同的病理学过程，这在理论上是能够解释的。抗氧化型低密度脂蛋白（ox-LDL）抗体与原发性和继发性 APS 患者的动脉血栓形成风险相关，也与抗 β_2GP Ⅰ 抗体（常见于 SLE 和原发性 APS）相关 [67]。

这提示了不同疾病在病理学上的连续性以及经典的 APS 自身抗体与已知和动脉粥样硬化以及 APS 相关的脂质调节结构之间存在的联系。Pengo 等评估了 57 例 APS 患者的 aCL，β_2GP Ⅰ 抗体和 LA 活性，结果发现其中 28 例患有动脉疾病，29 例有静脉血栓史。该研究还发现与 ox-LDL 连接的 β_2GP Ⅰ 结合的抗体与经典的抗 β_2GP Ⅰ 抗体滴度之间存在显著的相关性 [68]。然而，尽管观察到 APS 和靶向脂质调节部分的自身抗体之间存在联系，但与仅经历静脉血栓事件的患者相比，具有动脉血栓结局的患者组年龄更大，并且具有更多的动脉粥样硬化的风险因素 [68]。在另一项有关原发性 APS 患者的研究中，传统的高脂血症比抗 ox-LDL 抗体能更好地预测动脉血栓事件 [69]。随着时间的推移，这两个指标在体内是否完全彼此独立尚不清楚。

随着时间的进展，动脉粥样硬化往往伴随着动脉壁的慢性炎症过程，而氧化型脂蛋白导致的内皮损伤很可能是导致这一慢性炎症过程的重要因素，表明抗氧化型脂蛋白抗体可能以某种方式影响斑块的形成。已有一些研究证明了这一观点。这些研究认为抗 β_2GP Ⅰ 抗体与动脉粥样硬化和 SLE 的动脉血栓形成的发生和进展有关 [20,29,70,71]，伴或不伴有 β_2GP Ⅰ 与 ox-LDL 形成的复合物，可以通过促进泡沫细胞形成这一机制导致动脉粥样硬化 [72,73]。

升高的脂蛋白 a(Lpa) 是早发型动脉粥样硬化的生物标志物。已有发现在 SLE 和原发性 APS 患者中 Lpa 水平升高 [74]。在这些人群中也发现了特异的针对氧化型 Lpa 的自身抗体 [75]。在 APS 患者中也常发现其他的抗脂质调节因子的自身抗体 [76,77]。aPL 可能对脂质代谢有非常重要的间接作用。

总之，目前人们认为在 APS 中具有血栓形成作用的抗体可能会导致动脉粥样硬化。然而，由于可能涉及更多其他密切相关的自身抗体［经常在相同和（或）重叠的患者人群中出现］，使得这些抗体在变量有限的较小的临床研究中的评估作用变得复杂。自身抗体可以通过干扰粥样硬化斑块的形成或稳定性发挥直接作用，也可以通过炎症机制或影响脂质代谢或其他传统风险因素发挥间接作用。一些横断面研究仅检测两种或三种自身抗体，并未发现其对动脉粥样硬化任何作用，然而观察到一些传统风险因素时（广谱的抗体可能以多种方式对这些风险因素产生影响）。这些研究可能忽略了自身免疫对动脉粥样硬化风险的真正影响。由于研究可能不足以涵盖所有潜在的混杂变量。因此，关于自身抗体和血管疾病之间相关性尚待进一步研究证实。

自身抗体并不仅仅在某一种疾病中存在。尽管临床医师无法在诊断中区分它们，但与特定靶标的特定表位结合的抗体亚群可能与同一靶向分子附近区域的其他抗体亚群有所不同。在一项研究 aCL 和 ox-LDL 之间交叉反应性的报告中指出，实际上只有一小部分 aCL 可以发生交叉反应[78]。一些 aCL 阳性的患者可能在其血液循环中存在该亚群，而其他患者则可能没有。考虑到这些复杂的变量，值得关注的是，研究发现 aPL 和动脉粥样硬化事件之间存在许多临床关联。

13.4　血管内自身抗体：影响传统心血管疾病风险因素的证据

自身抗体可以通过多种途径对血管稳态地进行干扰。自身抗体可能直接干扰血管调节蛋白，也可能引发血管内炎症。动脉粥样硬化很可能是由多年的慢性的血管炎症所导致的[28,79]。这提出了一种假设：存在某种免疫机制可能对血管起到保护作用。

关于这一点，有证据支持吗？T 细胞的活化和随后诱导单核细胞进入动脉壁是胆固醇代谢的重要步骤。但是 T 细胞分泌的过量的细胞因子可以抑制胆固醇 27-羟化酶的表达[80]。因此，当炎症反应过度时，调节血管稳态的免疫机制可能不利于脂质代谢。aPL 可以靶向地干扰血管许多成分和调节因子，包括内皮细胞、蛋白脂质体、血小板、单核细胞和循环中的凝血因子[81]。在抗原-抗体相互作用和 Fc 受体相互作用的过程中，可能触发炎症事件，这进一步削弱了其对血管的调节作用[82~84]。

动脉粥样硬化可能涉及补体激活过程[85~87]。CRP 是一种补体激活蛋白，是急性冠脉综合征和健康人中心血管风险的公认标志物[79]。当人们发现先前认为正常的 CRP 水平轻微升高就足以增加斑块进展风险时，便开发出了高灵敏度的 CRP 检测方法，并且在高脂血症和动脉粥样硬化患者中发现有其他补体成分（例如，sC5b-9）升高，并且与高密度脂蛋白（HDL）水平呈负相关[88]。CRP 与低密度脂蛋白（LDL）也可以发生特异性结合，这提示适当水平的 CRP 在脂质代谢中可能具有良性作用[79]。由于补体对血管可能有正负两方面的作用，因此，人们推测治疗的策略应旨在调节炎症而不是彻底消除炎症[89]。

自身抗体介导的补体激活是导致自身免疫性疾病的经典机制，这一机制已被确定为动脉粥样硬化的风险因素[33]。补体激活也可能与血栓形成有关，如在 APS 的动物模型[83]和人类[82,84,90]中观察到的那样，aPL 的体外促凝活性也证明了这一观点[91]。在一项针对脑缺血的研究中，补体异常与 aPL 阳性患者有关[82]。

病理性抗体可以通过扩散和（或）分子模拟来实现与血管系统中许多结构的直接结合。内皮细胞功能障碍是动脉粥样硬化进展的已知风险因素。内皮细胞可能具有与 β_2GP I 和 ox-LDL 结构上相似的抗原表位。内皮细胞膜中脂质的氧化可以为自身免疫性动脉粥样硬化提供一个适当的环境。因此，在糖尿病患者的研究中发现 IgG 型 aCL 与内皮功能障碍相关不足为奇[93]。动物模型为 aPL 与内皮功能障碍之间的关联提供了更直接的证据。给小鼠被动转输来源于 APS 和冠状动脉疾病模型的单克隆 aPL 抗体能导致小鼠的内皮功能障碍，这种内皮功能障碍可通过苯肾上腺素收缩血管后乙酰胆碱松弛功能的减弱来进行测量[43,44]。由于这些原因，将 aCL 和内皮功能障碍均作为斑块形成中独立变量的多变量分析可能无法观察到 aCL 对内皮功能障碍的影响，尤其是当两者可能通过其他独立的机制发生作用的时候。

有广泛的证据表明自身抗体会干扰对于脂质代谢至关重要的分子结构。胆固醇 27-羟化酶存在于动脉内皮细胞和单核细胞中，该酶可溶解胆固醇以促进其从动脉壁清除。Reiss 等发现干扰素 γ 和与补体结合的免疫复合物会降低人主动脉内皮细胞和单核细胞谱系中胆固醇27-羟化酶的表达[94]。免疫复合物对胆固醇27-羟化酶的下调也依赖于补体固定，这再次证明了自身免疫介导的动脉粥样硬化加速过程中变量之间的相互依赖性。在SLE和原发性APS中都存在高水平的Lpa，在这些人群中也存在抗氧化型Lpa的抗体[75]。Reichlin等已在自身免疫人群中鉴定出针对脂蛋白脂肪酶的自身抗体，这些自身抗体与空腹甘油三酯，载脂蛋白B和载脂蛋白E浓度之间存在相关性[95]。这表明当涉及自身免疫时，它们可能不是动脉粥样硬化的完全独立的风险因素。另一组研究表明狼疮人群中也存在这些自身抗体。

Lahita等报道了狼疮患者的胆固醇转运蛋白载脂蛋白A1（apoA1）水平降低，随后在狼疮患者和22.9%的原发性APS患者中发现了针对纯化的apoA1的特异性抗体[96,97]。在1%的健康对照组，21%（53个中的11个）的APS患者，13%的SLE患者中发现抗apoA1自身抗体，这提示这些抗体与炎症标志物之间存在关联[98]。不同APS群体中抗apoA1抗体的滴度与血浆apoA1水平和淀粉样蛋白A浓度均相关（Vuilleumier，等，2004）。另一份研究表明，自身免疫病患者中针对aCL，HDL和载脂蛋白A1的自身抗体之间可能发生交叉反应[76]。抗apoA1抗体也与抗β_2GP Ⅰ抗体相关，但不一定具有交叉反应性，并且当嵌合在类似于成熟HDL分子的蛋白脂质体中时，抗apoA1抗体与apoA1的结合效果最佳[98]。

因此，HDL中脂质和蛋白质的活性成分可能对具有促动脉粥样硬化的自身抗体的作用至关重要。在某些情况下，这些活性成分可提高自身抗体增加某些患者（并非在所有患者中）患动脉粥样硬化的风险。在SLE和原发性APS中，抗HDL和β_2GP Ⅰ抗体都与环氧丙烷酶（一种抑制脂蛋白氧化的酶）活性降低相关[99]。基于氧化应激和APS之间可能存在的广泛关联，有学者研究了aCL对严重联合免疫缺陷的BALB/c小鼠的氧化状态的影响，结果发现，在注射了单克隆aCL的小鼠中，氧化酶的活性和一氧化氮的含量降低，但对照组并未发现这一现象[100]。aCL可能直接干扰对氧磷酶活性（一种与HDL相关的抗氧化酶），这可能是aCL导致氧化应激反应的机制。

研究发现，ox-LDL与动脉粥样硬化密切相关，并与aCL存在交叉反应[92]。已有研究利用APS小鼠模型来评估aCL和ox-LDL之间的交叉反应性[101]。研究发现β_2GP Ⅰ与ox-LDL结合所形成复合物可被自身抗体识别，从而可能导致巨噬细胞通过Fc介导途径摄取LDL[102,103]。因此，人们提出了aPL可以直接促进动脉粥样硬化斑块形成的学说。实际上，研究者们已经观察到在缺乏自身抗体的情况下，β_2GP Ⅰ可抑制巨噬细胞摄取ox-LDL，提示β_2GP Ⅰ具有抗动脉粥样硬化的作用，而这一功能可能会被抗磷脂相关的自身抗体所抑制[102]。这一理论已在小鼠模型中得到了验证。研究发现，狼疮易感小鼠与LDL受体缺陷小鼠的子代会并发狼疮样疾病和加快动脉粥样硬化。这些小鼠的斑块表现出炎症的病理学特征，且体内抗ox-LDL抗体和aCL的水平增加[104]。狼疮小鼠模型与apoE敲除动脉粥样硬化小鼠模型的结合也会导致动脉粥样硬化加重[105]，以及小鼠体内抗ox-LDL抗体和抗aCL抗体的增加。在被动转输的模型中，利用APS患者的IgG抗体来免疫LDL受体敲除小鼠，会使小鼠体内出现aCL，并使脂肪条纹的形成加速[106]。此外，采用与β_2GP Ⅰ反应的T细胞的过继转输也可以加速LDL受体缺陷小鼠的脂纹形成[107]。已有研究在人的动脉粥样硬化斑块中鉴定出了β_2GP Ⅰ[108]，这可能是由于巨噬细胞过度摄取β_2GP Ⅰ与LDL结合所形成的复合物所致。β_2GP Ⅰ可作为后续自身免疫反应的靶标，从而影响斑块的进展[108]。

相关机制研究对该模型进行了进一步的阐释。当β_2GP Ⅰ与ox-LDL形成复合物时，某些患者会出现针对该复合物的特异性自身抗体。在一项针对150例患有SLE或（和）APS患者的研究中，发现这种抗体水平在APS患者体内显著高于仅患有SLE的患者或健康对照者[70]。更重要的是，与仅具有静脉血栓形成和（或）妊娠并发症病史的APS患者相比，患有动脉血栓形成者体内该抗体与配体的结合明显更多。因此，在SLE和APS患者中，LDL的氧化可能会导致其与β₂GP形成复合物，针对该复合物的特异性自身抗体的形成与动脉血栓患者的关联更强。另一项研究表明，抗ox-LDL抗体与静脉血栓形成相关，但与动脉血栓形成无关[109]，然而该研究并未观察到如先前所述的良好的特异性，也不足以证明动脉血栓形成风险的临床显著相关性。

在某些情况下，自身抗体诱导的巨噬细胞摄取ox-LDL对机体可能是有益的。当HDL缺乏时，这一过程为血脂提供了暂时的血管外储存库。那么，是否有证据支持这一点呢？实际上，研究发现促炎症反应、受损的HDL与SLE患者的动脉粥样硬化风险增加有关[110]。该模型可能过度加强了巨噬细胞对LDL的摄取，从而促进了动脉壁斑块形成。这充分表明阐明aPL如何促进动脉粥样硬化的模型建立的复杂性。过去认为自身抗体可能会促进一些传统的风险因素，而这些风险因素，在目前的临床研究中将作为独立的自变量。有研究者认为可能仅有部分自身抗体亚型是致病的（例如，仅结合在特定配体上的那些抗体）。既往的回顾研究并不排除在某些情况下，自身抗体可能在免疫介导的血管稳态中发挥有益作用。我们可以称这种自身抗体为"天然"的自身抗体，这些自身抗体由健康人的免疫网络严格调控，释放到血液中，并维持血管稳态。

13.5　天然自身抗体可以预防动脉粥样硬化吗？它们与 aPL 相关吗？

天然自身抗体的储存非常有限，它们主要与多余的且进化保守的蛋白质序列结合而对机体产生有益作用[111～114]。实际上，可以通过特殊方法在健康人的血液样本中检测到自身抗体，而传统的检测方法却无法做到[115,116]。同样，通过常规技术，可以在大约12%的健康老年人群和2%的年轻人群中发现aPL[117,118]，但是抗独特型自身抗体的调节网络会掩盖自身抗体的存在，当使用化学方法处理后，自身抗体会暴露，检测时阳性比例会显著增加。抗独特型自身抗体是另一组天然自身抗体，能够特异性地针对其他抗体的活性位点，并保证它们在必要时才会发挥作用[115,116,119,120]。

天然自身抗体和许多aPL似乎能够与濒死细胞（凋亡细胞）上的膜结构结合并能促进其清除，从而在脉管系统中发挥清洁作用[114]。凋亡细胞上的细胞膜会产生氧化特异性抗原决定簇，吸引天然抗体和aPL[112～114,121]。当APS患者体内和炎性血管氧化失调时，自身免疫就会促进动脉粥样硬化的形成，在机体自然清理过程效率降低或以其他方式受损的情况下，会加速动脉粥样硬化的形成。

越来越多的证据表明自身抗体具有双重作用。因为化学处理方法不仅可以在健康人群中使得自身抗体得以暴露，而且还能够使原本在自身免疫性疾病患者血清中发现的抗体消失[119,120]。实际上，各种化学变化也可能同时导致一个血清样品中不同自身抗体的隐藏和暴露，这表明血管中的氧化或其他炎症变化可能很容易引起抗体与抗原结合方式的微小改变，而这种变化可能会干扰天然自身抗体的释放平衡，使那些通常无致病性的蛋白质变得更具致病性[119,122,123]。

通过这种逻辑推理，可以看出，抗体是否促进动脉粥样硬化可能取决于它们如何以及何时与血管内目标结构结合，哪些其他变量可能会干扰血管内环境以及这些血管调节剂的特定结构—功能关系受到了怎样的影响。不能简单地认为某种自身抗体的特定亚型是无致病性的，而其他种类的抗体是致病的。因为，某些血管状态可能会逆转这种结果。

一些证据表明，与 APS 相关的自身抗体是从天然自身抗体演变而来的，其有益于机体的防御功能，且仅在脉管系统失调时才变得有害。首先，aPL（包括可能是血管调节剂的 aPL）与天然自身抗体相似，因为它们倾向于与氧化环境内的结构牢固地结合[124]；其次，aPL 的微小突变产生了一种非致病性自身抗体。该抗体虽然保持了结合自身抗原的能力，但不再具有致病性[125]。有研究以 1 例拥有靶向 β_2GP I 和凝血酶原不同结构的自身抗体的患者为研究对象[126]，使用噬菌体显示方法，发现了两种抗体：其中一种能与 β_2GP I 发生反应，另一种能识别凝血酶原并与能与 β_2GP I 发生交叉反应。所有 3 个克隆均能识别阴离子磷脂。针对 β_2GP I 的抗体包含高度保守的种系基因，提示它可能是天然自身抗体。与凝血酶原交叉反应的抗体在抗原结合区域有突变，这表明它是一种更经典的，可能更具致病性的自身抗体。综上，现有的研究表明，在某些情况下，有益于机体生存的天然自身抗体可能已开始产生变异，从而导致病理性自身免疫。另一个模型提出了相反的可能性，即 aPL 天然抑制剂的缺陷会使这些抗体在血液中过度暴露，从而导致其致病性的产生。在这一理论框架中，自身抗体可能在血管稳态发生波动时发挥有益作用，但是自身抗体在循环中存在时间过长则会导致疾病[125]。

考虑到机体防御功能，自身免疫和动脉粥样硬化之间可能存在广泛的动态联系，基本的血管稳态涉及天然抗体和磷脂氧化之间的相互作用，这并不是一个新概念[112,126]。因此，所有 aPL 都不可能始终具有相同的有害作用。已经有研究报道了在动物模型中存在对动脉粥样硬化起到保护作用的自身抗体[127]。研究人员在发生致死性心肌梗死的自身免疫小鼠体内发现了单克隆 aPL，这种抗体在体外能够与自身和 ox-LDL 发生交叉反应。当将该抗体被动转输给基因敲除 LDL 受体缺陷、动脉粥样硬化易感小鼠时，结果显示该抗体显著降低了斑块的形成。针对 LDL 的自身抗体特异性的研究显示，一部分抗体仅与脂蛋白的氧化形式发生反应，而另一部分则能够同时与脂蛋白还原和氧化形式发生反应[128]，结果表明这些自身抗体可能存在致病性或保护性的双重作用。

已有研究提出在易患动脉粥样硬化小鼠中发现的针对 ox-LDL 的天然抗体具有抗动脉粥样硬化作用[129]。针对 β_2GP I 和 ox-LDL 的两种天然自身抗体具有不同的作用。第一种自身抗体参与了巨噬细胞对与 ox-LDL 结合的 β_2GP I 的摄取。源自易患动脉粥样硬化小鼠的天然自身抗体可抑制这种促动脉粥样硬化过程[130]。近期发表的研究表明，在患有颈动脉斑块的 SLE 患者中，天然的 IgM 型抗磷酸胆碱自身抗体功能会受到抑制，而这种抗体能够促进细胞凋亡和炎症调节。

抗体特异性分析表明，动脉粥样硬化患者还可以产生特异性的可识别 β_2GP I 结构域IV的自身抗体[130]。使用相同结构域选择性方法对 APS 样本中发现的大多数自身抗体进行研究发现，针对 β_2GP I 结构域IV的自身抗体具有明显的独特性[131]。因此，随着时间推移产生的生理背景消长以及特定自身抗体的精细特异性，APS 对动脉粥样硬化的作用可能是保护性的，也可能增加其发病风险。在免疫紊乱的状态下，多克隆免疫反应的效果会随着时间的推移会逐渐增加或减弱，不可能完全起保护作用。对天然自身抗体的更精准描述，对在稳定与炎症条件下血管内抗原—抗体相互作用的分子机制更加深入研究以及利用动物模型研究，以使观察上述现象能否被逆转，开展研究目前尚不清楚能否达到目的，但在理论上似乎是可行的。

参 考 文 献

[1] Wilson WA, Gharavi AE, Piette JC. International classification criteria for antiphospholipid syndrome: synopsis of a post-conference workshop held at the Ninth International (Tours) aPL Symposium. Lupus 2001;10:457–60.

[2] Lockshin MD, Sammaritano LR, Schwartzman S. Validation of the Sapporo criteria for antiphospholipid syndrome. Arthritis Rheum 2000;43:440–3.

[3] Miyakis S, Lockshin MD, Atsumi T, Branch DW, Brey RL, Cervera R, et al. International consensus statement on an update of the classification criteria for definite antiphospholipid syndrome (APS). J Thromb Haemost 2006;4:295–306.

[4] Wilson WA, Gharavi AE, Koike T, Lockshin MD, Branch DW, Piette JC, et al. International consensus statement on preliminary classification criteria for definite antiphospholipid syndrome: report of an international workshop. Arthritis Rheum 1999;42:1309–11.

[5] Bertolaccini ML, Amengual O, Atsumi T, Binder WL, de Laat B, Forastiero R, et al. 'Non-criteria' aPL tests: report of a task force and preconference workshop at the 13th International Congress on Antiphospholipid Antibodies, Galveston, TX, USA, April 2010. Lupus 2011;20:191–205.

[6] Bertolaccini ML, Amengual O, Andreoli L, Atsumi T, Chighizola CB, Forastiero R, et al. 14th International Congress on Antiphospholipid Antibodies Task Force. Report on antiphospholipid syndrome laboratory diagnostics and trends. Autoimmun Rev 2014;13:917–30.

[7] Pierangeli SS, de Groot PG, Dlott J, Favaloro E, Harris EN, Lakos G, et al. 'Criteria' aPL tests: report of a task force and preconference workshop at the 13th International Congress on Antiphospholipid Antibodies, Galveston, Texas, April 2010. Lupus 2011;20:182–90.

[8] Grossman JM. Primary versus secondary antiphospholipid syndrome: is this lupus or not? Curr Rheumatol Rep 2004;6:445–50.

[9] Marai I, Zandman-Goddard G, Shoenfeld Y. The systemic nature of the antiphospholipid syndrome. Scand J Rheumatol 2004;33:365–72.

[10] Ostrowski RA, Robinson JA. Antiphospholipid antibody syndrome and autoimmune diseases. Hematol Oncol Clin North Am 2008;22:53–65.

[11] Pugliese L, Bernardini I, Pacifico E, Viola-Magni M, Albi E. Antiphospholipid antibodies in patients with cancer. Int J Immunopathol Pharmacol 2006;19:879–88.

[12] Batuca JR, Ames PR, Isenberg DA, Alves JD. Antibodies toward high-density lipoprotein components inhibit paraoxonase activity in patients with systemic lupus erythematosus. Ann NY Acad Sci 2007;1108:137–46.

[13] Wu YY, V Nguyen A, Wu XX, Loh M, Vu M, Zou Y, et al. Antiphospholipid antibodies promote tissue factor-dependent angiogenic switch and tumor progression. Am J Pathol 2014;184:3359–75.

[14] Zanon E, Saggiorato G, Ramon R, Girolami A, Pagnan A, Prandoni P. Anti-prothrombin antibodies as a potential risk factor of recurrent venous thromboembolism. Thromb Haemost 2004;91:255–8.

[15] Bertolaccini ML, Sanna G, Ralhan S, Gennari LC, Merrill JT, Khamashta MA, et al. Antibodies directed to protein S in patients with systemic lupus erythematosus: prevalence and clinical significance. Thromb Haemost 2003;90:636–41.

[16] Campuzano-Maya G. Hematologic manifestations of *Helicobacter pylori* infection. World J Gastroenterol 2014;20:12818–38.

[17] Gebhart J, Lechner K, Skrabs C, Sliwa T, Müldür E, Ludwig H, et al. Lupus anticoagulant and thrombosis in splenic marginal zone lymphoma. Thromb Res 2014;134:980–4.

[18] Iverson GM, von Mühlen CA, Staub HL, Lassen AJ, Binder W, Norman GL. Patients with atherosclerotic syndrome, negative in anti-cardiolipin assays, make IgA autoantibodies that preferentially target domain 4 of beta2-GP Ⅰ. J Autoimmun 2006;27:266–71.

[19] Koudriavtseva K, Renna R, Plantone D, Mainero C. Demyelinating and thrombotic diseases of the central nervous system: common pathogenic and triggering factors. Front Neurol 2015;6:63.

[20] Lopez LR, Dier KJ, Lopez D, Merrill JT, Fink CA. Anti-beta 2-glycoprotein I and antiphosphatidylserine antibodies are predictors of arterial thrombosis in patients with antiphospholipid syndrome. Am J Clin Pathol 2004;121:142–9.

[21] Baker Jr. WF, Bick RL, Fareed J. Controversies and unresolved issues in antiphospholipid syndrome pathogenesis and management. Hematol Oncol Clin North Am 2008;22:155–74.

[22] Rodríguez-García V, Ioannou Y, Fernández-Nebro A, Isenberg DA, Giles IP. Examining the prevalence of non-criteria anti-phospholipid antibodies in patients with anti-phospholipid syndrome: a systematic review. Rheumatology (Oxford) 2015;54:2042–50.

[23] Swadźba J, Iwaniec T, Szczeklik A, Musiał J. Revised classification criteria for antiphospholipid syndrome and the thrombotic risk in patients with autoimmune diseases. J Thromb Haemost 2007;5:1883–9.

[24] Tarr T, Lakos G, Bhattoa HP, Soltesz P, Shoenfeld Y, Szegedi G, et al. Clinical thrombotic manifestations in SLE patients with and without antiphospholipid antibodies: a 5-year follow-up. Clin Rev Allergy Immunol 2007;32:131–7.

[25] Tripodi A. More on: criteria to define the antiphospholipid syndrome. J Thromb Haemost 2008;6:1049–50.

[26] Galli M, Reber G, de Moerloose P, de Groot PG. Invitation to a debate on the serological criteria that define the antiphospholipid syndrome. J Thromb Haemost 2008;6: 399–401.

[27] Espinosa G, Cervera R. Current treatment of antiphospholipid syndrome: lights and shadows. Nat Rev

Rheumatol 2015;11:586–96.

[28] Blake GJ, Ridker PM. Inflammatory mechanisms in atherosclerosis: from laboratory evidence to clinical application. Ital Heart J 2001;2:796–800.

[29] Zampieri S, Iaccarino L, Ghirardello A, Tarricone E, Arienti S, Sarzi-Puttini P, et al. Systemic lupus erythematosus, atherosclerosis, and autoantibodies. Ann NY Acad Sci 2005;1051:351–61.

[30] Doria A, Iaccarino L, Sarzi-Puttini P, Atzeni F, Turriel M, Petri M. Cardiac involvement in systemic lupus erythematosus. Lupus 2005;14:683–6.

[31] Ames PR, Antinolfi I, Scenna G, Gaeta G, Margaglione M, Margarita A. Atherosclerosis in thrombotic primary antiphospholipid syndrome. J Thromb Haemost 2009;7:537–42.

[32] Amaya-Amaya J, Rojas-Villarraga A, Anaya JM. Cardiovascular disease in the antiphospholipid syndrome. Lupus 2014;23:1288–91.

[33] Fernández-Nebro A, Rúa-Figueroa Í, López-Longo FJ, Galindo-Izquierdo M, Calvo-Alén J, Olivé-Marqués A, et al. Cardiovascular events in systemic lupus erythematosus: a nationwide study in Spain from the RELESSER registry. Medicine (Baltimore) 2015;94:e1183.

[34] Shortell CK, Ouriel K, Green RM, Condemi JJ, DeWeese JA. Vascular disease in the antiphospholipid syndrome: a comparison with the patient population with atherosclerosis. J Vasc Surg 1992;15:158–65.

[35] Meroni PL, Peyvandi F, Foco L, Bernardinelli L, Fetiveau R, Mannucci PM, et al. Anti-beta 2 glycoprotein I antibodies and the risk of myocardial infarction in young premenopausal women. J Thromb Haemost 2007;5:2421–8.

[36] Ahmad Y, Shelmerdine J, Bodill H, Lunt M, Pattrick MG, Teh LS, et al. Subclinical atherosclerosis in systemic lupus erythematosus (SLE): the relative contribution of classic risk factors and the lupus phenotype. Rheumatology (Oxford) 2007;46:983–8.

[37] Petri M. Thrombosis and systemic lupus erythematosus: the Hopkins Lupus Cohort perspective. Scand J Rheumatol 1996;25:191–3.

[38] Nojima J, Masuda Y, Iwatani Y, Kuratsune H, Watanabe Y, Suehisa E, et al. Arteriosclerosis obliterans associated with anti-cardiolipin antibody/beta2-glycoprotein I antibodies as a strong risk factor for ischaemic heart disease in patients with systemic lupus erythematosus. Rheumatology (Oxford) 2008;47:684–9.

[39] Medina G, Casaos D, Jara LJ, Vera-Lastra O, Fuentes M, Barile L, et al. Increased carotid artery intima-media thickness may be associated with stroke in primary antiphospholipid syndrome. Ann Rheum Dis 2003;62:607–10.

[40] Vlachoyiannopoulos PG, Kanellopoulos PG, Ioannidis JP, Tektonidou MG, Mastorakou I, Moutsopoulos HM. Atherosclerosis in premenopausal women with antiphospholipid syndrome and systemic lupus erythematosus: a controlled study. Rheumatology (Oxford) 2003;42:645–51.

[41] Ames PR, Margarita A, Delgado Alves J, Tommasino C, Iannaccone L, Brancaccio V. Anticardiolipin antibody titre and plasma homocysteine level independently predict intima media thickness of carotid arteries in subjects with idiopathic antiphospholipid antibodies. Lupus 2002;11:208–14.

[42] Ames PR, Margarita A, Sokoll KB, Weston M, Brancaccio V. Premature atherosclerosis in primary antiphospholipid syndrome: preliminary data. Ann Rheum Dis 2005;64: 315–17.

[43] Belizna CC, Richard V, Primard E, Kerleau JM, Cailleux N, Louvel JP, et al. Early atheroma in primary and secondary antiphospholipid syndrome: an intrinsic finding. Semin Arthritis Rheum 2008;37:373–80.

[44] Belizna C, Lartigue A, Favre J, Gilbert D, Tron F, Lévesque H, et al. Antiphospholipid antibodies induce vascular functional changes in mice: a mechanism of vascular lesions in antiphospholipid syndrome? Lupus 2008;17:185–94.

[45] Dinckal MH, Ozkaynak B, Mert B, Sahin I, Sigirci S, Gulsen K, et al. The relationship between antibeta 2 glycoprotein antibodies and SYNTAX score in patients undergoing coronary artery by-pass graft surgery. Eur Rev Med Pharmacol Sci 2014;18:2556–61.

[46] Greco TP, Conti-Kelly AM, Anthony JR, Greco Jr T, Doyle R, Boisen M, et al. Oxidized-LDL/beta(2)-glycoprotein I complexes are associated with disease severity and increased risk for adverse outcomes in patients with acute coronary syndromes. Am J Clin Pathol 2010;33:737–43.

[47] Stalc M, Poredos P, Peternel P, Tomsic M, Sebestjen M, Kveder T. Endothelial function is impaired in patients with primary antiphospholipid syndrome. Thromb Res 2006;118:455–61.

[48] Stalc M, Tomsic M, Jezovnik MK, Poredos P. Endothelium-dependent and independent dilation capability of peripheral arteries in patients with systemic lupus erythematosus and antiphospholipid syndrome. Clin Exp Rheumatol 2011;29:616–23.

[49] Bilora F, Sartori M. Flow-mediated arterial dilation in primary antiphospholipid syndrome. Angiology 2009;60(1):104–7.

[50] Marai I, Shechter M, Langevitz P, Gilburd B, Rubenstein A, Matssura E, et al. Anti-cardiolipin antibodies and endothelial function in patients with coronary artery disease. Am J Cardiol 2008;101:1094–7.

[51] Toloza SM, Uribe AG, McGwin Jr. G, Alarcón GS, Fessler BJ, Bastian HM, et al. Systemic lupus erythematosus in a multiethnic US cohort (LUMINA). XXIII. Baseline predictors of vascular events. Arthritis Rheum 2004;50:3947–57.

[52] Bilora F, Boccioletti V, Girolami B, Zanon E, Armani M, Petrobelli F, et al. Are antiphospholipid antibodies an independent risk factor for atherosclerosis? Clin Appl Thromb Hemost 2002;8:103–7.

[53] Farzaneh-Far A, Roman MJ, Lockshin MD, Devereux RB, Paget SA, Crow MK, et al. Relationship of antiphospholipid antibodies to cardiovascular manifestations of systemic lupus erythematosus. Arthritis Rheum 2006;54:3918–25.

[54] Roman MJ, Crow MK, Lockshin MD, Devereux RB, Paget SA, Sammaritano L, et al. Rate and determinants

of progression of atherosclerosis in systemic lupus erythematosus. Arthritis Rheum 2007;56:3412–19.

[55] Roman MJ, Shanker BA, Davis A, Lockshin MD, Sammaritano L, Simantov R, et al. Prevalence and correlates of accelerated atherosclerosis in systemic lupus erythematosus. N Engl J Med 2003;349:2399–406.

[56] Petri M. The lupus anticoagulant is a risk factor for myocardial infarction (but not atherosclerosis): Hopkins Lupus Cohort. Thromb Res 2004;114:593–5.

[57] Sørensen HT, Horvath-Puho E, Pedersen L, Baron JA, Prandoni P. Venous thromboembolism and subsequent hospitalisation due to acute arterial cardiovascular events: a 20-year cohort study. Lancet 2007;370:1773–9.

[58] Spencer FA, Ginsberg JS, Chong A, Alter DA. The relationship between unprovoked venous thromboembolism, age, and acute myocardial infarction. J Thromb Haemost 2008;6:1507–13.

[59] Urowitz MB, Gladman D, Ibaez D, Fortin P, Sanchez-Guerrero J, Bae S, et al. Accumulation of coronary artery disease risk factors over three years: data from an international inception cohort. Arthritis Rheum 2008;59:176–80.

[60] Urowitz MB, Gladman DD, Ibañez D, Fortin PR, Bae SC, Gordon C, et al. Evolution of disease burden over five years in a multicenter inception systemic lupus erythematosus cohort. Arthritis Care Res (Hoboken) 2012;64:132–7.

[61] Soltész P, Veres K, Lakos G, Kiss E, Muszbek L, Szegedi G. Evaluation of clinical and laboratory features of antiphospholipid syndrome: a retrospective study of 637 patients. Lupus 2003;12:302–7.

[62] Frostegård AG, Su J, Hua X, Vikström M, de Faire U, Frostegård J. Antibodies against native and oxidized cardiolipin and phosphatidylserine and phosphorylcholine in atherosclerosis development. PLoS One 2014;9:e111764.

[63] Galli M. Antiphospholipid antibodies and thrombosis: do test patterns identify the patients' risk? Thromb Res 2004;114:597–601.

[64] Nojima J, Iwatani Y, Suehisa E, Kuratsune H, Kanakura Y. The presence of anti-phosphatidylserine/prothrombin antibodies as risk factor for both arterial and venous thrombosis in patients with systemic lupus erythematosus. Haematologica 2006;91:699–702.

[65] Palomo I, Pereira J, Alarcn M, Vásquez M, Pinochet C, Vélez MT, et al. Prevalence and isotype distribution of antiphospholipid antibodies in unselected Chilean patients with venous and arterial thrombosis. Clin Rheumatol 2004;23:129–33.

[66] Petri M. Update on anti-phospholipid antibodies in SLE: the Hopkins' Lupus Cohort. Lupus 2010;19:419–23.

[67] Bećarevic M, Andrejević S, Bonaci-Nikolić B, Obradović I, Miljić P, Majkić-Singh N. Anti-oxLDL antibodies – marker for arterial thromboses in antiphospholipid syndrome? Clin Lab 2005;51:279–83.

[68] Pengo V, Bison E, Ruffatti A, Iliceto S. Antibodies to oxidized LDL/beta2-glycoprotein I in antiphospholipid syndrome patients with venous and arterial thromboembolism. Thromb Res 2008;122(4):556–9.

[69] Bećarević M, Andrejević S, Miljić P, Bonaci-Nikolić B, Majkić-Singh N. Serum lipids and anti-oxidized LDL antibodies in primary antiphospholipid syndrome. Clin Exp Rheumatol 2007;25:361–6.

[70] Lopez D, Kobayashi K, Merrill JT, Matsuura E, Lopez LR. IgG autoantibodies against beta2-glycoprotein I complexed with a lipid ligand derived from oxidized low-density lipoprotein are associated with arterial thrombosis in antiphospholipid syndrome. Clin Dev Immunol 2003;10:203–11.

[71] Matsuura E, Kobayashi K, Tabuchi M, Lopez LR. Oxidative modification of low-density lipoprotein and immune regulation of atherosclerosis. Prog Lipid Res 2006;45:466–86.

[72] Zhang X, Xie Y, Zhou H, Xu Y, Liu J, Xie H, et al. Involvement of TLR4 in oxidized LDL/β_2GP Ⅰ/anti-β_2GP Ⅰ-induced transformation of macrophages to foam cells. J Atheroscler Thromb 2014;21:1140–51.

[73] Li J, Chi Y, Liu S, Wang L, Wang R, Han X, et al. Recombinant domain V of β_2-glycoprotein I inhibits the formation of atherogenic oxLDL/β_2-glycoprotein I complexes. J Clin Immunol 2014;34:669–76.

[74] Missala I, Kassner U, Steinhagen-Thiessen E. A systematic literature review of the association of lipoprotein(a) and autoimmune diseases and atherosclerosis. Int J Rheumatol 2012;2012:480784.

[75] Romero FI, Khamashta MA, Hughes GR. Lipoprotein(a) oxidation and autoantibodies: a new path in atherothrombosis. Lupus 2000;9:206–9.

[76] Delgado Alves J, Kumar S, Isenberg DA. Cross-reactivity between anti-cardiolipin, anti-high-density lipoprotein and anti-apolipoprotein A-I IgG antibodies in patients with systemic lupus erythematosus and primary antiphospholipid syndrome. Rheumatology (Oxford) 2003;42:893–9.

[77] Cederholm A, Svenungsson E, Jensen-Urstad K, Trollmo C, Ulfgren AK, Swedenborg J, et al. Decreased binding of annexin v to endothelial cells: a potential mechanism in atherothrombosis of patients with systemic lupus erythematosus. Arterioscler Thromb Vasc Biol 2005;25:198–203.

[78] Damoiseaux J, Jeyasekharan AD, Theunissen R, Tervaert JW. Cross-reactivity of IgM and IgG anticardiolipin antibodies with oxidized-low density lipoproteins. Ann NY Acad Sci 2005;1050:163–9.

[79] Pepys MB, Hirschfield GM. C-reactive protein and atherothrombosis. Ital Heart J 2001;2:196–9.

[80] Sorice M, Arcieri P, Griggi T, Circella A, Misasi R, Lenti L, et al. Inhibition of protein S by autoantibodies in patients with acquired protein S deficiency. Thromb Haemost 1996;75:555–9.

[81] Galli M. Non beta 2-glycoprotein I cofactors for antiphospholipid antibodies. Lupus 1996;5:388–92.

[82] Davis WD, Brey RL. Antiphospholipid antibodies and complement activation in patients with cerebral ischemia. Clin Exp Rheum 1992;10:455–60.

[83] Holers VM, Girardi G, Mo L, Guthridge JM, Molina H, Pierangeli SS, et al. Complement C3 activation is required for antiphospholipid antibody-induced fetal loss. J Exp Med 2002;195:211–20.

[84] Asherson RA, Baguley E, Pal C, Hughes GR.

Antiphospholipid syndrome: five year follow up. Ann Rheum Dis 1991;50:805–10.

[85] Halkes CJ, van Dijk H, de Jaegere PP. Postprandial increase of complement component 3 in normolipidemic patients with coronary artery disease: effects of expanded-dose simvastatin. Arterioscler Thromb Vasc Biol 2001;21:1526–30.

[86] King R, Tiede C, Simmons K, Fishwick C, Tomlinson D, Ajjan R. Inhibition of complement C3 and fibrinogen interaction: a potential novel therapeutic target to reduce cardiovascular disease in diabetes. Lancet 2015;385(Suppl. 1):S57.

[87] Nagaraj N, Matthews KA, Shields KJ, Barinas-Mitchell E, Budoff MJ, El Khoudary SR. Complement proteins and arterial calcification in middle aged women: cross-sectional effect of cardiovascular fat. The SWAN Cardiovascular Fat Ancillary Study. Atherosclerosis 2015;243:533–9.

[88] Pasqui AL, Bova G, Puccetti L. Complement activation in hypercholesterolemia. Nutr Metab Cardiovasc Dis 2000;10:137–42.

[89] Chakraborti T, Mandal A, Mandal M. Complement activation in heart diseases. Role of oxidants. Cell Signal 2000;12:607–17.

[90] van den Hoogen LL, van Roon JA, Radstake TR, Fritsch-Stork RD, Derksen RH. Delineating the deranged immune system in the antiphospholipid syndrome. Autoimmun Rev 2015;15(1):50–60.

[91] Stewart MW, Etches WS, Gordon PA. Antiphospholipid antibody-dependent C5b-9 formation. Br J Haematol 1997;96:451–7.

[92] Wu R, Svenungsson E, Gunnarsson I, Haegerstrand-Gillis C, Andersson B, Lundberg I, et al. Antibodies to adult human endothelial cells cross-react with oxidized low-density lipoprotein and beta 2-glycoprotein I (beta 2-GP Ⅰ) in systemic lupus erythematosus. Clin Exp Immunol 1999;115:561–6.

[93] Ciarla MV, Bocciarelli A, Di Gregorio S, Tordi A, Cotroneo P, Marra G, et al. Autoantibodies and endothelial dysfunction in well-controlled, uncomplicated insulin-dependent diabetes mellitus patients. Atherosclerosis 2001;158:241–6.

[94] Reiss AB, Awadallah NW, Malhotra S, Montesinos MC, Chan ES, Javitt NB, et al. Immune complexes and IFN-gamma decrease cholesterol 27-hydroxylase in human arterial endothelium and macrophages. J Lipid Res 2001;42:1913–22.

[95] Reichlin M, Fesmire J, Quintero-Del-Rio A, Wolfson-Reichlin M. Autoantibodies to lipoprotein lipase and dyslipidemia in systemic lupus erythematosus. Arthritis Rheum 2002;46:2957–63.

[96] Lahita RG, Rivkin E, Cavanagh I, Romano P. Low levels of total cholesterol, high-density lipoprotein, and apolipoprotein A1 in association with anticardiolipin antibodies in patients with systemic lupus erythematosus. Arthritis Rheum 1993;36:1566–74.

[97] Merrill JT, Rivkin E, Shen C, Lahita RG. Selection of a gene for apolipoprotein A1 using autoantibodies from a patient with systemic lupus erythematosus. Arthritis Rheum 1995;38:1655–9.

[98] Dinu AR, Merrill JT, Shen C, Antonov IV, Myones BL, Lahita RG. Frequency of antibodies to the cholesterol transport protein apolipoprotein A1 in patients with SLE. Lupus 1998;7:355–60.

[99] Delgado Alves J, Ames PR, Donohue S, Stanyer L, Nourooz-Zadeh J, Ravirajan C, et al. Antibodies to high-density lipoprotein and beta2-glycoprotein I are inversely correlated with paraoxonase activity in systemic lupus erythematosus and primary antiphospholipid syndrome. Arthritis Rheum 2002;46:2686–94.

[100] Delgado Alves J, Mason LJ, Ames PR, Chen PP, Rauch J, Levine JS, et al. Antiphospholipid antibodies are associated with enhanced oxidative stress, decreased plasma nitric oxide and paraoxonase activity in an experimental mouse model. Rheumatology (Oxford) 2005;44:1238–44.

[101] Mizutani H, Kurata Y, Kosugi S, Shiraga M, Kashiwagi H, Tomiyama Y, et al. Monoclonal anticardiolipin autoantibodies established from the (New Zealand white x BXSB)F1 mouse model of antiphospholipid syndrome cross-react with oxidized low-density lipoprotein. Arthritis Rheum 1995;38:1382–8.

[102] Hasunuma Y, Matsuura E, Makita Z, Katahira T, Nishi S, Koike T. Involvement of beta 2-glycoprotein I and anticardiolipin antibodies in oxidatively modified low-density lipoprotein uptake by macrophages. Clin Exp Immunol 1997;107:569–73.

[103] Koike T. Antiphospholipid antibodies in arterial thrombosis. Ann Med 2000;32(Suppl. 1):27–31.

[104] Stanic AK, Stein CM, Morgan AC, Fazio S, Linton MF, Wakeland EK, et al. Immune dysregulation accelerates atherosclerosis and modulates plaque composition in systemic lupus erythematosus. Proc Natl Acad Sci USA 2006;103:7018–23.

[105] Ma Z, Choudhury A, Kang SA, Monestier M, Cohen PL, Eisenberg RA. Accelerated atherosclerosis in ApoE deficient lupus mouse models. Clin Immunol 2008;127:168–75.

[106] George J, Afek A, Gilburd B, Levy Y, Blank M, Kopolovic J, et al. Atherosclerosis in LDL-receptor knockout mice is accelerated by immunization with anticardiolipin antibodies. Lupus 1997;6:723–9.

[107] George J, Harats D, Gilburd B, Afek A, Shaish A, Kopolovic J, et al. Adoptive transfer of beta(2)-glycoprotein I-reactive lymphocytes enhances early atherosclerosis in LDL receptor-deficient mice. Circulation 2000;102:1822–7.

[108] George J, Harats D, Gilburd B, Afek A, Levy Y, Schneiderman J, et al. Immunolocalization of beta2-glycoprotein I (apolipoprotein H) to human atherosclerotic plaques: potential implications for lesion progression. Circulation 1999;99:2227–30.

[109] Hayem G, Nicaise-Roland P, Palazzo E, de Bandt M, Tubach F, Weber M, et al. Anti-oxidized low-density-lipoprotein (OxLDL) antibodies in systemic lupus erythematosus with and without antiphospholipid syndrome. Lupus 2001;10:346–51.

[110] McMahon M, Grossman J, Skaggs B, Fitzgerald J, Sahakian L, Ragavendra N, et al. Dysfunctional proinflammatory high-density lipoproteins confer

increased risk of atherosclerosis in women with systemic lupus erythematosus. Arthritis Rheum 2009;60: 2428–37.

[111] Baumgarth N, Tung JW, Herzenberg LA. Inherent specificities in natural antibodies: a key to immune defense against pathogen invasion. Springer Semin Immunopathol 2005;26: 347–62.

[112] Binder CJ, Silverman GJ. Natural antibodies and the autoimmunity of atherosclerosis. Springer Semin Immunopathol 2005;26:385–404.

[113] Chang MK, Boullier A, Hartvigsen K, Horkko S, Miller YI, Woelkers DA, et al. The role of natural antibodies in atherogenesis. J Lipid Res 2005;46:1353–63.

[114] Czompoly T, Olasz K, Simon D, Nyarady Z, Palinkas L, Czirjak L, et al. A possible new bridge between innate and adaptive immunity: are the anti-mitochondrial citrate synthase autoantibodies components of the natural antibody network? Mol Immunol 2006;43:1761–8.

[115] Blank M, Asherson RA, Cervera R, Shoenfeld Y. Antiphospholipid syndrome infectious origin. J Clin Immunol 2004;24:12–23.

[116] McIntyre JA. The appearance and disappearance of antiphospholipid autoantibodies subsequent to oxidation–reduction reactions. Thromb Res 2004;114:579–87.

[117] Shi W, Krilis SA, Chong BH, Gordon S, Chesterman CN. Prevalence of lupus anticoagulant and anticardiolipin antibodies in a healthy population. Aust NZ J Med 1990;20:231–6.

[118] Fields RA, Toubbeh H, Searles RP, Bankhurst AD. The prevalence of anticardiolipin antibodies in a healthy elderly population and its association with antinuclear antibodies. J Rheumatol 1989;66:623–5.

[119] McIntyre JA, Wagenknecht DR, Faulk WP. Autoantibodies unmasked by redox reactions. J Autoimmun 2005;24:311–17.

[120] McIntyre JA, Wagenknecht DR, Faulk WP. Redox-reactive autoantibodies: detection and physiological relevance. Autoimmun Rev 2006;5:76–83.

[121] Stahl D, Hoemberg M, Cassens U, Pachmann U, Sibrowski W. Influence of isotypes of disease-associated autoantibodies on the expression of natural autoantibody repertoires in humans. Immunol Lett 2006;102:50–9.

[122] Yuste JR, Prieto J. Anticardiolipin antibodies in chronic viral hepatitis. Do they have clinical consequences? Eur J Gastroenterol Hepatol 2003;15:717–26.

[123] Asherson RA, Cervera R. Antiphospholipid antibodies and infections. Ann Rheum Dis 2003;62:388–93.

[124] Rauch J, Subang R, D'Agnillo P, Koh JS, Levine JS. Apoptosis and the antiphospholipid syndrome. J Autoimmun 2000;15:231–5.

[125] Lieby P, Poindron V, Roussi S, Klein C, Knapp AM, Garaud JC, et al. Pathogenic antiphospholipid antibody: an antigen-selected needle in a haystack. Blood 2004;104:1711–15.

[126] Languren M, Becerril B, Cabral AR, Fernandez Altuna LE, Pascual V, Hernandez-Ramirez DF, et al. Characterization of monoclonal anti-beta(2)-glycoprotein-I and anti-prothrombin antibody fragments generated by phage display from a patient with primary antiphospholipid syndrome. Mol J Autoimmun 2006;26:57–65.

[127] Nicolo D, Goldman BI, Monestier M. Reduction of atherosclerosis in low-density lipoprotein receptor-deficient mice by passive administration of antiphospholipid antibody. Arthritis Rheum 2003;48:2974–8.

[128] Nicolo D, Varadhachary AS, Monestier M. Atherosclerosis, antiphospholipid syndrome, and antiphospholipid antibodies. Front Biosci 2007;12:2171–82.

[129] Shaw PX, Hörkkö S, Chang MK, Curtiss LK, Palinski W, Slverman GJ, et al. Natural antibodies with the T15 idiotype may act in atherosclerosis, apoptotic clearance, and protective immunity. J Clin Invest 2000;105:1683–5.

[130] Kobayashi K, Tada K, Itabe H, Ueno T, Liu PH, Tsutsumi A, et al. Distinguished effects of antiphospholipid antibodies and anti-oxidized LDL antibodies on oxidized LDL uptake by macrophages. Lupus 2007;16:929–38.

[131] Iverson GM, Victoria EJ, Marquis DM. Anti-beta2 glycoprotein I (beta2GP Ⅰ) autoantibodies recognize an epitope on the first domain of beta2GP Ⅰ. Proc Natl Acad Sci USA 1998;95:15542–6.

第 14 章　抗磷脂综合征评分
Global Antiphospholipid Syndrome Score

Savino Sciascia[a], Munther Khamashta[b] and Dario Roccatello[a]　著

扶　琼　译

14.1　前言

根据患者在特定时期内出现不良结局的风险对患者进行评估和分类，从而确定早期预防策略和治疗措施，是当代医学的主要基石。评分是将复杂信息组合成数值的一种工具。目前，有些评分系统可以协助疾病的诊断和预后判断，有些评分有助于治疗决策的制定和对治疗结局的评估，而有些评分可以协助医师与患者之间的沟通，并提出建议[1,2]。

抗磷脂综合征（APS）是一种自身免疫性疾病，其临床特征是血栓形成［动脉和（或）静脉，经常是反复血栓形成］和病理妊娠（复发性流产、胎死宫内和妊娠晚期并发症，如先兆子痫和宫内发育受限等）以及循环中存在抗磷脂抗体（aPL）：包括狼疮抗凝物（LA）、抗心磷脂抗体（aCL）或抗 β_2 糖蛋白 I 抗体（抗 β_2 GP I）。APS 可能与其他自身免疫性疾病，主要是系统性红斑狼疮（SLE）相关，但也可以发生在没有其他风湿病的患者中（即原发性 APS）。有时，APS 可能伴有其他疾病。例如，感染、恶性肿瘤或药物诱导等[3]。

一些 aPL 携带者可以始终不发生任何 APS 表现，而其他一些 aPL 携带者则会发生血栓，另一些则出现病理妊娠，少数患者会发生 APS，产生不同临床表现的机制尚未完全阐明。因此，评估携带 aPL 的个体发生 APS 的风险对临床医师非常重要。

目前，已经有 3 种评分模型来量化 APS 中血栓形成／产科事件的风险。这些评分的主要目的是帮助临床医师根据患者的风险对患者进行分层[4~6]，从而确定哪些患者更有可能发生新的临床事件，并可能从相应的预防措施中获益。前两个评分[4,5]主要关注 aPL 状况，最近的一个评分：整体APS 评分（GAPSS）[6]还包括其他变量，如计算评分时的心血管风险因素和自身免疫状况。

a Center of Research of Immunopathology and Rare Diseases—Coordinating Center of the Network for Rare Diseases of Piedmont and Aosta Valley, Department of Rare, Immunologic, Hematologic, and Immunohematologic Diseases, S. Giovanni Bosco Hospital, Turin, Italy

b Graham Hughes Lupus Research Laboratory, Division of Women's Health, King's College London; The Rayne Institute, St Thomas' Hospital, London, United Kingdom

14.2　整体 APS 评分

GAPSS最初是在SLE队列中设计和验证的，我们通过计算机生成的随机列表将一个大型SLE队列随机分为两组[6]。根据该模型，计算血栓形成和妊娠丢失的独立风险因素，在此基础上对风险进行量化评估。在设计GAPSS时，我们考虑了aPL类型，包括诊断标准相关抗体（LA、aCL和抗 β_2GP I 抗体）[3]和非诊断标准内的aPL（抗凝血酶原、抗凝血酶原/磷脂酰丝氨酸、磷脂酰乙醇胺和抗蛋白S抗体）[7]，以及传统心血管风险因素（包括高血压、吸烟、高脂血症和糖尿病）和自身免疫抗体谱（ANA、ENA和抗dsDNA抗体）。通过多变量分析确定的与血栓形成或病理妊娠独立相关的因素列于表14.1。每个风险因素根据其 β 回归系数值赋予得分。GAPSS包括IgG/IgM型aCL（5分）、IgG/IgM的抗 β_2GP I 抗体（4分）、LA（4分）、IgG/IgM型的抗凝血酶原/磷脂酰丝氨酸复合抗体（3分）、高脂血症（3分）及高血压（1分）。然后，通过将与风险因素相对应的分数相加，即为每个患者的分数值。

表14.1　整体抗磷脂综合征评分

因　　素	分　　值[a]
aCL IgG/IgM 阳性	5
抗 β_2GP I –IgG/IgM 阳性	4
狼疮抗凝物阳性	4
抗凝血酶原/磷脂酰丝氨酸复合物（aPS/PT）IgG/IgM 阳性	3
高脂血症	3
高血压	1

注：a 通过多变量分析确定与血栓形成或病理妊娠独立相关危险因子，每个因子对应的GAPSS分值。

在包括106名SLE患者的积分生成队列中，存在血栓形成和（或）妊娠丢失的患者较没有临床事件的患者有更高的GAPSS评分 [GAPSS（9.3±4.8）分 vs（5.3±4.0）分，P < 0.001]。随后，在第2组105例SLE患者中计算并验证了GAPSS。在该验证队列中也获得了相似的结果，具有血栓形成和（或）妊娠丢失病史患者的GAPSS值较无临床事件者显著增高 [（9.5±5.6）分 vs（3.9±4.1）分，P < 0.001]。

最近，在另外51名SLE患者队列中对GAPSS评分进行了前瞻性评估，患者平均随访（32.94±12.06）个月[8]。我们发现，与无新发血栓形成的SLE患者相比，随访期间发生血栓的患者GAPSS会明显升高 [相对风险（RR）12.30，95%置信区间（CI）1.43～106.13，P=0.004]。在该队列中，如果GAPSS评分增加3分以上，对血管事件风险预测性最佳 [危险比（HR）=48，95%CI 6.90～333.85，P=0.000 1][8]。

为了评估GAPSS在没有潜在结缔组织疾病的患者中的临床适用性，我们将GAPSS模型应用于62例PAPS患者[9]。在评估中，我们发现：与只有病理妊娠的患者相比，发生血栓的PAPS患者GAPSS分值更高。我们还发现，发生复发性血栓事件的PAPS患者与未复发的患者相比GAPSS更高。GAPSS值≥11分的患者具有更高的复发风险（OR 为18.27，95% CI 3.74 ～ 114.5）。

14.3　GAPSS 的外部验证

GAPSS评分系统发表后，有两个不同的小组对其进行了独立验证。首先，Oku等[10]将其应用到2002年1月至2003年12月在北海道大学医院风湿病学诊所就诊的282位患者中，其中包括41例APS（17例PAPS），88例无APS的SLE患者，50例类风湿关节炎患者，干燥综合征16例，系统性硬化症21例，多发性肌炎/皮肌炎10例，其他自身免疫性疾病56例。结果显示，在43例患者中观察到血栓形成和（或）妊娠丢失（APS表现）（38例动脉血栓形成，24例静脉血栓形成和11例妊娠丢失）。

与没有APS表现的患者相比，发生一种或多种APS表现的患者GAPSS评分更高。进一步对临床亚组进行分析时，发现有动脉和（或）静脉血栓病史的患者较无APS表现的患者有更高GAPSS分值。

最近，Zuily等在一项前瞻性多中心队列研究中评估了GAPPS预测血栓形成的有效性[11]。在这项研究中，137例aPL阳性或SLE患者［平均年龄（43.5±15.4）岁；107例女性］，平均随访43.1±20.7个月。他们观察到发生血栓事件患者的平均GAPSS值显著高于无血栓事件的患者［（10.88±5.06）分 vs（8.15±5.31）分，P=0.038］。在单变量分析中，年龄（HR=1.04，95% CI 1.01 ～ 1.08）和GAPSS积分大于16（HR=6.86，95% CI 1.90 ～ 24.77）均与血栓形成密切相关。在多变量分析中，GAPSS ＞ 16分是唯一具有显著意义的血栓预测因子（HR=6.17，95%CI 1.70 ～ 22.40）。

14.4　结论

总之，GAPSS是基于6个临床和实验室变量（4个aPL抗体、高血压和高脂血症）的评分模型。该评分系统已经通过外部验证和独立验证，被证明能反映携带aPL个体发生APS临床表现的可能性。

与既往的模型相比，GAPSS的强度依赖于在计算方程中纳入了传统心血管风险因素。

GAPSS评分是一个非常有用的工具，能够对aPL阳性个体发生血栓或妊娠丢失的风险进行量化评估，也促使aPL作为诊断抗体的传统概念转变为临床事件的风险因素。

参 考 文 献

[1] Tzoulaki I, Liberopoulos G, Ioannidis JP. Assessment of claims of improved prediction beyond the Framingham Risk Score. JAMA 2009;302:2345–52.

[2] Collins GS, Moons KG. Comparing risk prediction models. BMJ 2012;344:e3186.

[3] Miyakis S, Lockshin MD, Atsumi T, et al. International consensus statement on an update of the classification

criteria for definite antiphospholipid syndrome (APS). J Thromb Haemost 2006;4:295–306.

[4] Sciascia S, Cosseddu D, Montaruli B, Kuzenko A, Bertero MT. Risk scale for the diagnosis of antiphospholipid syndrome. Ann Rheum Dis. 2011;70:1517–18.

[5] Otomo K, Atsumi T, Amengual O, et al. Efficacy of the antiphospholipid score for the diagnosis of

antiphospholipid syndrome and its predictive value for thrombotic events. Arthritis Rheum 2012;64:504–12.

[6] Sciascia S, Sanna G, Murru V, Roccatello D, Khamashta MA, Bertolaccini ML. GAPSS: The Global Anti-Phospholipid Syndrome Score. Rheumatology (Oxford) 2013;52:1397–403.

[7] Bertolaccini ML, Amengual O, Atsumi T, et al. 'Non-criteria' aPL tests: report of a task force and preconference workshop at the 13th International Congress on Antiphospholipid Antibodies, Galveston, TX, USA. Lupus 2011;20:191–205.

[8] Sciascia S, Cuadrado MJ, Sanna G, Murru V, Roccatello D, Khamashta MA, et al. Thrombotic risk assessment in systemic lupus erythematosus: validation of the global antiphospholipid syndrome score in a prospective cohort.

Arthritis Care Res (Hoboken) 2014;66:1915–20.

[9] Sciascia S, Sanna G, Murru V, Roccatello D, Khamashta MA, Bertolaccini ML. The global anti-phospholipid syndrome score in primary APS. Rheumatology (Oxford) 2015;54:134–8.

[10] Oku K, Amengual O, Bohgaki T, Horita T, Yasuda S, Atsumi T. An independent validation of the Global Anti-Phospholipid Syndrome Score in a Japanese cohort of patients with autoimmune diseases. Lupus 2015;24:774–5.

[11] Zuily S, de Laat B, Mohamed S, et al. Validity of the global anti-phospholipid syndrome score to predict thrombosis: a prospective multicentre cohort study. Rheumatology (Oxford) 2015;54:2071–5.

第 15 章　抗磷脂抗体阳性患者的一级预防

Primary Prophylaxis in Patients With Positive Antiphospholipid Antibodies

María J Cuadrado[a]　著

周　密　吕良敬　译

15.1　前言

抗磷脂综合征（APS）的临床特征是静脉/动脉血栓形成或病理妊娠（孕早期反复流产、孕中期或孕晚期胎死宫内，或因重度子痫前期导致胎儿在34孕周前的早产）[1]。

一般情况下，抗磷脂抗体（aPL）包括狼疮抗凝物（LA）、抗心磷脂抗体（aCL）和抗β_2糖蛋白 I（β_2GP I）阳性的患者，都是在血栓形成或妊娠并发症发生后才被确诊为APS。然而，有 1.0% ～ 5.6% 的正常人群也存在这些抗体。系统性自身免疫疾病的患者，尤其是系统性红斑狼疮（SLE）患者中的aPL检出率高达11% ～ 86%，而这些患者未表现任何与aPL存在相关的临床特征[2]。因此，对于此类患者及APS妊娠患者，预防致命性的血栓形成是APS治疗的关键。

在过去的15年，不同的队列研究了aPL阳性患者形成血栓的风险和相关的预测因素。发现以下3方面似乎与血栓形成具有相关性：aPL抗体谱、心血管疾病的常见风险因素以及潜在的系统性自身免疫性疾病。

根据这些研究结论，临床实践中应该对无症状aPL抗体阳性患者进行血栓的一级预防，并且评估受试者的特殊风险状况以便制订最佳治疗策略。

本章将根据文献中的数据，回顾性分析不同治疗方案的选择及其理由。

15.2　aPL 阳性患者的血栓形成风险

aPL的存在增加了血栓形成的风险，但是，人们尚未完全了解aPL在血栓形成中的作用机制。循环中的aPL被认为是血栓形成的风险因素之一，aPL和其他因素共同决定最终的临床表现。

---

a Louise Coote Lupus Unit, Guy's and St Thomas' NHS Foundation Trust, King's College London, London, United Kingdom

有回顾性研究表明，aPL 阳性的 SLE 患者在 10 年内有 50% 可能形成血栓[3]。一项西班牙的研究结果显示 aPL 阳性的 SLE 患者血栓形成风险为 3.93%/年[4]。另一些前瞻性研究得出相似的血栓形成发生率，约为 3.5%/年[5～8]。APS 妊娠患者出现血栓形成风险似乎同样很高，甚至高于 SLE 患者[9]。另一方面，无症状的 aPL 阳性患者出现血栓形成的风险较低[10]。以下是 3 个可能是影响 aPL 阳性患者血栓形成的风险因素：aPL 抗体谱、心血管疾病的常见危险因素以及潜在的系统性自身免疫性疾病。

15.2.1　aPL 抗体谱和滴度

最近的临床研究证实，aPL 三阳性的患者在临床中发生血栓形成的风险较高[11,12]。高风险 aPL 抗体谱阳性的患者首次血栓形成的发生率相当高。Pengo 等人对 104 例具有高风险 aPL 抗体谱（aCL、β_2GP I 和 LA 同时阳性）的受试者进行了平均 4.5 年的随访监测。结果发现首次血栓形成者有 25 例（每年 5.3%），10 年后的累计血栓发生率为 37.1%（95%CI 19.9～54.3）。男性以及伴有其他静脉血栓形成风险因素的患者也会频繁出现血栓事件[12]。

一项队列研究发现 LA 单阳性的患者血栓形成的发生率为 1.3%/年，2 年后血栓形成的累计发生率为 3.1%（95%CI 0.6～5.6），5 年后的累计发生率为 5.9%（95%CI 1.2～10.6）[13]。Galli 等人的系统综述将 LA 确定为与血栓形成最密切相关的独立 aPL 抗体[14]。而抗 β_2GP I 与 APS 的临床表现相关性较弱[15]。最近一项基于人群的病例-对照研究中也证实了这一点。该研究纳入了 50 岁以下的荷兰女性（203 名患有心肌梗死、175 名患有缺血性中风和 628 名健康对照），结果显示 LA 阳性将中风的风险增加了 48 倍，心肌梗死的风险增加了 11 倍。抗 β_2GP I 阳性使中风的风险只增加了 1 倍，而不会增加心肌梗死的风险。在该研究中，aCL 与心肌梗死 / 中风的风险的相关性没有显著增加。因此，其在 LA 阴性时的作用存在更多争议[16]。

aPL 的滴度和持续时间也是衡量血栓形成风险时要考虑的重要因素。有两项观察性研究表明，存在单独的中高滴度、持续性 aCL 阳性（定义为一系列连续测定结果的 2/3 以上）的 SLE 患者的血栓形成风险增加，而那些偶然出现 aCL 阳性的患者则不会[5]。具有多个 aPL 阳性的患者在反复检测中倾向于保持更稳定的抗体水平[17]。事实上，这可能反映该组患者的 aPL 水平通常较高。

15.2.2　心血管疾病的常见风险因素

aPL 的存在并不是诱发血栓形成的唯一风险因素。"二次打击"假说表明，可能需要额外的触发条件才能诱发 aPL 阳性患者出现血栓事件。

血管风险因素在 APS 患者中的作用已逐渐凸显。有血栓形成史的 aPL 阳性患者通常有一种或其他几种心血管风险因素，如高血压、吸烟、高胆固醇血症或使用雌激素。在一项包括 43 例原发性 APS 患者和 49 名健康对照的研究中，原发性 APS 患者的心血管疾病常规风险因素的患病率均较对照组升高：高血压（病例组：15/43，35% vs 对照组：3/49，6%；P=0.001）；高胆固醇血症（病例组：11/43，26% vs 对照组：3/49，6%；P=0.01）；肥胖（病例组：14/43，33% vs 对照组：6/49，12%；P=0.018）[18]。这些因素的存在共同促进了血栓形成[19～21]。Urbanus 等人的病例-对照研究阐明了 aPL、吸烟和口服避孕药之间的相互关系[16]。研究发现，与不吸烟者相比，LA 阳性女性吸烟者中风的风险增加了 1 倍；口服避孕药组的中风险增加大于 7 倍。所有患有心肌梗死的 LA 阳性的女性均吸烟。另一项包括 163 例 aPL 阳性患者的研究的多因素分析显示，高血压（OR 为 1.78，$P=0.008$）和高胆固醇血症（OR 为 2.001，$P=0.002$）是动脉血栓形成的独立风险因素[22]。

15.2.3　潜在的系统性自身免疫疾病

有研究显示，aPL 阳性患者的血栓形成发生率在 SLE 的患者中最高[5]。因此，合并 SLE 会增加 aPL 阳性患者的血栓形成风险。LA 与血栓形成可能密切相关，持续独立存在的中高滴度 aCL 阳性也是风险因素[4]。已经证明 APS 会增加慢性器官损害，并降低 SLE 患者的生存率[23]。鉴于 aPL 对预后的判断和对指导血栓的一级预防都具有重要意义，因此，建议对所有 SLE 患者都要进行 aPL 筛查。

15.3　无血栓形成史的 aPL 阳性患者的治疗

15.3.1　一般措施

对于 aPL 阳性患者，目前尚无针对心血管风险因素干预后的血栓形成风险的研究。但是，充分了解可能促进血栓形成的常见心血管疾病风险因素是必需的，这有助于消除一些可避免的风险因素（如吸烟、口服避孕药等），有助于对高血压，肥胖，血脂异常和糖尿病患者进行充分的管理，并有助于在高风险情况下（例如，术后长期制动和产褥期）积极采用低分子肝素（LMWH）预防血栓的形成[10,21]。自身免疫性疾病被认为是血栓形成的一个风险因素，对患有该疾病的 aPL 阳性患者，应进行不同的评估。

15.3.2　小剂量阿司匹林

对应用小剂量阿司匹林预防 aPL 阳性患者中首次血栓形成疗效的研究很少。抗磷脂抗体—乙酰水杨酸（APLASA）研究是一项随机、双盲、安慰剂对照的临床试验，研究对象是 aPL 持续阳性的无症状携带者。该研究比较了每日服用 81mg 阿司匹林和安慰剂以预防血栓并发症的疗效[7]。对间隔 6 周以上 2 次 aPL 阳性的患者进行随机分组，参与者主要是女性，超过 60% 患者患有 SLE。由于血栓形成的发生率较低，该研究提前终止，并在所有患者完成 1 年随访后进行分析。结果发现，阿司匹林组共发生 3 例血栓形成（动脉或静脉），安慰剂组未发生血栓形成。因此，认为阿司匹林作为一级预防措施并不能有效预防血栓形成的发生。但这项研究有许多局限性，该研究排除了 APS 妊娠患者，但纳入了 IgA 型 aCL 患者，并且未报道 LA 阳性患者的人数。此外，由于病例招募困难使得纳入患者数量提前确立，因此，最终研究的病例数小于实际估计病例数。该研究还显示，大多数血栓事件发生在患有结缔组织病或伴随危险因素的患者中。

在无症状 aPL 阳性的 SLE 患者中，阿司匹林的一级预防似乎能降低血栓形成的发生率。在一项 Markov 决策分析中，对无症状 aPL 阳性 SLE 患者进行了预防性给予阿司匹林、口服抗凝剂和仅做观察比较[24]。与诱发出血事件相比，预防性阿司匹林组可有效减少血栓形成发生率。

最近有一项病例数据荟萃分析[25]，纳入了 5 项国际队列研究。这些队列包含可获得的个体患者数据，以及 aPL 阳性患者中持续应用低剂量阿司匹林进行一级预防。分析显示，应用低剂量阿司匹林的 SLE 患者和无症状 aPL 阳性患者，首次血栓形成和首次动脉血栓形成的风险显著降低。

15.3.3 口服低剂量抗凝—维生素 K 拮抗剂

在一项近期报道的研究中，研究对象为 166 例 aPL 阳性的 SLE 患者（无论有无产科并发症），随机分组后分别应用小剂量阿司匹林（*n*=82）或小剂量阿司匹林联合华法林（*n*=84）[8]。结果表明两组之间的血栓事件没有显著性差异（每组 4 例），总的血栓形成发生率为 1.8%/ 年。另外，在 66 例拒绝随机分组的患者的平行观察组中（65 例正在服用小剂量阿司匹林），他们的血栓形成发生率为 4.9%/ 年（66 例患者中有 7 例血栓事件），这与随机分配小剂量阿司匹林组患者的结果相比令人相当意外。该报道研究结论是，小剂量阿司匹林治疗与小剂量阿司匹林联合低强度华法林治疗对于血栓形成的发生没有显著性差异。小剂量阿司匹林联合低强度华法林组中出血事件更多，较单独应用小剂量阿司匹林安全性明显较差。但需谨慎解释上述结论，因为该研究的样本量还不够大。

15.3.4 羟氯喹治疗

羟氯喹（HCQ）可降低 APS 动物模型中血栓形成的风险。在 CD1 小鼠模型中，与对照组相比，注射了 APS 患者的 IgG 和 IgM-aCL 抗体的小鼠中，可观察到血栓大小和血栓持续时间的显著增加。应用 HCQ 可显著减少血栓大小和血栓的持续时间[26]。HCQ 可通过多种机制产生一些抗血栓效应，包括抑制血小板黏附、抑制血管内红细胞聚集、抑制血小板和凝集因子之间的相互作用以及 aPL 与磷脂的结合[27,28]。

有研究表明，HCQ 能预防 aPL 和 SLE 患者的血栓形成。LUMINA 观察队列对已知 aPL 阳性的 442 例 SLE 患者的单因素分析显示，使用 HCQ 能预防血栓形成[29]。

在一项针对 144 例 aPL 阳性 SLE 患者和 144 例 aPL 阴性 SLE 患者的纵向回顾性病例对照研究中，发现 HCQ 可以预防血栓形成，而与患者 aPL 的状态无关（aPL 阳性患者风险比为 0.99/ 月，aPL 阴性患者风险比为 0.98/ 月）。阿司匹林和 HCQ 的应用时间与血栓形成的发生率降低相关[5]。然而，由于同时应用阿司匹林，不能从这些数据得出关于 HCQ 预防血栓作用的正式结论。Kaiser 等人在 1 930 例 SLE 患者的大型回顾性研究中应用 Logistic 回归模型分析也得出相同的结论，即 HCQ 可作为预防血栓的药物（OR 为 0.63，95% CI 0.48 ～ 0.83）[30]。

对于没有 SLE 且既往无血栓形成的 aPL 阳性患者，尚没有一项前瞻性地针对 aPL 阳性患者应用 HCQ 来预防血栓形成的大型研究。一项对有血栓形成史的 APS 患者与无症状 aPL 阳性患者进行比较的研究显示，HCQ 对无症状 aPL 阳性患者有抗血栓作用[22]。

最近的一项研究显示，应用 IICQ 可能会降低持续 LA、aPL 阳性或两者均为阳性的患者比率。因此，认为 HCQ 在一级预防方面可能是有益的[31]，可能降低血栓形成的发生风险。尽管我们目前尚缺乏更多的临床数据，但现有的研究结果提示 HCQ 对预防 aPL 阳性患者血栓形成是很有前景的。

15.3.5 他汀类药物治疗

在 aPL 阳性患者中，他汀类药物作为治疗策略的潜在用途得已到了实验的证实。利用体外和体内小鼠 APS 血栓形成模型，已证明了他汀类药物可预防致病性抗体的直接血栓效应[32]。在一项有血栓形成史的 APS 患者的非对照临床试验中也证实了相同的结果[33]。但目前尚无来自临床试验或观察性研究的数据推荐，常规使用他汀类药物作为 aPL 阳性患者血栓的一级预防。

15.4　预防建议

无论先前是否存在血栓形成、是否伴发 SLE 或存在其他 APS 的临床特征，在所有 aPL 阳性患者中，应把严格控制心血管风险因素作为优先项。所有 aPL 阳性患者在高风险情况下（例如，外科手术，长期制动和产褥期）均应接受常规剂量的低分子肝素（LMWH）以预防血栓形成。

对 SLE 患者、LA 阳性患者或中/高滴度持续 aCL 的患者应给予 HCQ 和小剂量阿司匹林，以进行血栓的一级预防。对于非 SLE 且无血栓形成史的 aPL 阳性患者，如果 aPL 抗体谱为高风险或存在其他血栓风险因素，应用小剂量阿司匹林长期预防血栓形成似乎是最好的治疗选择[34]。

15.5　总结

对 aPL 阳性患者的一级血栓预防措施应进行个体化评估，应充分考虑患者的 aPL 抗体谱、伴随的心血管疾病常见风险因素以及潜在的系统性自身免疫性疾病。

参 考 文 献

[1] Miyakis S, Lockshin MD, Atsumi T, et al. International consensus statement on an update of the classification criteria for definite antiphospholipid syndrome (APS). J Thromb Haemost 2006;4:295–306.

[2] Petri M. Epidemiology of the antiphospholipid antibody syndrome. J Autoimmun 2000;15:145–51.

[3] Shah NM, Khamashta MA, Atsumi T, Hughes GR. Outcome of patients with anticardiolipin antibodies: a 10 year follow-up of 52 patients. Lupus 1998;7:3–6.

[4] Martinez-Berriotxoa A, Ruiz-Irastorza G, Egurbide MV, Garmendia M, Erdozain JG, Villar I, et al. Transiently positive anticardiolipin antibodies do not increase the risk of thrombosis in patients with systemic lupus erythematosus. Lupus 2007;16:810–16.

[5] Tektonidou MG, Laskari K, Panagiotakos DB, Moutsopoulos HM. Risk factors for thrombosis and primary thrombosis prevention in patients with systemic lupus erythematosus with or without antiphospholipid antibodies. Arthritis Rheum 2009;15(61):29–36.

[6] Romero-Díaz J, García-Sosa I, Sánchez-Guerrero J. Thrombosis in systemic lupus erythematosus and other autoimmune diseases of recent onset. J Rheumatol 2009;36:68–75.

[7] Erkan D, Harrison MJ, Levy R, Peterson M, Petri M, Sammaritano L, et al. Aspirin for primary thrombosis prevention in the antiphospholipid syndrome: a randomized, double-blind, placebo-controlled trial

in asymptomatic antiphospholipid antibody-positive individuals. Arthritis Rheum 2007;56:2382–91.

[8] Cuadrado MJ, Bertolaccini ML, Seed PT, Tektonidou MG, Aguirre A, Mico L, et al. Low-dose aspirin vs low-dose aspirin plus low-intensity warfarin in thromboprophylaxis: a prospective, multicentre, randomized, open, controlled trial in patients positive for antiphospholipid antibodies (ALIWAPAS). Rheumatology (Oxford) 2014;53:275–84.

[9] Erkan D, Merrill JT, Yazici Y, Sammaritano L, Buyon JP, Lockshin MD. High thrombosis rate after fetal loss in antiphospholipid syndrome: effective prophylaxis with aspirin. Arthritis Rheum 2001;44:1466–7.

[10] Giron-González JA, García del Río E, Rodríguez C, Rodríguez-Martorell J, Serrano A. Antiphospholipid syndrome and asymptomatic carriers of antiphospholipid antibody: prospective analysis of 404 individuals. J Rheumatol 2004;31:1560–7.

[11] Pengo V, Ruffatti A, Legnani C, et al. Clinical course of high risk patients diagnosed with antiphospholipid syndrome (APS). J Thromb Haemost 2010;8:237–42.

[12] Pengo V, Ruffatti A, Legnani C, et al. Incidence of a first thromboembolic event in asymptomatic carriers of high risk antiphospholipid antibody profile: a multicenter prospective study. Blood 2011;118:4714–18.

[13] Pengo V, Testa S, Martinelli I, Ghirarduzzi A, Legnani C, Gresele P, et al. Incidence of a first thromboembolic event in carriers of isolated lupus anticoagulant. Thromb Res

2015;135:46–9.

[14] Galli M, Luciani D, Bertolini G, Barbui T. Lupus anticoagulants are stronger risk factors for thrombosis than anticardiolipin antibodies in the antiphospholipid syndrome: a systematic review of the literature. Blood 2003;101:1827–32.

[15] Opatrny L, David M, Kahn SR, Shrier I, Rey E. Association between antiphospholipid antibodies and recurrent fetal loss in women without autoimmune disease: a meta-analysis. J Rheumatol 2006;33:2214–21.

[16] Urbanus RT, Siegerink B, Roest M, Rosendaal FR, De Groot PG, Algra A. Antiphospholipid antibodies and risk of myocardial infarction and ischaemic stroke in young women in the RATIO study: a case-control study. Lancet Neurol 2009;8:998–1005.

[17] Giannakopoulos B, Passam F, Ioannou Y, Krilis SA. How we diagnose the antiphospholipid syndrome. Blood 2008;113:985–94.

[18] Barón MA, Khamashta MA, Hughes GR, D'Cruz DP. Prevalence of an abnormal ankle-brachial index in patients with primary antiphospholipid syndrome: preliminary data. Ann Rheum Dis 2005;64:144–6.

[19] Danowski A, de Azevedo MN, de Souza Papi JA, Petri MA. Determinants of risk for venous and arterial thrombosis in primary antiphospholipid syndrome and in antiphospholipid syndrome with systemic lupus erythematosus. J Rheumatol 2009;36:1195–9.

[20] Erkan D, Yazici Y, Peterson MG, Sammaritano L, Lockshin MD. A cross-sectional study of clinical thrombotic risk factors and preventive treatments in antiphospholipid syndrome. Rheumatology (Oxford) 2002;41:924–9.

[21] Ruffatti A, Del Ross T, Ciprian M, et al. Risk factors for a first thrombotic event in antiphospholipid antibody carriers. A multicentre, retrospective follow-up study. Ann Rheum Dis 2011;70:1083–6.

[22] Matyja-Bednarczyk A, Swadźba J, Iwaniec T, Sanak M, Dziedzina S, Ćmiel A, et al. Risk factors for arterial thrombosis in antiphospholipid syndrome. Thromb Res 2014;133:173–6.

[23] Ruiz-Irastorza G, Egurbide MV, Ugalde J, Aguirre C. High impact of antiphospholipid syndrome on irreversible organ damage and survival of patients with systemic lupus erythematosus. Arch Intern Med 2004;164:77–82.

[24] Wahl DG, Bounameaux H, de Moerloose P, Sarasin FP. Prophylactic antithrombotic therapy for patients with systemic lupus erythematosus with or without antiphospholipid antibodies: do the benefits outweigh the risks? A decision analysis. Arch Intern Med 2000;160:2042–8.

[25] Arnaud L, Mathian A, Devilliers H, Ruffatti A, Tektonidou M, Forastiero R, et al. Patient-level analysis of five international cohorts further confirms the efficacy of aspirin for the primary prevention of thrombosis in patients with antiphospholipid antibodies. Autoimmun Rev 2015;14:192–200.

[26] Edwards MH, Pierangeli S, Liu X, Barker JH, Anderson G, Harris EN. Hydroxychloroquine reverses thrombogenic properties of antiphospholipid antibodies in mice. Circulation 1997;96:4380–4.

[27] Espinola RG, Pierangeli SS, Gharavi AE, Harris EN. Hydroxychloroquine reverses platelet activation induced by human IgG antiphospholipid antibodies. Thromb Haemost 2002;87:518–22.

[28] Rand JH, Wu XX, Quinn AS, Chen PP, Hathcock JJ, Taatjes DJ. Hydroxychloroquine directly reduces the binding of antiphospholipid antibody – beta2-glycoprotein I complexes to phospholipid bilayers. Blood 2008;112:1687–95.

[29] Ho KT, Ahn CW, Alarco GS, Baethge BA, Tan FK, Roseman J, et al. Systemic lupus erythematosus in a multiethnic cohort (LUMINA): XXVIII. Factors predictive of thrombotic events. Rheumatology (Oxford) 2005;44(10):1303–7.

[30] Kaiser R, Cleveland CM, Criswell LA. Risk and protective factors for thrombosis in systemic lupus erythematosus: results from a large, multi-ethnic cohort. Ann Rheum Dis 2009;68:238–41.

[31] Broder A, Putterman CH. Hydroxychloroquine use is associated with lower odds of persistently positive antiphospholipid antibodies and/or lupus anticoagulant in SLE. J Rheumatol 2013;40:30–3.

[32] Ferrara DE, Liu X, Espinola RG, et al. Inhibition of the thrombogenic and inflammatory properties of antiphospholipid antibodies by fluvastatin in an in vivo animal model. Arthritis Rheum 2003;48:3272–9.

[33] López-Pedrera C, Ruiz-Limón P, Aguirre MÁ, Barbarroja N, Pérez-Sánchez C, Buendía P, et al. Global effects of fluvastatin on the prothrombotic status of patients with antiphospholipid syndrome. Ann Rheum Dis 2011;70:675–82.

[34] Ruiz-Irastorza G, Cuadrado MJ, Ruiz-Arruza J, Brey R, Crowther M, Derksen R, et al. Evidence-based recommendations for the prevention and long-term management of thrombosis in antiphospholipid antibody-positive patients: report of a Task Force at the 13th International Congress on Antiphospholipid Antibodies. Lupus 2011;20:206–18.

第16章　抗磷脂综合征血栓栓塞的治疗
Treatment of Thrombosis in Antiphospholipid Syndrome

Guillermo Ruiz-Irastorza[a] and Munther Khamashta[b]　著

王　晗　张　岚　译

血栓形成是抗磷脂综合征（antiphospholipid syndrome, APS）最严重的临床表现之一，当其发生在脑血管时影响最为严重[1]。因此，对血栓形成并发症的正确处理是提高抗磷脂抗体（aPL）阳性患者预后的重要手段。实际上，改善APS预后最理想的方法是预防无症状的aPL阳性患者进展为有症状者。然而，往往直到临床血栓事件发生时医师才会注意到患者aPL的异常存在。因此，无论是对于APS患者，还是对无症状的aPL携带者，临床诊疗中都必须注意预防血栓事件的发生，但目前具体的治疗方案仍存在争议。

最初有关APS的研究均为观察性队列研究。这些研究发表后，《APS指南》开始推荐对APS并发血栓形成的患者采用长期抗凝的治疗方案[2,3]。随后，更高质量的研究相继发表，包括了2项随机对照研究[4,5]、1项随机对照研究的亚组分析[6]和2项系统综述[7,8]。虽然观察性研究与实验性研究得出的结论存在差异，但在2010年研究者在以证据为基础的前提下达成了共识，为目前APS的诊疗提供了依据[9]。在治疗决策时需要考虑的一个重要问题是aPL阳性患者的免疫学特征。研究发现狼疮抗凝物（LA）阳性患者血栓形成风险最高[10]，特别是伴随高滴度的抗心磷脂抗体（aCL）和抗β_2糖蛋白 I （anti-β_2GP I ）阳性，即所谓的三阳患者[11]。SLE、LA阳性和aCL持续阳性是血栓形成的高危因素，但偶发的aCL阳性，即使反复呈阳性，也不会增加血栓形成的风险。

16.1　再发血栓预防

Lim 等人在《美国医学协会杂志》上发表了一篇关于APS治疗的系统综述。依据纳入的三项随机对照研究，作者建议对口服抗凝药物治疗aPL阳性的静脉血栓形成或非脑动脉血栓栓塞症患者以国际标准化比值（INR）2.0 ～ 3.0 为目标。而对卒中患者应该以较低的INR（1.4 ～ 2.8）为目标，

a Autoimmune Diseases Research Unit, Department of Internal Medicine, Biocruces Health Research Institute, Hospital Universitario Cruces, University of the Basque Country, Bizkaia, Spain

b Graham Hughes Lupus Research Laboratory, Division of Women's Health, King's College London; The Rayne Institute, St Thomas' Hospital, London, United Kingdom

接受小剂量的阿司匹林或华法林治疗[4~6]。

Finazzi[4]和Crowther[5]等的随机对照试验结合意向性治疗分析，比较了标准抗凝治疗（目标INR 2.0～3.0）和高强度抗凝治疗（目标INR 3.0～4.0）对APS既往血栓形成患者的治疗效果。所有纳入的患者均按Sapporo标准确诊为APS。结果未见高强度治疗和标准强度治疗的复发率存在差异。然而，在这些研究中存在以下偏倚。

（1）虽然所需样本量经过设计和计算，但血栓复发事件发生率远低于预期水平。另外，Finazzi等的研究纳入的患者数量低于计算所得的样本量。增加了β错误的发生的可能性，容易导致"不同组之间没有差异"的偏倚发生。

（2）两项研究均未能使一部分患者随机接受INR 3.0～4.0的抗凝治疗。在Crowther等人的研究中，患者43%的治疗时间段中INR低于目标治疗范围。Finazzi等人[4]并未报道这个问题，但高强度组的平均INR为3.2，表明有相当数量的INR实际测量值低于3.0。然而在两项研究中，标准强度组的目标INR和实际所达到的INR之间有很好的相关性[4,5]。值得注意的是，Crowther等研究期间发生的8例血栓复发事件中，有6例发生在INR实际低于3.0[5]情况下。在这种情况下，治疗意向分析会产生偏倚。

（3）两项研究中，静脉血栓形成的患者占被招募者的68%～78%[4,5]。Crowther等人明确地将近期卒中的患者排除在试验之外[5]。此外，这两项研究还排除了在抗凝治疗期间血栓复发的患者[4,5]。

Lim等纳入的第三项研究是APASS研究（Antiphospholipid Antibody Stroke Study）[7]。这项研究不是真正的随机对照试验（RCT），而是华法林阿司匹林复发性卒中研究（Warfarin Aspirin Recurrent Stroke Study, WARSS）中的一个亚组分析，旨在比较抗凝药物和抗血小板药物预防卒中复发的疗效[14]。该研究对1 770名患者（80%的WARSS参与者）的血液样本进行aCL（包括IgG、IgM和IgA亚型）和LA检测。aPL仅检测了一次，LA或aCL（包括IgA aCL）的任何滴度均定义为阳性。由于定义缺乏特异性，在未经选择的平均年龄为63岁的卒中患者中，41%被归类为aPL阳性。然而，只有6.7%的患者aCL和LA同时阳性，只有0.2%的患者表现为aCL高滴度。这些结果表明，大多数aPL阳性检测结果可能是暂时的和偶然的，即APASS中只有少数患者患有APS。此外，虽然APASS中LA和aCL同时阳性的患者病程较差，但未见aPL阳性与卒中患者血栓复发的风险相关。此外，用小剂量阿司匹林治疗与以INR1.4～2.8为目标的口服抗凝治疗aPL阳性患者的效果相同。

我们进一步进行了观察性研究，用不同的方法进行了第二次系统综述，虽然观察性研究有其局限性，但可以拓宽纳入的样本量。在该综述中我们分析了16项研究，包括9项队列研究，5项亚组分析，2项随机对照研究[8]。

单一aPL阳性患者与一般人群未见不同表现，口服抗凝药物或阿司匹林者血栓复发率较低。在符合APS诊断标准的患者中，首发症状为静脉血栓患者的血栓复发风险低于表现为动脉和（或）复发性血栓形成的患者。标准强度（INR. 2.0～3.0）的口服抗凝治疗能较好地保护静脉血栓形成患者免于进一步血栓形成，但对于动脉和（或）复发性血栓形成的患者，抗凝强度越高，治疗效果越好。值得注意的是，发生血栓事件的患者中只有3.8%的患者的INR＞3.0（口服抗凝药物治疗的患者中14%出现血栓）。华法林治疗的患者血栓复发更加频繁，相较于出血并发症，患者更容易因血栓复发导致死亡。因此，本综述认为存在以下几种情况。

（1）使用口服抗凝药物治疗的静脉血栓形成患者和不满足明确的APS诊断标准的aPL阳性患者

的血栓复发风险均较低。

（2）与其他卒中患者相比，单次低滴度aPL阳性的卒中患者复发风险并不增加。

（3）确诊APS患者中，首次出现静脉血栓者在服用口服抗凝药物治疗后复发风险相对较低。

（4）有明确的APS、动脉血栓事件或复发事件的患者即使以INR2.0～3.0为目标进行抗凝治疗仍有较高的血栓复发风险。

（5）以INR3.0～4.0为目标的口服药物抗凝治疗的患者血栓复发率低，大多数使用华法林治疗发生血栓事件的患者INR强度低于3.0。

（6）APS患者血栓复发风险高于主要出血事件风险。此外，相较于出血并发症，血栓复发更容易导致患者死亡。

（7）目前，尚无资料阐明阿司匹林联合华法林治疗在阿司匹林抵抗患者中的作用，心血管风险因素对治疗效果的影响同样尚无数据证实。

日本一项小规模临床试验比较了20例分别随机接受阿司匹林单独治疗或以INR2.0～3.0为目标联合华法林治疗的APS患者的治疗结果[15]。在3.9±2.0年的随访期内单独使用阿司匹林治疗的APS患者中，有25%的患者无卒中事件发生，而阿司匹林和华法林联合治疗的患者中这一概率为74%（P=0.026）。两组间主要出血事件发生率未见明显差异。

2010年，第13届抗磷脂抗体国际大会工作组发布了一份共识，该共识对aPL阳性患者的血栓预防和长期管理提出了建议[9]。该共识认为，确诊为APS并首次发生静脉血栓的患者应接受口服抗凝治疗（目标INR 2.0～3.0），对于有动脉血栓形成的APS患者，推荐使用华法林（目标INR＞3.0）或抗血小板抗凝联合治疗（目标INR 2.0～3.0）。但是，由于该推荐基于的证据强度不足，未得到所有工作组成员的支持（见表16.1）。

表16.1　抗磷脂抗体阳性和血栓形成患者的血栓二级预防建议

建　　议	推 荐 等 级
对于动脉或静脉血栓形成及不符合APS诊断标准的aPL阳性患者，建议采用与aPL阴性患者相似的血栓形成治疗方案	1C
对于明确APS诊断且第一次发生静脉血栓事件的患者，建议采用口服抗凝治疗（目标INR 2.0～3.0）	1B
对于明确诊断为APS且发生动脉血栓形成的患者，建议采用华法林（目标INR＞3.0）或抗血小板抗凝联合治疗（目标INR 2.0～3.0）	由于缺乏共识而未评定等级
在进行高强度抗凝治疗或抗血小板抗凝联合治疗之前，应对患者的出血风险进行评估	未评定等级
对于低风险aPL阳性和可逆的触发因子阳性的非SLE患者，首次发生非心源性脑动脉栓塞事件时可以考虑单独采用抗血小板药物治疗	未评定等级

Ruiz-Irastorza G, Cuadrado M-J, Ruiz-Arruza I, Brey R, Crowther M, Derksen RHWM等；抗磷脂抗体阳性患者血栓预防和长期管理的循证建议：第13届国际抗磷脂抗体大会特别工作组报告；狼疮 2011;20:206-18。APS：抗磷脂综合征；aPL：抗磷脂抗体。

16.2　血栓的一级预防

鉴于APS的严重程度，最理想的措施是避免无症状aPL阳性患者进展为APS患者。回顾性研究表明，50%aPL 阳性的 SLE 患者在 10 年内发展为 APS[16]。最近一项西班牙研究通过量化此类患者的血栓形成风险发现，每百名患者发生血栓事件的频率为 3.93 次 / 年[17]。产科 APS 患者发生血栓事件的风险高于 SLE 患者[18]，无症状的 aPL 阳性患者的血栓形成风险较低[19]。

　　aPL 阳性患者的血栓预防治疗依照回顾性研究[18]和马尔可夫决策分析[20]的结果，首选低剂量阿司匹林。然而，最近一项安慰剂对照的随机对照试验（RCT）研究——APLASA 研究（Antiphospholipid Antibody Acetylsalicylic Acid Study）未能证实阿司匹林能预防无症状 aPL 阳性患者的血栓形成。

　　然而该研究有一定的局限性。研究者排除了产科 APS 患者，纳入了 aCL-IgA 阳性患者，缺乏 LA 阳性患者数据[22]。此外，由于样本招募困难，患者的纳入提前结束。因此，最终的纳入人数小于前期计划纳入的人数。

　　无论是否由于以上局限性，血栓事件的发生频率在安慰剂组和阿司匹林组都非常低。因此，没有证据表明阿司匹林可以预防血栓事件，但在高风险人群中结果可能有所不同。大多数血栓事件发生在有结缔组织病或有相关危险因素的患者中。

　　2010 工作组也同样推荐在高风险 aPL 阳性人群（即三阳性患者或 LA 强阳性患者）中进行一级血栓预防，特别是在存在其他血栓危险因素的情况下（见表 16.2）。对于 LA 阳性或中高滴度持续 aCL 阳性的 SLE 患者，建议应用羟氯喹和低剂量阿司匹林进行一级血栓预防[9]。Arnaud 等人最近发表的荟萃分析同样支持这一观点[23]。

表 16.2　抗磷脂抗体阳性患者血栓一级预防建议

建　　　议	推 荐 等 级
aPL 阳性患者的一般预防措施	
所有高风险 aPL 患者，无论是否存在既往血栓形成史、SLE 或 APS 均应严格控制心血管危险因素	未评定等级
建议所有 aPL 阳性者在存在高危因素情况下，如手术、长期制动和产褥期，接受常规剂量低分子肝素预防血栓形成	1C
aPL 阳性的 SLE 患者的血栓一级预防	
临床医生应定期评估 SLE 患者是否为 aPL 阳性	未评定等级
建议 SLE 合并 LA 阳性或持续性中高滴度 aCL 阳性的患者接受血栓一级预防治疗，包括羟氯喹（1）和低剂量阿司匹林（2）	1B（1） 2B（2）
aPL 阳性的非 SLE 患者的血栓一级预防	
对于 aPL 阳性且无血栓形成史的非 SLE 患者，建议在高危患者中，特别是存在其他血栓危险因素的情况下，采用低剂量阿司匹林进行长期血栓一级预防治疗	2C
Ruiz-Irastorza G, Cuadrado M-J, Ruiz-Arruza I, Brey R, Crowther M, Derksen RHWM 等；抗磷脂抗体阳性患者血栓预防和长期管理的循证建议：第 13 届国际抗磷脂抗体大会特别工作组报告［R］. 狼疮，2011（20）：18-206. APS：抗磷脂综合征 aPL：抗磷脂抗体	

16.3 新型抗凝药物的应用

直接凝血酶抑制剂和 Xa 因子抑制剂是新型抗血栓治疗药物。然而，关于此类药物对 APS 患者的疗效和安全性的数据较少。一项法国多中心研究入组了 26 名例 APS 患者，其中 11 例使用达比加群、15 例使用利伐沙班治疗[24]。直接凝血酶抑制剂的主要适应证是维生素 K 抑制剂难以控制的凝血。目前，该研究已报道 1 例复发血栓形成和 2 例出血事件导致停药的不良事件。在该研究得出结论前[25]，直接凝血酶抑制剂不常规推荐用于 APS 患者。

16.4 其他治疗方法

动物模型和体外模型都证实了羟氯喹（HCQ）的抗血栓作用。研究发现 HCQ 在小鼠模型中能减少 aCL 诱导的血凝块的大小和持续时间[26]，并能抑制 aPL 诱导的人血小板活化过程[27]，且两者均呈剂量依赖型。

Wallace[28]发表了一篇观察报告，认为服用抗疟药物的 SLE 患者发生血栓形成的可能较小。该研究结果显示，服用 HCQ 的 SLE 患者中有 45.5% 发生血栓形成，低于总体 SLE 患者的血栓发生率 77.8%。HCQ 在 aCL 阳性患者中的血栓预防作用结论相同[29]。针对 SLE 患者的 Hopkins Lupus Cohort 研究结果同样支持这一结论[30,31]。Erkan 等人的一项横向研究[32]在 77 名发生血栓事件的 APS 患者和 56 名无症状 aPL 阳性者（无论有无 SLE）中比较了 HCQ 的预防血栓作用。通过对血栓事件发生前 6 个月内存在的潜在风险因素和保护因素的分析，发现 HCQ 降低了血栓形成的风险，且无论采用双变量模型，还是 Logistic 模型分析，HCQ 的效果都与阿司匹林相似。

在一项纳入了 232 例 SLE 患者的前瞻性队列中，研究了抗疟药物在预防血栓形成中的作用。在该研究中，共发生了 42 例血栓事件，其中只有 7 例血栓事件（17%）发生在患者服用抗疟药物期间，另外 7 例（17%）发生在停止服用抗疟药物之后，其余 28 例血栓事件（66%）均发生在从未服用过抗疟药物的患者中。以抗疟药物治疗作为时间依存变量进行 COX 分析，结果表明抗疟药物是预防血栓形成的一个独立保护因素（HR = 0.28，95% CI 0.08 ~ 0.90）。该研究显示 aPL 阳性（HR = 3.16，95% CI 1.45 ~ 6.88）和既往血栓史（HR = 3.85，95% CI 1.50 ~ 9.91）增加了血栓事件的发生风险。此外，该研究发现在服用抗疟药物的患者中无致死性心血管疾病发生。

虽然仍然缺乏 HCQ 对无 SLE 的 aPL 阳性者的相关研究，但由于其良好的安全性，且有数据证实其抗血栓作用，HCQ 可作为原发性 APS 患者抗凝治疗的补充方案。在实际应用中，对于无法达到高强度 INR 治疗目标或由于高出血风险 INR 未达 3.0 的 APS 患者，我们经验性推荐采用 HCQ 进行治疗。

组织因子（TF）是体内最强有力的血栓诱导因子。实验证据表明 aPL 可上调单核细胞和内皮细胞中 TF 的表达[34]。在小鼠模型[35]和培养的人血管内皮细胞[36]中，已经证明氟伐他汀能抑制 aPL 介导的 TF 增加。此外，他汀类药物还能抑制抗 β_2GP I 抗体诱导的内皮细胞黏附性增加[37]。因此，一些研究者认为，他汀类药物即将被纳入 APS 的药物治疗方案中[38]。

此外，抗 CD20 嵌合单克隆抗体——利妥昔单抗，能够选择性地引起循环中 B 淋巴细胞的消耗，降低 aPL 水平[39]。观察性研究表明，该药可以有效地治疗 aPL 诱导的免疫细胞减少[40,41]和血栓复发[42]。然而，近期的研究并不支持在有其他治疗方式可选的情况下使用利妥昔单抗治疗 APS 患者血栓形成[43]。但是利妥昔单抗在治疗慢性皮肤溃疡等难治性症状时效果显著。

16.5 总结

目前，临床上仍采用常规的抗血栓方案预防治疗 APS 血栓形成。维生素 K 抑制剂是目前的一线治疗方法。虽然目前已有静脉血栓形成的治疗方案，但是抗凝治疗的强度以及与抗血小板药物在治疗动脉血栓形成中的联合应用仍然存在争议。严格控制心血管危险因素仍然是预防血栓复发的关键。根据自身抗体谱和其他血栓危险因素来评估血栓形成风险，对于个性化的血栓形成的一级和二级预防方案的制订是非常重要的。

参 考 文 献

[1] Cervera R, Piette JC, Font J, Khamashta MA, Shoenfeld Y, Camps MT, et al. Antiphospholipid syndrome: clinical and immunologic manifestations and patterns of disease expression in a cohort of 1,000 patients. Arthritis Rheum 2002;46:1019–27.

[2] Khamashta MA, Cuadrado MJ, Mujic F, Taub N, Hunt BJ, Hughes GRV. The management of thrombosis in the antiphospholipid antibody syndrome. N Engl J Med 1995;332:993–7.

[3] Rosove MH, Brewer PMC. Antiphospholipid thrombosis: clinical course after the first thrombotic event in 70 patients. Ann Intern Med 1992;117:303–8.

[4] Finazzi G, Marchioli R, Brancaccio V, Schinco P, Wisloff F, Musial J, et al. A randomized clinical trial of high-intensity warfarin vs. conventional antithrombotic therapy for the prevention of recurrent thrombosis in patients with the antiphospholipid syndrome (WAPS). J Thromb Haemost 2005;3:848–53.

[5] Crowther MA, Ginsberg JS, Julian J, Denburg J, Hirsh J, Douketis J, et al. A comparison of two intensities of warfarin for the prevention of recurrent thrombosis in patients with the antiphospholipid syndrome. N Engl J Med 2003;349:1133–8.

[6] Levine SR, Brey RL, Tilley BC, Thompson JL, Sacco RL, Sciacca RR, et al. Antiphospholipid antibodies and subsequent thrombo-occlusive events in patients with ischemic stroke. JAMA 2004;291:576–84.

[7] Lim W, Crowther MA, Eikelboom JW. Management of antiphospholipid antibody syndrome: a systematic review. JAMA 2006;295:1050–7.

[8] Ruiz-Irastorza G, Hunt BJ, Khamashta MA. A systematic review of secondary thromboprophylaxis in patients with antiphospholipid antibodies. Arthritis Rheum 2007;57:1487–95.

[9] Ruiz-Irastorza G, Cuadrado M-J, Ruiz-Arruza I, Brey R, Crowther M, Derksen RHWM, et al. Evidence-based recommendations for the prevention and long-term management of thrombosis in antiphospholipid antibody-positive patients: report of a task force at the 13th International Congress on Antiphospholipid Antibodies. Lupus 2011;20:206–18.

[10] Galli M, Luciani D, Bertolini G, Barbui T. Lupus anticoagulants are stronger risk factors for thrombosis than anticardiolipin antibodies in the antiphospholipid syndrome: a systematic review of the literature. Blood 2003;101:1827–32.

[11] Pengo V, Ruffatti A, Legnani C, Testa S, Fierro T, Marongiu F, et al. Incidence of a first thromboembolic event in asymptomatic carriers of high-risk antiphospholipid antibody profile: a multicenter prospective study. Blood 2011;118:4714–18.

[12] Martinez-Berriotxoa A, Ruiz-Irastorza G, Egurbide MV, Garmendia M, Erdozain JG, Villar I, et al. Transiently positive anticardiolipin antibodies do not increase the risk of thrombosis in patients with systemic lupus erythematosus. Lupus 2007;16:810–16.

[13] Wilson WA, Gharavi AE, Koike T, Lockshin MD, Branch DW, Piette JC, et al. International consensus statement on preliminary classification criteria for definite antiphospholipid syndrome: report of an international workshop. Arthritis Rheum 1999;42:1309–11.

[14] Mohr JP, Thompson JLP, Lazar RM, Levin M, Sacco RL, Furie KL, et al. A comparison of warfarin and aspirin for the prevention of recurrent ischemic stroke. N Engl J Med 2001;345:1444–51.

[15] Okuma H, Kitagawa Y, Yasuda T, Tokuoka K, Takagi S. Comparison between single antiplatelet therapy and combination of antiplatelet and anticoagulation therapy for secondary prevention in ischemic stroke patients with antiphospholipid syndrome. Int J Med Sci 2009;7:15–18.

[16] Shah NM, Khamashta MA, Atsumi T, Hughes GR. Outcome of patients with anticardiolipin antibodies: a 10 year follow-up of 52 patients. Lupus 1998;7:3–6.

[17] Martinez F, Forner MJ, Ruano M, Abdilla N, Oltra R,

García-Fuster MJ. Factores relacionados con el riesgo de trombosis en pacientes con lupus y positividad para anticuerpos antifosfolipídicos. Med Clin (Barc) 2006;127:405–8.

[18] Erkan D, Merrill JT, Yazici Y, Sammaritano L, Buyon JP, Lockshin MD. High thrombosis rate after fetal loss in antiphospholipid syndrome: effective prophylaxis with aspirin. Arthritis Rheum 2001;44:1466–7.

[19] Girón-González JA, García del Rio E, Rodriguez C, Rodriguez-Martorell J, Serrano A. Antiphospholipid syndrome and asymptomatic carriers of antiphospholipid antibody: prospective analysis of 404 individuals. J Rheumatol 2004;31:1560–7.

[20] Wahl DG, Bounameaux H, de Moerloose P, Sarasin FP. Prophylactic antithrombotic therapy for patients with systemic lupus erythematosus with or without antiphospholipid antibodies. Arch Intern Med 2000;160:2042–8.

[21] Erkan D, Harrison MJ, Levy R, Peterson M, Petri M, Sammaritano L, et al. Aspirin for primary thrombosis prevention in the antiphospholipid syndrome: a randomized, double-blind, placebo-controlled trial in asymptomatic antiphospholipid antibody-positive individuals. Arthritis Rheum 2007;56:2382–91.

[22] Wahl D, Lecompte T, Bounameaux H. Need for additional trials of primary prophylaxis in patients with high-risk antiphospholipid antibody profiles: comment on the article by Erkan et al. Arthritis Rheum 2008;58:635–6.

[23] Arnaud L, Mathian A, Ruffatti A, Erkan D, Tektonidou M, Cervera R, et al. Efficacy of aspirin for the primary prevention of thrombosis in patients with antiphospholipid antibodies: an international and collaborative meta-analysis. Autoimmun Rev 2014;13:281–91.

[24] Noel N, Dutasta F, Costedoat-Chalumeau N, Bienvenu B, Mariette X, Geffray L, et al. Safety and efficacy of oral direct inhibitors of thrombin and factor Xa in antiphospholipid syndrome. Autoimmun Rev 2015;14:680–5.

[25] Cohen H, Dore CJ, Clawson S, Hunt BJ, Isenberg D, Khamashta MA, et al. Rivaroxaban in antiphospholipid syndrome (RAPS) protocol: a prospective, randomized controlled phase II/III clinical trial of rivaroxaban versus warfarin in patients with thrombotic antiphospholipid syndrome, with or without SLE. Lupus 2015;24:1087–94.

[26] Edwards MH, Pierangeli S, Liu X, Barker JH, Anderson G, Harris EN. Hydroxychloroquine reverses thrombogenic properties of antiphospholipid antibodies in mice. Circulation 1997;96:4380–4.

[27] Espinola RG, Pierangeli SS, Gharavi AE, Harris EN. Hydroxychloroquine reverses platelet activation induced by human IgG antiphospholipid antibodies. Thromb Haemost 2002;87:518–22.

[28] Wallace DJ. Does hydroxychloroquine sulphate prevent clot formation in systemic lupus erythematosus? Arthritis Rheum 1987;30:1435–6.

[29] Wallace DJ, Linker-Israeli M, Metzger AL, Stecher VJ. The relevance of antimalarial therapy with regard to thrombosis, hypercholesterolemia and cytokines in SLE. Lupus 1993;2(Suppl. 1): S13–15.

[30] Petri M. Hydroxychloroquine use in the Baltimore Lupus Cohort: effects on lipids, glucose and thrombosis. Lupus 1996;5(Suppl. 1):S16–22.

[31] Petri M. Thrombosis and systemic lupus erythematosus: the Hopkins Lupus Cohort perspective. Scand J Rheumatol 1996;25:191–3.

[32] Erkan D, Yazici Y, Peterson MG, Sammaritano L, Lockshin MD. A cross-section study of clinical thrombotic risk factors and preventive treatments in antiphospholipid syndrome. Rheumatology 2002;41:924–9.

[33] Ruiz-Irastorza G, Egurbide MV, Pijoan JI, Garmendia M, Villar I, Martinez-Berriotxoa A, et al. Effect of antimalarials on thrombosis and survival in patients with systemic lupus erythematosus. Lupus 2006;15:577–83.

[34] Lopez-Pedrera CH, Buendia P, Aguirre MA, Velasco F, Cuadrado MJ. Antiphospholipid syndrome and tissue factor: a thrombotic couple. Lupus 2006;15:161–6.

[35] Ferrara DE, Liu X, Espinola RG, Labat K, Meroni PL, Harris EN, et al. Inhibition of the thrombogenic and inflammatory properties of antiphospholipid antibodies by fluvastatin in an in vivo animal model. Arthritis Rheum 2003;48:3272–9.

[36] Ferrara DE, Swerlick R, Casper K, Meroni PL, Vega-Ostertag ME, Harris EN, et al. Fluvastatin inhibits up-regulation of tissue factor expression by antiphospholipid antibodies on endothelial cells. J Thromb Haemost 2004;2:1558–63.

[37] Meroni PL, Raschi E, Testoni C, Parisio A, Borghi MO. Statins prevent endothelial cell activation induced by antiphospholipid (anti-beta2-glycoprotein I) antibodies: effect on the proadhesive and proinflammatory phenotype. Arthritis Rheum 2001;44:2870–8.

[38] Brey RL. New treatment option for the antiphospholipid antibody syndrome? More pleiotropic effects of the statin drugs. J Thromb Haemost 2004;2:1556–7.

[39] Erre GL, Pardini S, Faedda R, Passiu G. Effect of rituximab on clinical and laboratory features of antiphospholipid syndrome: a case report and a review of literature. Lupus 2008;17:50–5.

[40] Trappe R, Loew A, Thuss-Patience P, Dorken B, Riess H. Successful treatment of thrombocytopenia in primary antiphospholipid antibody syndrome with the anti-CD20 antibody rituximab – monitoring of antiphospholipid and anti-GP antibodies: a case report. Ann Hematol 2006;85:134–5.

[41] Erdozain JG, Ruiz-Irastorza G, Egurbide MV, Aguirre C. Sustained response to rituximab of autoimmune hemolytic anemia associated with antiphospholipid syndrome. Haematologica 2004;89(10):e116–18.

[42] Ahn ER, Lander G, Bidot C, Wenche J, Ahn YS. Long-term remission from life-threatening hypercoagulable state associated with lupus anticoagulant (LA) following rituximab therapy. Am J Hematol 2005;78:127–9.

[43] Pons I, Espinosa G, Cervera R. Efficacy and safety of rituximab in the treatment of primary antiphospholipid syndrome: analysis of 24 cases from the bibliography review. Med Clin (Barc) 2015;144:97–104.

[44] Forastiero R, Martinuzzo M, Pombo G, Puente D, Rossi A, Celebrín L, et al. A prospective study of antibodies to beta2-glycoprotein I and prothrombin, and risk of thrombosis. J Thromb Haemost 2005;3:1231–8.

第 17 章　灾难性抗磷脂综合征的治疗

Treatment of Catastrophic Antiphospholipid Syndrome

Ignasi Rodríguez-Pintó[a], Gerard Espinosa[a] and Ricard Cervera[a]　**著**

陈心竹　陈晓翔　**译**

17.1　前言

灾难性抗磷脂综合征（CAPS）是抗磷脂综合征（APS）最严重的表现，庆幸的是CAPS只发生在一小部分患者。CAPS特征性表现为机体在高滴度的抗磷脂抗体（aPL）的情况下，在非常短的时间内全身各种大、小血管在同一时间或相继发生血栓，并继发产生一系列炎症反应，从而导致多种器官损伤和功能障碍的综合征[1]。

自从发现CAPS后，对该病最佳治疗方案的选择始终是一种挑战。CAPS是一种危重的疾病，如果不及时治疗预后极差。迄今为止，即使经过治疗，CAPS病死率仍高居不下[2]。鉴于CAPS的高病死率，尽早诊断和积极的治疗方案是成功处理该病的重要环节。

由于CAPS的发生率低，对该病治疗方案进行前瞻性随机对照研究非常困难。为了进一步加深我们对该疾病的认识，关于aPL的欧洲论坛于2000年建立了CAPS注册数据库。这是一个国际性的注册数据库，世界各地、数以百计的相关病例得以被发布和分享。对注册数据库内的上百例病例进行分析，对各种联合治疗进行效果评估，能为现阶段治疗方案的可行性奠定基础[4]。

指南提示采用对诱发因素的针对性治疗和支持性治疗相结合的治疗方案应该被用于临床怀疑CAPS的患者。目前的资料支持大剂量糖皮质激素（GC）和肝素抗凝（AC）疗法可作为一线治疗方案。在患者生命受到严重威胁时应该考虑增加血浆置换（PE）和静脉注射免疫球蛋白（IVIG）两种疗法。静脉注射环磷酰胺被推荐用于伴有系统性红斑狼疮的CAPS患者[5]。另外，作为一种联合治疗方案，利妥昔单抗在处理难治性CAPS患者或是在复发情况下的治疗显示出了其优势[7,8]。最近，有作者报道了采用依库丽单抗治疗了CAPS获得成功[9]（见图17.1）。

---

a　Department of Autoimmune Diseases, Hospital Clinic, Barcelona, Catalonia, Spain

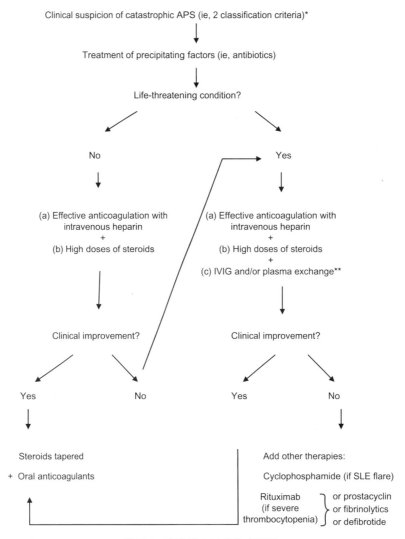

图 17.1 灾难性 APS 的治疗流程

* 考虑排除其他微血管病综合征（主要是血栓性血小板减少性紫癜和肝素诱导的血栓 / 血小板减少）。

** 新鲜冰冻血浆，特别出现裂孔细胞；IVIG，静脉注射免疫球蛋白；SLE，系统性红斑狼疮。

17.2 治疗研究进展

由于 CAPS 患者的临床状况恶劣，在治疗过程中整体生命监测和支持治疗以确保患者的生命体征稳定是治疗成功的关键。应采取相应的有针对性的措施积极治疗潜在的可识别的诱发因素。目前，《CAPS 治疗指南》是十多年前制定的，是基于内科标准对 CAPS 患者治疗数据做出的分析和结论。值得注意的是，当单独分析每种治疗方法时，只有抗凝（AC）治疗在改善预后方面有显著效果。然而，AC+GC+PE 和（或）IVIG 的联合治疗却有最高的存活率 70%[10]。

在 2006 年，研究者对 CAPS 注册数据库最初的 250 个病例的数据进行分析评估[11]，结果发现使用了 AC 的治疗方案有效率较高（病情发作时，63% 选择使用 AC 与 22% 未使用 AC 的进行对比，$P < 0.000\ 1$）。

联合疗法比较，存活率最高的是 AC+GC+PE（78%）方案和 AC+GC+PE 和（或）IVIG (69%)，

两者比较差异并无统计学意义。是否采用特定联合治疗方案，虽然对疾病缓解率并不产生明显影响，但有缓解的趋势。使用 AC+GC+PE 和（或）IVIG 比使用 AC+GC+PE 有更高的缓解率[69% *vs* 54.4%（*P*=0.089）；77.8% *vs* 55.4%（*P*=0.083）]。2001 年至 2005 年 2 月确诊 CAPS 的患者比 2001 年以前确诊的患者病死率下降了 20%。这两个阶段治疗方案重要的差别是第二阶段治疗更多地考虑诱发因素的针对性治疗。研究认为 AC+GC+PE 和（或）IVIG 联合疗法被作为应对确诊 CAPS 最常用的治疗手段。尽管受到方法学限制，这些数据突显了以 AC+GC+PE 和（或）IVIG 联合疗法可作为 CAPS 患者的一线治疗的主要手段。在第十四届全球抗磷脂抗体大会上公布了一项关于 CAPS 的研究项目和任务，该项目回顾了现阶段对于 CAPS 治疗的临床证据，推荐 AC+GC+PE 和（或）IVIG 三联疗法。另外，环磷酰胺被推荐用于伴有 SLE 的 CAPS 患者的联合治疗。

17.2.1　支持疗法和一般措施

根据患者的临床状况，应该给予恰当的支持性护理。通常包含进入重症监护病房（ICU），呼吸支持和血液透析也是必要的，但多数情况下只需要加强支持治疗。尽可能控制或避免经典血栓形成的风险因素。如患者行动不便，应及时采用外部加压装置，以帮助静脉回流。应该延后任何不是为了控制细胞因子风暴而去除坏死组织的手术。另外，对于 CAPS 患者，应积极控制血糖和血压、预防应激性溃疡[14]。这些措施可能使 CAPS 患者获益。

17.2.2　诱发因素的治疗

超过半数的 CAPS 患者存在诱发因素，以感染最常见，占 22%。因此，对于任何可能发生的感染一定要尽早判断和治疗。其他的诱发因素分别是手术（10%）、抗凝国际标准化比值（INR）减少或下降（8%）、药物治疗（7%）、产后并发症（7%）、恶性肿瘤(5%)和 SLE(3%)。APS 患者应该尽可能避免任何可能导致 CAPS 的诱发因素，以免 APS 进展为 CAPS。

当怀疑感染时，应该考虑感染部位的药代动力学和微生物药效学以便于从初期开始充分选择合适的抗生素。此外，应该采取任何可行的措施来恢复微生态平衡。与此同时，为了控制全身炎症反应综合征，推荐切除坏死组织或截肢[14～16]。

在围手术期，对于携带 aPL 的患者或是 APS 患者的管理应当格外谨慎以减少血栓复发或是灾难性发作的风险。因此，谨慎联合使用口服抗凝剂和肝素是必须的[17]。产后应该注射抗凝药物至少 6 周。

17.2.3　特异性治疗

CAPS 的特异性治疗方法是基于 APS 患者会出现灾难性爆发这一病理学现象的基本原理和临床医师们通过反复实践所得到的种种证据而制定的。从发病机制这一角度来讲，CAPS 可以被认为是一个"血栓风暴"。这个"血栓风暴"，可以导致多个血管区域的血栓长时间存在。这种现象与一些其他临床病证相似。比如，暴发性紫癜以及 HELLP 综合征（溶血、肝酶升高、血小板减少）[18]。Kitchens 等提出假设认为，患者体内新形成的血凝块会和既存的高凝状态一起促进凝血酶再生，这种机制驱动了"血栓风暴"。另外，纤溶酶原激活物抑制剂的增加，纤溶功能受到影响，不能阻止

"血栓风暴"形成过程[19]。然而CAPS的一些临床表现并不是由于血栓形成导致的，而是因为炎症反应所导致的一系列综合征，这可以在高浓度的炎症反应物中得以证实。确实，很多CAPS患者体内出现了很多急性炎症反应物质浓度显著升高，如红细胞沉降率、C反应蛋白、铁蛋白、纤维蛋白原和Ⅷ因子水平等显著增加，这些都表明患者处于一种急性炎症环境之中[20]。

总之，炎症风暴与不同程度的血栓可同时发生于CAPS患者。因此，免疫调节联合AC治疗对CAPS患者可能更有效。

17.2.3.1　抗凝治疗

使用肝素抗凝（AC）是CAPS的主要治疗手段。主要原因是由于AC能够抑制不断形成的血凝块并裂解已经出现的血凝块[1,3,14,22~24]，最终达到治疗效果。尽管不能完全解释这种方案的药效机制，但是肝素的抗炎症效果似乎能够清楚解释为何它可以对CAPS的治疗起到卓越效果[25]。另外，肝素似乎可以抑制aPL与靶抗原在细胞表面的结合[26]，从而抑制免疫反应。

大部分CAPS患者最初接受普通肝素（UFH）治疗，因为UFH治疗如果需要，随时可以被终止，比如在ICU阶段选择性有侵入性治疗时或考虑到出血的风险时。然后用低分子量肝素（LMWH）替代UFH，再进一步转变为口服抗凝剂。临床上要切记莫要急于将肝素转变为口服抗凝药，因为长时间使用肝素治疗对凝血块纤维蛋白的溶解起到促进作用。推荐使用肝素的疗程是7~10天。使用口服抗凝药的同时不要撤掉肝素，直到INR达到2~3为止。

17.2.3.2　糖皮质激素

GC是自身免疫疾病治疗中最常见抗炎症药物。GC先和细胞质受体结合，随后再与染色质（DNA）结合并调节基因表达。也就是说，GC可用来消除因组织缺血坏死而导致的炎症反应。GC还能够抑制细胞核转运和抑制致炎转录因子如AP-1和NF-κB的功能，这些分子是aPL与内皮细胞结合所引起的细胞内转导信号。由于这些抗炎症反应，GC可抑制抗体的产生，如aPL的产生。

除非患者有严重的肾上腺功能不全，没有直接的证据支持对患有严重感染或是CAPS的患者使用GC。强烈的理论观点促使研究者认为对严重感染或是CAPS的患者使用GC有效性证据不足的原因是因为低权重研究使得证据匮乏。因此，虽然GC的最佳初始剂量、实行方案以及逐渐减量的策略尚未达成一致，依旧需要继续探索，但仍然推荐CAPS的患者使用GC。对CAPS注册数据研究表明在1/3的病例中应该以500~1 000 mg/d的剂量静脉注射1~3天，另1/3的患者口服或静脉注射1~2mg/（kg·d）。大多数临床医师会持续使用GC治疗直到患者以一定的口服剂量出院并逐渐减少GC剂量，直到使用最低剂量。

17.2.3.3　血浆置换

血浆置换（PE）是一种从血浆中移除高分子量分子的技术。它可移除大量血浆（2~5 L）并用新鲜冷冻或是储存的血液制品代替。PE应该参考小剂量血浆抽出（约600 mL）但是不再回输的做法[28]。PE能够从CAPS患者血液中移除aPL和细胞因子，同时置换为大量新鲜冰冻血浆以补充抗凝因子，像AT-Ⅲ。PE的使用源于对血栓性微血管疾病的研究启发[30]，随机对照研究表明PE对典型血栓性微血管疾病有很好的疗效[29]。

对CAPS的PE治疗，美国血浆透析学会（ASA）推荐等级为2C[31]。这表明当患者生命受威胁时，PE可以被用作一种针对抗凝治疗有效的联合治疗，可以与静脉注射肝素和大剂量皮质激素同时使用[32]。

对于CAPS治疗当中PE的液体到底应该怎么选择，至今仍未达成一致。到目前为止，临床应用过的置换剂包括新鲜冰冻血浆、人体白蛋白和洗涤血浆等[11]。根据ASA的建议，新鲜冰冻血浆和白蛋白的联合使用能够使CAPS患者获益，同时能将过度消耗血浆带来的不可预测的严重不良反应降至最低。

关于PE治疗周期没有明确的建议方案。理论上来说，至少需要3～5天。但是，是否继续或终止治疗取决于临床治疗的反应。

17.2.3.4　静脉注射免疫球蛋白

虽然静脉注射免疫球蛋白（IVIG）对于免疫调节和抗炎效果的药效机制还没有明确，但仍被广泛用于各种自身免疫疾病和炎症的治疗[33]。静脉注射高浓度的抗体很可能会导致Fc受体超负荷进而抑制致病性自身抗体的不利影响并加快他们的清除，同时它可能会增加调节性T细胞产生来下调细胞因子风暴[33]。

IVIG对于PAPS有良好效果，研究证实IVIG能降低aPL滴度并由此减少患者患血栓的风险[34,35]。理论上，IVIG能够达到快速下调CAPS患者体内的aPL滴度以及促炎因子的水平。然而，至今尚没有针对CAPS患者使用IVIG的一致的建议。尽管如此，类似于其他自身免疫疾病，有两种使用方案供参考：一种是连续5天，400 mg/（kg·d）；另一种是直接2 g/kg体重的总量在2～5天的时间内输注完。当PE治疗时，IVIG可以在PE疗程后使用，通常这样可以替代被移除的免疫球蛋白。

人体通常对IVIG耐受性好，但也有使用IVIG后引起血栓栓塞事件和急性肾衰竭的报道，特别是对于那些因出血必须停止抗凝的CAPS患者。因此，IVIG必须缓慢注射，特别是对于患有高血压、糖尿病、高胆固醇的老年患者。在任何情况下都要密切关注，尽早发现任何可能出现的并发症。

17.2.3.5　环磷酰胺

环磷酰胺是一种氮芥烷基化剂，能够与免疫细胞里的脱氧核糖核酸（DNA）结合并导致免疫细胞死亡。同时环磷酰胺能促进效应T细胞增殖，抑制辅助性T淋巴细胞1（Th1）的活性，上调辅助性T淋巴细胞2（Th2）的反应以及阻止调节性T细胞（Treg）功能[36]。在CAPS患者中，淋巴组织功能被抑制可以导致aPL和细胞因子水平降低，从而下调由它们引起的风暴反应。

根据CAPS注册数据显示，1/3发作的患者使用了环磷酰胺，通常进行静脉注射，也有口服。但是对于不同的剂量和给药方式，CAPS患者的死亡和生存率的比较差异均无统计学意义[11]。但是，Bayraktar等[5]采用多元回归方法对于包括注册数据在内的CAPS患者进行了深入分析后，发现联合环磷酰胺治疗能够明显降低伴有SLE的CAPS患者病死率。

因此，环磷酰胺更适用于伴有SLE的严重CAPS患者。尽管没有针对CAPS的使用剂量的研究，与其他自身免疫疾病相似，我们的建议是每月750 mg/m² 或两周1次500 mg持续3～6个月[37]。

17.3　新型疗法

尽管有很多的治疗措施，CAPS的病死率依旧居高不下。基于对该病发病机制的进一步研究和认识，建立更多新的治疗方案成为可能。目前，已诞生了许多针对系统性自身免疫疾病的生物免疫治疗的新方法。例如，利妥昔单抗和依库丽单抗已经被用于CAPS的治疗。

17.3.1　利妥昔单抗

利妥昔单抗是一种针对CD20的嵌合型单克隆抗体，CD20是一种表达于B细胞膜的膜蛋白。尽管利妥昔单抗对记忆B细胞和浆细胞并没有作用（成熟B细胞不表达CD20），但B细胞调控效应并不完全依赖于抗体产生，这一机制可用来解释为什么利妥昔单抗对急性疾病有效。

利妥昔单抗已被证实是对慢性淋巴细胞白血病、弥漫性大B细胞、晚期滤泡性淋巴瘤、难治类风湿关节炎和严重血管炎等疾病治疗的有效制剂[38]。但是对于多种严重的自身免疫疾病而言，应用利妥昔单抗是超适应证的[6,39~41]。有开放性试验表明，利妥昔单抗针对APS标准外临床表现的治疗方面确实是安全有效的，比如血小板减少、皮肤溃疡、肾病和认知障碍等[42]。此外，利妥昔单抗还能够降低血栓复发或难治性血小板减少患者的复发率[43]。提示利妥昔单抗可作为难治性或复发性CAPS二线治疗方案的选择。

尽管由于CAPS是罕见病，无法开展RCT研究，但是对CAPS注册数据库里的20例使用利妥昔单抗的CAPS病例的数据分析显示，80%患者能够康复，并且这些患者没有出现新的血栓发作[3,6]。尽管此项研究中并没有设立对照组，但也不难发现经过治疗，患者的病死率有明显下降（下降了50%）。就目前的研究结果而言，虽然利妥昔单抗对aPL的作用尚不确定，但它用于治疗APS是安全的。

目前，利妥昔单抗已被推荐作为难治性CAPS患者的一线治疗方案[6]。现有的指南，推荐利妥昔单抗用于复发性和难治性的CAPS患者治疗[3]。

17.3.2　依库丽单抗

依库丽单抗是一种能与补体蛋白C5结合的高亲和力单克隆抗体。它能抑制补体蛋白C5的裂解，从而阻止C5a的生成，从而阻止C5a的趋化作用，并阻断膜攻击复合物的形成。经FDA批准，依库丽单抗可用于治疗阵发性睡眠性血红蛋白尿和非典型溶血尿毒症[44]。

肝素治疗APS的机制之一是它的补体抑制功能。基础研究表明膜攻击复合物（MAC）能促进内皮细胞黏附因子的表达、组织因子合成以及细胞凋亡，导致内皮细胞损伤、基底膜胶原暴露，从而导致凝血通路的激活。由于CAPS常常由感染而触发，针对C5的靶向CAPS治疗方法引起了人们的关注。因为它能够在C5这个环节保护由C3b介导的感染和免疫复合物形成，从而抑制补体级联反应，由此通过免疫介导机制来控制感染。

因为CAPS有复发的风险，合并CAPS的终末期肾病的患者是肾移植的禁忌证。但是Lonze等曾报道了1例患有CAPS的患者在预防性使用依库丽单抗联合抗凝和标准免疫抑制的同时进行肾移植，获得了成功[45]。基于此，目前正在进行一项Ⅱ期的开放性临床试验（NCT01029587），目的是为了验证依库丽单抗是否能够安全有效地阻止CAPS患者进行肾移植后的复发。由于CAPS的发生率很低，未能招募到足够的患者入组进行临床试验，不得不提前终止。

近来，有使用依库丽单抗成功治疗难治性CAPS的病例报道[7,8,45,46]，使用剂量借鉴于血栓性微血管病，即在急性阶段每周使用900 ～ 1 200 mg依库丽单抗。在病情稳定后，减少到900 mg每两周。但是，尚无明确证据表明该项治疗的最佳治疗周期。因此，在使用依库丽单抗时不仅要考虑疗效，同时也要把治疗效率考虑在内。

总之，依库丽单抗对CAPS患者来说是一个值得关注，并且是具有前景的治疗方案。虽然仍需进行大量研究来确立依库丽单抗在CAPS治疗方案中的地位，但至少它能够阻止高风险情况下CAPS的复发。目前，由于昂贵的价格也限制了它的使用。希望在未来能有低廉的依库丽单抗，有更多的患者使用依库丽单抗以便进一步总结经验。

17.3.3　新型口服抗凝药

肝素和维生素K依赖抗凝剂的序贯治疗，是血栓性APS和CAPS的主要治疗方案。然而，维生素K依赖的抗凝剂起效慢，狭窄的治疗窗口和药物间的相互作用使得INR必须作为常规的监测手段，这些限制因素促使人们去研发其他可替代的抗凝药物。最近，已经研制出了一种新的口服抗凝药。研究发现，使用一定剂量的新型口服抗凝药可以达到预期的效果，并且不需要常规进行抗凝监测，新型口服抗凝药的治疗也不受饮食和药物的影响。Ⅲ期的随机对照试验结果显示，这种新型口服抗凝药对深静脉血栓的安全性和治疗效果均与维生素K依赖的抗凝剂相当。目前，一项为了验证新型口服抗凝药对于典型APS患者的治疗效果的Ⅱ / Ⅲ期的随机对照实验已经开始。但是，还没有把这种药物应用于急性阶段的CAPS的治疗。因为还有一些问题尚未解决。比如，这种药物尚无拮抗剂，进入ICU的CAPS患者通常需要进行侵入性操作，而在使用这种新型抗凝药的情况下，如果没有拮抗剂，进行有创操作，则有出血的风险。此外，与肝素不同，这种新型口服抗凝药对补体系统并无作用。因此，在拥有大量关于这种新型抗凝药的使用经验前，肝素依旧是推荐的针对CAPS首选药物。但是，随着研究的不断深入，在未来，新型抗凝药可能会发挥重要作用，至少能在使用在维生素K依赖的抗凝无效的情况下，应用新型抗凝药来预防CAPS的持续进展。

17.4　结论

综上，CAPS的治疗方案主要有三个基石即支持治疗，去除诱发因素和特异性治疗。由于CAPS累及多个脏器，因此CAPS治疗的重中之重应该是对患者生命体征的严密监测，必须有重症监护团队的参与，并且应该根据病情来鉴别和治疗任何诱发因素。

AC+GC联合仍然是CAPS患者的主要治疗方案，这套方案能明显提高患者的生存率。当疾病严重威胁患者生命时，例如出现大脑和心脏的不良表现或是微血管溶血性贫血的表现时，应该选择三联疗法。但对轻、中度患者，采用AC+GC联合方案即可。环磷酰胺可用于伴有SLE的CAPS患者的治疗。

尽管现阶段可采用的治疗方案很多，但CAPS的病死率依旧居高不下。因此，通过进一步研究，优化CAPS的治疗方案十分必要。尽管利妥昔单抗和依库丽单抗在CAPS中的应用也取得了一定的进展，比如依库丽单抗对于伴有血栓性微血管病溶血症的CAPS患者可能效果更佳，但是仍需更进一步积累更多的经验。

参 考 文 献

[1] Rodríguez-Pintó I, Espinosa G, Cervera R. Catastrophic antiphospholipid syndrome – 20 years later. Curr Rheumatol Rev 2013;9:73–80.

[2] Cervera R, Bucciarelli S, Plasín MA, Gómez-Puerta JA, Plaza J, Pons-Estel G, et al. Catastrophic antiphospholipid syndrome (CAPS): descriptive analysis of a series of 280 patients from the 'CAPS Registry'. J Autoimmun 2009;32:240–5.

[3] Cervera R, Rodríguez-Pintó I, Colafrancesco S, Conti F, Valesini G, Rosário C, et al. 14th International Congress on Antiphospholipid Antibodies Task Force Report on Catastrophic Antiphospholipid Syndrome. Autoimmun Rev 2014;13:699–707.

[4] Espinosa G, Bucciarelli S, Asherson RA, Cervera R. Morbidity and mortality in the catastrophic antiphospholipid syndrome: pathophysiology, causes of death, and prognostic factors. Semin Thromb Hemost 2008;34:290–4.

[5] Bayraktar UD, Erkan D, Bucciarelli S, Espinosa G, Asherson R. The clinical spectrum of catastrophic antiphospholipid syndrome in the absence and presence of lupus. J Rheumatol 2007;34:346–52.

[6] Berman H, Rodríguez-Pintó I, Cervera R, Morel N, Costedoat-Chalumeau N, Erkan D, et al. Rituximab use in the catastrophic antiphospholipid syndrome: descriptive analysis of the CAPS registry patients receiving rituximab. Autoimmun Rev 2013;12:1085–90.

[7] Kronbichler A, Frank R, Kirschfink M, Szilágyi Á, Csuka D, Prohászka Z, et al. Efficacy of eculizumab in a patient with immunoadsorption-dependent catastrophic antiphospholipid syndrome. Medicine (Baltimore) 2014;93:e143.

[8] Shapira I, Andrade D, Allen SL, Salmon JE. Induction of sustained remission in recurrent catastrophic antiphospholipid syndrome via inhibition of terminal complement with eculizumab. Arthritis Rheum 2012;64:2719–23.

[9] Asherson R, Cervera R, de Groot PG, Erkan D, Boffa M-CC, Piette J-CC, et al. Catastrophic antiphospholipid syndrome: international consensus statement on classification criteria and treatment guidelines. Lupus 2003;12:530–4.

[10] Asherson RA, Cervera R, Piette JC, Font J, Lie JT, Burcoglu A, et al. Catastrophic antiphospholipid syndrome. Clinical and laboratory features of 50 patients. Medicine (Baltimore) 1998;77:195–207.

[11] Bucciarelli S, Espinosa G, Cervera R, Erkan D, Gómez-Puerta JA, Ramos-Casals M, et al. Mortality in the catastrophic antiphospholipid syndrome: causes of death and prognostic factors in a series of 250 patients. Arthritis Rheum 2006;54:2268–576.

[12] Cervera R, Rodriguez-Pinto I. Catastrophic antiphospholipid syndrome: task force report summary. Lupus 2014;23:1283–5.

[13] Vora SK. Care medicine catastrophic antiphospholipid syndrome. J Intensive Care Med 2006;21:144–59.

[14] Cervera R. Catastrophic antiphospholipid syndrome (CAPS): update from the 'CAPS Registry'. Lupus 2010;19:412–18.

[15] Amital H, Levy Y, Davidson C, Lundberg I, Harju A, Kosach Y, et al. Catastrophic antiphospholipid syndrome: remission following leg amputation in 2 cases. Semin Arthritis Rheum 2001;31:127–32.

[16] Sacks S, Finn J, Sanna G, Khamashta MA, Chowdhury F, Hunt BJ, et al. N2010 adult-onset Still's disease complicated by hemophagocytic syndrome and catastrophic antiphospholipid syndrome resulting in four limb amputation. Isr Med Assoc J 2013;15:192–4.

[17] Raso S, Sciascia S, Kuzenko A, Castagno I, Marozio L, Bertero MT. Bridging therapy in antiphospholipid syndrome and antiphospholipid antibodies carriers: case series and review of the literature. Autoimmun Rev 2015;14:36–42.

[18] Kitchens CS, Erkan D, Brandão LR, Hahn S, James AH, Kulkarni R, et al. Thrombotic storm revisited: preliminary diagnostic criteria suggested by the thrombotic storm study group. Am J Med 2011;124:290–6.

[19] Kitchens CS. Thrombotic storm: when thrombosis begets thrombosis. Am J Med 1998;104:381–5.

[20] Espinosa G, Cervera R, Asherson RA. Catastrophic antiphospholipid syndrome and sepsis. A common link? J Rheumatol 2007;34:923–6.

[21] Ortel TL, Kitchens CS, Erkan D, Brandão LR, Hahn S, James AH, et al. Clinical causes and treatment of the thrombotic storm. Expert Rev Hematol 2012;5:653–9.

[22] Cervera R, Espinosa G. Update on the catastrophic antiphospholipid syndrome and the 'CAPS Registry'. Semin Thromb Hemost 2012;38:333–8.

[23] Cervera R, Tektonidou MG, Espinosa G, Cabral AR, González EB, Erkan D, et al. Task Force on Catastrophic Antiphospholipid Syndrome (APS) and Non-criteria APS Manifestations (II): thrombocytopenia and skin manifestations. Lupus 2011;20:174–81.

[24] Erkan D. Therapeutic and prognostic considerations in catastrophic antiphospholipid syndrome. Autoimmun Rev 2006;6:98–103.

[25] Levi M, van der Poll T. Inflammation and coagulation. Crit Care Med 2010;38:S26–34.

[26] Franklin RD, Kutteh WH. Effects of unfractionated and low molecular weight heparin on antiphospholipid antibody binding in vitro. Obstet Gynecol 2003;101:455–62.

[27] Manoach S. Corticosteroids for septic shock. N Engl J Med 2008;358 2070; author reply 2070–1.

[28] Pons-Estel GJ, Serrano R, Lozano M, Cid J, Cervera R, Espinosa G. Recambio plasmático en las enfermedades autoinmunes sistémicas. Semin la Fund Española Reumatol 2013;14:43–50.

[29] Rock GA, Shumak KH, Buskard NA, Blanchette VS, Kelton JG, Nair RC, et al. Comparison of plasma exchange with plasma infusion in the treatment of

thrombotic thrombocytopenic purpura. Canadian Apheresis Study Group. N Engl J Med 1991;325:393–7.

[30] Asherson RA, Pierangeli SS, Cervera R. Is there a microangiopathic antiphospholipid syndrome? Ann Rheum Dis 2007;66:429–32.

[31] Schwartz J, Winters JL, Padmanabhan A, Balogun RA, Delaney M, Linenberger ML, et al. Guidelines on the use of therapeutic apheresis in clinical practice-evidence-based approach from the writing committee of the American Society for Apheresis: the sixth special issue. J Clin Apher 2013;28:145–284.

[32] Erkan D, Espinosa G, Cervera R. Catastrophic antiphospholipid syndrome: updated diagnostic algorithms. Autoimmun Rev 2010;10:74–9.

[33] Gelfand E. Intravenous immune globulin in autoimmune and inflammatory diseases. N Engl J Med 2012;367:2015–25.

[34] Sciascia S, Giachino O, Roccatello D. Prevention of thrombosis relapse in antiphospholipid syndrome patients refractory to conventional therapy using intravenous immunoglobulin. Clin Exp Rheumatol 2012;30:409–13.

[35] Tenti S, Guidelli GM, Bellisai F, Galeazzi M, Fioravanti A. Long-term treatment of antiphospholipid syndrome with intravenous immunoglobulin in addition to conventional therapy. Clin Exp Rheumatol 2013;31:877–82.

[36] Matar P, Rozados VR, Gervasoni SI, Scharovsky GO. Th2/Th1 switch induced by a single low dose of cyclophosphamide in a rat metastatic lymphoma model. Cancer Immunol Immunother 2002;50:588–96.

[37] Rodríguez-Pintó I, Espinosa G, Cervera R. The catastrophic antiphospholipid syndrome. In: Meroni PL, editor. Antiphospholipid Antibody Syndrome: From bench to bedside. London, UK: Springer International Publishing; 2015. p. 249–62.

[38] Buch MH, Smolen JS, Betteridge N, Breedveld FC, Burmester G, Dörner T, et al. Updated consensus statement on the use of rituximab in patients with rheumatoid arthritis. Ann Rheum Dis 2011;70:909–20.

[39] Ramos-Casals M, Soto MJ, Cuadrado MJ, Khamashta MA. Rituximab in systemic lupus erythematosus: a systematic review of off-label use in 188 cases. Lupus 2009;18:767–76.

[40] Calich AL, Puéchal X, Pugnet G, London J, Terrier B, Charles P, et al. Rituximab for induction and maintenance therapy in granulomatosis with polyangiitis (Wegener's). Results of a single-center cohort study on 66 patients. J Autoimmun 2014;50:135–41.

[41] Devauchelle-Pensec V, Mariette X, Jousse-Joulin S, Berthelot J-M, Perdriger A, Puéchal X, et al. Treatment of primary Sjögren syndrome with rituximab: a randomized trial. Ann Intern Med 2014;160:233–42.

[42] Erkan D, Vega J, Ramón G, Kozora E, Lockshin MD. A pilot open-label phase II trial of rituximab for non-criteria manifestations of antiphospholipid syndrome. Arthritis Rheum 2013;65:464–71.

[43] Erre GL, Pardini S, Faedda R, Passiu G. Effect of rituximab on clinical and laboratory features of antiphospholipid syndrome: a case report and a review of literature. Lupus 2008;17:50–5.

[44] Brodsky RA. Paroxysmal nocturnal hemoglobinuria. Blood 2014;124:2804–11.

[45] Lonze BE, Singer AL, Montgomery R. Eculizumab and renal transplantation in a patient with CAPS. N Engl J Med 2010;362:1744–5.

[46] Lonze BE, Zachary AA, Magro CM, Desai NM, Orandi BJ, Dagher NN, et al. Eculizumab prevents recurrent antiphospholipid antibody syndrome and enables successful renal transplantation. Am J Transplant 2014;14:459–65.

第 18 章 抗磷脂综合征产科并发症的治疗

Treatment of Pregnancy Complications in Antiphospholipid Syndrome

Anwar Nassar[a], Imad Uthman[b], Joe Eid[a] and Munther Khamashta[c]　著

柏文心　赵爱民　译

18.1　前言

抗磷脂综合征（APS）以动脉和静脉血栓形成和妊娠并发症为主要特征，产科并发症包括反复的早期流产和晚期不良妊娠结局，如胎死宫内、重度子痫前期、胎盘功能不全和胎儿生长受限[1,2]。APS的致病机制尚不清楚，并且由于缺乏针对这一特殊群体患者的随机临床试验，很难对患有APS和晚期妊娠并发症的患者进行循证治疗。在本章中，我们概述了抗磷脂抗体（aPL）可能引起并导致妊娠晚期并发症的一些机制，进一步阐明该机制将有希望带来新的、更有效和更安全的治疗方案。此外，我们还将重点探讨对患有APS及晚期不良妊娠结局的孕妇的可用的治疗方案。

18.2　APS 相关的产科并发症

除了妊娠10周前的反复自然流产和母亲血栓形成外，经修订的APS分类标准重申了早产与重度子痫前期/子痫、胎盘功能不全（如胎儿生长受限或羊水过少）和晚期不良妊娠结局等作为诊断该综合征的公认临床标准[3]。2013年，抗磷脂综合征临床试验联盟（APS ACTION）对相关文献进行了全面回顾。研究结果显示，aPL分别在9%的流产患者、9.5%的胎儿宫内生长受限（IUGR）患者、4%的先兆子痫患者、8%的重度子痫前期患者以及16.5%的子痫患者中呈阳性[4,5]。已有基础研究证实aPL导致流产的机制可能与胎盘组织损伤和补体激活等有关[6]。然而，在人类的临床研究中

---

a Department of Obstetrics and Gynecology, Faculty of Medicine, American University of Beirut
b Beirut, Lebanon
　Division of Rheumatology, Faculty of Medicine, American University of Beirut
c Beirut, Lebanon
　Graham Hughes Lupus Research Laboratory, Division of Women's Health, King's College London; The Rayne Institute, St Thomas' Hospital, London, United Kingdom

关于 aPL 阳性与反复早期流产之间的强烈关联尚未达成一致[7]。

在一个包含 76 位受试者、共 333 次妊娠结局的队列研究中显示，妊娠合并 APS 患者中超过 50% 的流产发生在妊娠中晚期[8]。

研究发现，大约 1/3 患有 APS 的患者在妊娠期间会出现子痫前期[9]，有报告称其风险高达 50%[10]。这种关联性与妊娠 34 周前出现重度子痫前期的患者最强。aPL 可能与重度子痫前期并发的 HELLP 综合征有关。HELLP 综合征以溶血、肝酶升高和血小板减少为主要特征[11~14]。在重度子痫前期病例中有 10%~20% 的患者会发生 HELLP 综合征。尽管在患有 APS 的患者中，HELLP 综合征的实际发病率很难估计，但 Appenzeller 等人[16]研究发现在确诊 HELLP 综合征的患者中有 78.4%（40/51）的患者合并 APS。目前，已有一些研究表明 aPL 与先兆子痫之间存在显著的相关性[17~20]。

尽管目前的研究尚未发现 aPL 和 IUGR 之间的存在关联，但在 15%~30% 的妊娠合并 APS 患者中合并有 IUGR[10,21,22]。一项对 1 000 例 APS 患者进行超过 10 年随访的前瞻性研究结果发现，IUGR（占活产的 26.3%）和早产（占活产的 48.2%）是导致胎儿并发症的最常见原因[24]。有大约 1/3 的妊娠合并 APS 患者可出现妊娠 34 周前的早产，发生率仅次于子宫胎盘功能不全、先兆子痫和 IUGR[10,25]。此外，这些患者还可能发生其他并发症，如高血压和肺动脉高压[26]。在一系列的包括有系统性红斑狼疮（SLE）和血栓史的妊娠合并 APS 患者中，妊娠高血压或先兆子痫的发生率高达 50%。此外，因胎盘功能不全导致的异常分娩也同样是一种常见的并发症[21,27~29]。

18.3　导致不良妊娠结局的发生机制

aPL 引起晚期妊娠并发症（如先兆子痫）的机制尚不清楚。鉴于 aPL 与动脉和静脉血栓事件之间的关联性，目前一般推测与 APS 相关的晚期流产是由于继发于子宫胎盘血管的大面积血栓形成，胎盘梗死所引起的血液供应不足所导致的[30,31]。aPL 的存在是一种血栓前状态这一事实在很多研究中得到了广泛的支持。研究发现 aPL 可以结合并激活内皮细胞和血小板，抑制纤溶，甚至可以干扰蛋白 C 的活性[32]。此外，有研究证实 aPL 可导致滋养层相关膜联蛋白 V（annexin A5）水平降低，这可促进母胎界面的血栓形成[33]。膜联蛋白 A5 在合体滋养细胞和血管内皮细胞上表达，具有抗血栓的作用，其在细胞膜上的减少是由于 aPL–IgG 与 β_2GP Ⅰ 结合形成的免疫复合物导致的[34]。

β_2GP Ⅰ 是 aPL 抗体结合的关键分子之一[35,36]。Ogasawara 和他的同事报道了 β_2GP Ⅰ 依赖的 aCL 可通过阻止 β_2GP Ⅰ 对 X 因子的抑制作用，从而导致子宫胎盘血供不足[37]。Tanimura 等人最近的一项研究表明[35]，β_2GP Ⅰ 可与人类白细胞抗原（HLA）Ⅱ类分子结合形成复合物，这些复合物可沉积于 APS 患者的胎盘组织中。胎盘组织中可检测到抗 β_2GP Ⅰ /HLA Ⅱ类分子复合物的自身抗体，提示其在产科 APS 的发病机制中起一定的作用。

然而，血栓形成似乎不是导致 APS 产科并发症的唯一机制[38]。事实上，患有 APS 的患者其胎盘和蜕膜中可能并不存在血栓，或者由于血栓形成数量不足，无法以此解释流产。Quenby 等人的研究证明 aPL 在体外可以抑制绒毛外滋养层的分化，这可能导致随后的子宫胎盘发育障碍，这也提示 aPL 对绒毛外滋养层分化的影响也可能在相关妊娠丢失的病理机制中发挥了潜在的作用[39]。

最近，在小鼠模型中的研究发现，低密度脂蛋白受体家族成员 apoE 受体 2（apoER2）在 aPL 介导的滋养层细胞功能障碍，并导致 APS 相关的妊娠并发症中起一定作用。研究发现 aPL 对滋养层细胞增殖和迁移的抑制作用依赖于 apoER2 与 β_2GP I 之间的相互作用[40]。此外，在实验小鼠模型和患有 APS 的患者中均发现抗聚糖抗体（抗 GalNAc-b）与流产的发生有关[41]。曾有学者利用小鼠模型研究发现（给妊娠小鼠注射含有 aPL 或单克隆 aPL 的人 IgG），母胎界面补体级联的激活是 aPL 诱发血栓形成和不良妊娠结局的关键机制[42~46]。局部被激活的补体片段，特别是 C5 及其裂解产物 C5a 的增加，导致了正常胎盘发育所需的血管生成因子失调，这将严重影响胎儿的生长发育[45~48]。目前认为低补体血症是 APS 患者不良妊娠结局的危险因素[49,50]。

尽管尚缺乏对人类的深入研究，但已有的一系列证据可能有助于我们了解复杂而多样的 APS 表现，从而有助于采取更有针对性的干预措施以防止晚期妊娠丢失及相关并发症的发生。一项前瞻性、多中心观察研究试图将这些发现用在对人类的研究[51]。PROMISSE 的研究（妊娠结局的预测因子：APS 和 SLE 的生物标记物）结果表明，早孕期血管生成因子，如可溶性类 fms 酪氨酸激酶-1（sFlt-1）、胎盘生长因子（PlGF）和可溶性内皮糖蛋白（endoglin, sEng）的存在，在排除 APS 和 SLE 患者严重不良预后方面具有较高的阴性预测价值[51]。

18.4　APS 患者的治疗

妊娠合并 APS 的治疗目标是减少或消除血栓形成事件的风险，并通过降低复发性流产、先兆子痫、胎盘功能不全和早产的风险来改善母胎结局。由于大多数治疗方案都会给母亲和胎儿带来风险，因此，与考虑妊娠的患者详细讨论每一种治疗方案并共同作出决定是极为重要的，只有当 aPL 相关并发症的风险超过治疗方案本身的风险时，才应开始治疗。目前，治疗 APS 产科并发症最广泛使用的药物是阿司匹林、肝素、华法林、类固醇激素、羟氯喹和免疫球蛋白。

目前，大多数评估妊娠期 APS 治疗方案的临床试验都存在一定的缺陷，包括缺乏对流产的统一定义[7]、缺乏按流产时间进行分组（早期与晚期）、缺乏关于治疗是应在孕前还是在孕后开始，以及此类治疗应在何时停止的证据，尤其是那些根据先前的流产情况或因重度子痫前期、胎盘功能不全导致的在妊娠 34 周前分娩后新生儿死亡而诊断为产科 APS 的患者。目前，大多数已发表的临床试验纳入对象包括 APS 和反复妊娠早期丢失的患者。这些患者中有一次或多次流产史的比例在 11%[22] ～ 80%[52] 之间。因此，针对这一特定群体的治疗建议一般是基于这些患者从未在随机临床治疗试验中确定肝素或其他疗法是否有效以及如何确定剂量这一假设的基础上的。

虽然对 APS 患者和有既往血栓形成史的患者的治疗已基本达成共识，但在没有血栓事件的情况下，对这些治疗方案仍存在争议。大多数专家认为，在妊娠期间和产后，有血栓形成的患者应维持低分子肝素（LMWH）或普通肝素（UFH）与低剂量阿司匹林的联合治疗[26,53,54]。另外一些专家建议在妊娠期和产后期间使用预防性剂量的低分子肝素，否则会增加血栓复发的风险[55]。如果患者在妊娠前接受华法林类药物，应在确定妊娠后立即转换为治疗剂量的低分子肝素。在胎儿器官发育完成后再重新使用华法林，不会有明显的胎儿并发症的发生[56]，如果患者同时服用阿司匹林，可以继续服用。

18.4.1 阿司匹林

阿司匹林可通过抑制血栓素的产生而降低血小板介导的血栓形成的风险。在患有 APS 的患者中，关于低剂量阿司匹林是否能改善妊娠结局的问题尚未得到完全证实[57]，这是因为在大多数的研究中，受试者均将阿司匹林作为治疗方案的一部分。有 3 项随机对照试验将阿司匹林与肝素[22,58]或低分子肝素[59]联合应用于 APS 治疗作为实验组，而将阿司匹林单独应用作为对照组。前两项研究结果显示，联合治疗可提高活产率（7164，80% *vs* 42，50%）[22,58]，而第 3 项研究结果显示联合使用低分子肝素并不能显著改善妊娠结局（72% *vs* 78%）[59]。目前，还没有将阿司匹林和低分子肝素进行直接比较的临床试验。作为治疗 aPL 相关妊娠并发症的单一用药，至少有 3 个随机试验将使用阿司匹林与安慰剂或没有血栓形成的患者的结果进行了比较[60~62]。没有一项研究发现阿司匹林对提高活产率是有益处的，但值得注意的是，第 3 项研究所纳入的研究对象不全都是 aCL 阳性的患者[61]。综合这 3 项试验的结果，阿司匹林对降低流产率没有显著帮助（RR=1.05，95% CI 0.66~1.68）[63]。但这 3 项研究共同的局限性是样本量太小，因此，所得结果缺乏较强的说服力。对于患有 APS 的患者，研究者们一致认为应该在孕前即开始服用低剂量阿司匹林（每天75~81mg），并在妊娠期间继续使用。尽管阿司匹林可以通过胎盘，但它并不会造成胎儿先天畸形[64,65]。然而，有一些病例和流行病学研究报道，由于血管破裂的风险增加，服用阿司匹林可能增加胎儿腹裂的风险[66~68]。Kozer 等人[65]在对 5 个病例对照研究的 Meta 分析中发现，在妊娠早期接触阿司匹林，可能增加胎儿腹裂的发生风险（OR=2.37，95% CI 1.44~3.88）。Weller 等人[67]也同样报道了妊娠早期阿司匹林暴露可能会导致腹裂的风险增加（OR=2.7，95% CI 1.2~5.9）。

在未达到 APS 全部诊断标准的 aPL 阳性患者中，经低剂量阿司匹林治疗的患者与未治疗的患者在妊娠丢失率和早产率方面没有显著差异[69]。在这些患者中，抗体谱似乎是影响妊娠结局的主要因素。

18.4.2 肝素

肝素可以抑制妊娠期间补体活化和血栓形成[25,70]。早在 1992 年，Cowcock 等人发表多中心随机对照试验之后[71]，肝素和小剂量阿司匹林联合疗法成为治疗妊娠 APS 的"金标准"。共有 50 名患者随机接受泼尼松（强的松）和阿司匹林与普通肝素（UFH）和阿司匹林两种治疗方案治疗，结果显示两种治疗方案的妊娠成功率（75%）相似，但肝素和阿司匹林组的安全性更好。之后至少有 3 个随机对照试验明确了在复发性流产和 APS 患者中肝素相较于阿司匹林是否有额外的益处[22,58,59]（这在 18.4.1 章节中也有叙述）。阿司匹林联合肝素治疗的优越性在其中两个试验中得到了证实[22,58]。在 2002 年的一项 Meta 分析中表明，在复发性流产的患者中，预防性使用肝素和低剂量阿司匹林可明显降低 50% 的流产率[72]。然而，很少有对照试验的数据可用于评估各种治疗方案对患有 APS 的其他产科并发症（如胎死宫内、子痫前期和子宫胎盘功能不全）患者的疗效。一般来说，大多数专家建议在妊娠期间应预防性使用肝素和阿司匹林，并普遍认为抗凝治疗可能对母亲和胎儿均有益。

随着补体激活在 aPL 诱导的不良妊娠结局中的作用机制的进一步阐明，人们正在探索更新的、更安全及更好的治疗方案[42~46]。在小鼠模型中的研究表明，肝素治疗（普通肝素或低分子肝素，UFH 或 LMWH）可以阻断体内、外补体激活途径，保护小鼠免受 aPL 引起的妊娠并发症的影响[73,74]。然而，不能抑制补体激活的抗凝剂则无保护作用[48]。这些研究强调了在 aPL 对胎儿损伤的过程中起决定作用的可能是炎症而不是血栓。然而，目前对妊娠合并 APS 患者的治疗仍旨在预防血栓形成[2,75]，这也就可以解释为什么只有部分患者可以通过抗凝治疗获益。肝素除了能抑制补体级联反应外[73,76]，还可直接影响凝血级联反应[77]，并抑制 $\beta_2 GP\ I$ 与带负电荷磷脂的结合[78,79]。

肝素通常在发现胎心搏动的妊娠早期开始使用。目前，针对那些根据先前由于重度子痫前期或胎盘功能不全、妊娠 34 周前早产或分娩后新生儿死亡而被确诊为 APS 的患者，肝素安全有效治疗所需的最佳剂量仍然存在争议。许多专家认为，这些患者应在妊娠早期每 12 h 应用 7 500 ～ 10 000 U 的 UFH，在妊娠中期和晚期应增加到 10 000 U[80]，因为这些患者有发生血栓事件的风险[81]。UFH 替代品包括预防剂量的低分子肝素（LWMH）。

18.4.3　低分子肝素和普通肝素

妊娠期间使用肝素的潜在并发症包括肝素诱导的血小板减少、出血倾向和骨质疏松。但骨质疏松症和相关骨折的情况在接受 UFH 的孕妇中很少见，报道的发生率约为 2.2%[82]，而在使用 LMWH 的孕妇中则更为少见（0.5%）。肝素诱导的血小板减少是一种致命的并发症，但在孕妇中也很少报道[83]。妊娠期使用 LMWH 有较低的血小板减少[84,85]和骨质疏松发生风险[86～88]以及较长的血浆半衰期，可以每日仅使用一次[54]，尽管一些权威专家认为即使是在预防性剂量下也应当每日给药 2 次[89]。当采用治疗剂量 LMWH 时，在大多数情况下不需要进行实验室指标监测或剂量调整[90]。目前至少已有 3 个临床试验比较了使用 UFH 和 LWMH 在妊娠合并 APS 疗效方面的差异[91～93]。其中 2 项试验的结果显示，两组之间的活产率没有显著差异，但在 Fouda 等人的试验中[93]，接受 LMWH 治疗的患者活产率为 80%，而 UFH 组为 66.67%，两组之间母婴并发症发病率无显著差异。有 2 项大型临床研究的结果推荐使用 UFH[63,94]，但有 2 项综述的数据结果支持在妊娠期可将 LMWH 作为 UFH 的更安全替代物进行使用[95,96]。

LMWH 可逆转 aPL 诱导的滋养层细胞因子的变化。尽管 LMWH 会对血管生成改变不利，但它仍然被认为是抑制滋养细胞炎症的最佳疗法[97]。同样也有证据表明 LMWH 对子宫内膜细胞有益处，因为 LMWH 能阻断 aPL 对人类子宫内膜血管内皮细胞生成过程的抑制作用[98]。研究发现血管生成因子如血管内皮生长因子、PIGF 和可溶性内皮素水平在滋养细胞暴露于抗 $\beta_2 GP\ I$ 抗体后会显著上升。但 LMWH 并不能逆转这一现象。相反，抗血管生成因子 sFlt-1 分泌增多会加重病情[99]。这就是为什么患有 APS 的孕妇在使用 LMWH 治疗时，发生血管重塑相关晚期并发症（如先兆子痫）的风险会增加的原因[99,100]。研究发现维生素 D 与 LMWH 联合使用可避免 LMWH 诱导的 sFlt-1 释放，进而减少滋养层炎症反应[101]。

18.4.4　皮质类固醇激素

尽管皮质类固醇激素曾被广泛用于预防 APS 患者由于 aPL 所介导的并发症，但有几项研究[27,71,102,103]的结果显示应用含皮质类固醇的方案治疗妊娠合并 APS 患者的效果并不优于单用阿司匹林或联合使用阿司匹林和肝素的治疗方案。事实上，使用皮质类固醇激素会增加一些并发症的发生率，如早产、糖尿病和高血压等。长期服用皮质类固醇的患者应在孕期加强妊娠并发症的监测，如妊娠期糖尿病或高血压。据报道，在服用大剂量泼尼松龙（40～60mg）的情况下会增加这些并发症的发生风险[104]。此外，皮质类固醇在降低骨密度这一不良反应上比肝素更严重。因此，皮质类固醇应在诸如合并自身免疫性血小板减少症或伴有 SLE 等情况下使用。小剂量的泼尼松龙可能是对阿司匹林和肝素标准治疗的有益补充，主要用于治疗难治性 APS 的患者[105]。

18.4.5 静脉输注免疫球蛋白

静脉输注免疫球蛋白（IVIG）因为其可以通过 IgG 转运受体的中和作用而降低 aCL 的水平，从而加速致病性 aPL 的分解代谢而引起了人们的广泛兴趣[106]。尽管早期的研究认为 IVIG 是一种很有前途的治疗手段[107]，但 IVIG 并不常被建议给患有 APS 的孕妇使用。这是因为目前尚缺乏确切的证据证明 IVIG 对妊娠结局有益。有 2 项小样本的随机试验[52,108]和 1 项观察性研究[109]均未能证明 IVIG 与肝素联合阿司匹林的标准治疗方法相比在降低 APS 孕妇的不良妊娠结局方面有任何收益[52,108,109]。其中第 1 项随机试验[108]比较了 IVIG 与小剂量阿司匹林联合肝素治疗复发性流产合并 APS 的疗效，结果显示小剂量阿司匹林联合肝素组治疗方案的活产率（84%）高于 IVIG 组（57%），但未达到统计学差异（OR=0.25, 95% CI 0.05～1.13）。值得一提的是，在 Branch 等人的一项纳入 16 例患者的预实验中[52]，这些患者在接受阿司匹林联合肝素治疗的基础上再随机接受 IVIG 或安慰剂治疗，结果发现在接受 IVIG 治疗的患者中，IUGR 的发生率较低，但未达到统计学意义。另一项前瞻性研究将 IVIG 与 LMWH 联合小剂量阿司匹林标准治疗方案之间进行了比较[110]，结果发现，IVIG 组只有 39.5% 的患者获得活婴，而用 LMWH 联合阿司匹林治疗的患者活产率达 72.5%。这些研究结果表明，IVIG 由于成本高、产品稀缺等原因，不应作为主要的治疗手段。IVIG 可用于那些对肝素或泼尼松（强的松）耐药的患者以及那些在妊娠期有 IVIG 应用指征，如自身免疫性血小板减少症的患者。就目前的研究结果来看，进行大规模随机临床试验和系统回顾以便更好地评价 IVIG 用于治疗妊娠合并 APS 治疗的有效性是十分必要的。

18.4.6 华法林

华法林应该尽量避免在妊娠期间，特别是在妊娠的前 3 个月使用，因为它可以穿过胎盘，并有导致胎儿畸形的风险。在一部分孕妇中，采用治疗剂量肝素和小剂量阿司匹林预防动脉血栓形成可能还是不够的。在这些患者中，华法林可在胎儿器官形成之后（妊娠 12 周后）使用[111,112]，使用过程中需密切监测国际标准化比率（INR），以避免胎儿出血。在妊娠中晚期使用华法林可能与中枢神经系统（CNS）异常有关，如视神经萎缩、智力低下、发育迟缓、癫痫发作、小头症和脑出血[52,113]等。Pauzner 等人[29]在 57 例妊娠患者中比较了 LMWH 与华法林的治疗效果，他们在妊娠 15～34 周之间接受华法林或低分子肝素治疗，结果显示两组之间妊娠结局无差异性。Levy 等人[56]也得出了同样的结论。他们让受试者在妊娠 14～36 周之间接受华法林或肝素治疗，两组之间在活产率方面没有显著差异。因此作者认为，在这段时间内使用华法林对孕妇和胎儿是安全的。

18.4.7 血浆置换

血浆置换（PE）可能是通过早期清除 aPL，从而阻止其对滋养层的不良影响，进而降低产科并发症的发生率。虽然PE并不作为APS患者妊娠并发症的一线治疗方案[114]，但是它在许多案例中的治疗成功率很高[115～119]。Ruffatti等人[120]报道了他们15年来将PE作为APS患者和那些常规治疗方法无效的既往有血栓史的患者二线治疗方案的经验，他们的结论是，预防性PE同抗凝治疗和IVIG一样，可以用于患有APS的高危妊娠患者。El Haieg等人[118]评估了18例使用阿司匹林、肝素或两者均无效的孕妇采用血浆置换术和之后使用小剂量泼尼松（强的松）（10 mg/d）疗法对妊娠结局的影响。研究结果显示其活产率高达100%，且没有与早产相关的新生儿死亡，只有11%的患者发生有IUGR。尽管如此，目前仍需要更大规模的随机对照试验来更好地评估PE在妊娠合并APS中的治疗效果。

18.4.8　羟氯喹

羟氯喹是一种抗疟药，过去一般用于治疗SLE。羟氯喹治疗APS的效果此前一直受到质疑。但体内外的研究表明，羟氯喹对预防血栓形成有积极作用[121～124]。研究发现羟氯喹可以抑制aPL激活血小板GP Ⅱ b/ Ⅲ a的表达，防止aPL诱导的膜联蛋白A5断裂，并逆转aPL-β_2GP Ⅰ -PL双层复合物的形成[125]。羟氯喹可以通过恢复膜联蛋白A5的表达，减少IgG与合体滋养层的结合，实现逆转aPL的作用[126]。最近，Albert等人[127]的研究结果表明，羟氯喹可以逆转aPL对滋养细胞IL-6分泌和细胞迁移的抑制。

如今，羟氯喹在产科APS，特别是在难治性病例中的应用，正在不断增加。目前，已有一些研究正在进行当中，旨在确定是否应推荐羟氯喹作为APS治疗的一部分。一些研究者发表的结果令人鼓舞，因为羟氯喹对妊娠结局有积极影响，且没有明显的不良反应[128～130]。但是，是否应在常规治疗的基础上加用羟氯喹还需要进一步的临床随机对照试验来验证。

18.5　APS 患者的管理

18.5.1　孕前及孕期管理

已经证实患有APS的患者有晚期流产、妊娠高血压、早产、血栓形成、胎盘功能不全和生长受限等风险。因此，对这些患者进行多学科管理，包括母胎医学专家、血液学专家、风湿病学专家和新生儿学专家是十分重要与必要的。

因此，要对患有APS和晚期妊娠并发症的患者进行适当的管理，就需要预先对这些潜在的并发症进行预防。每个病例的管理都应该是个体化的，应该告知患者其总体活产率为70%～80%[131～136]。

狼疮抗凝物（LA）是与妊娠期血栓事件发病率相关性最高的单项aPL检测指标[17,137,138～141]。aCL的诊断价值目前还处于争论之中，然而，有一项Meta分析报告称aCL与早期及晚期复发性流产之间存在显著相关性[138]。越来越多的证据表明，aPL阳性的指标越多，其妊娠并发症发生的风险也更高[120]。尽管如此，是否每个有血栓形成或妊娠并发症的患者都应该进行aCL和其他抗体谱的筛查仍然是有一个争议的问题[139]。在aPL阳性的患者中，如果其既往没有妊娠史，或没有流产史，或流产次数小于3次的，有研究者认为在妊娠期间可以不需要给予低剂量阿司匹林治疗[69,75]。此外，在静脉血栓高危的患者中，仅用阿司匹林不足以预防血栓形成[69,142]。

在没有血栓事件的情况下，低剂量阿司匹林和肝素联合应用似乎是产科 APS 患者的首选治疗方案[70]，不过，对何种治疗方案是最佳治疗方案目前仍有争议。对于患有 APS 和只有 1 次流产史的患者，建议在妊娠期间继续使用阿司匹林和肝素（UFH 或 LMWH）[89,143]。Ziakas 等人[94]推荐阿司匹林和 UFH 的方案，他们的数据结果认为不该使用 LMWH。一项 Cochrane 评估回顾了 13 项研究，包括849 名 aPL 阳性的患者和有流产史的患者，其结论是建议联合使用阿司匹林和 UFH 治疗，可以降低复发性流产 54% 的风险[63]。Mak 等人[143]分析了 5 个随机对照试验的数据，包含 334 名患者，阿司匹林-肝素联合治疗组的总体活产率为 74.27%，而单独使用阿司匹林治疗组的总体活产率为 55.83%。

接受肝素治疗的患者应每天摄入 1 000 mg 钙和 800IU 的维生素 D，以降低肝素相关骨质疏松症的发生率。在原先就有骨密度降低的亚组中，出于其对骨量的有害影响，可能不得不停止哺乳[82,144]。

管理方法还应包括在妊娠期间对母胎进行严格的监测，包括密切监测患者血压和其他先兆子痫的临床特征，孕中期前每 2 周和孕中期后 2 周都应定期进行产前检查以测定尿蛋白的水平，采用超声来评估胎儿生长和羊水量，在适当的时候进行胎心监护[80]。这些检查可在妊娠 32 周开始实施，如果怀疑有胎儿生长受限或其他胎盘功能不全（如羊水过少）的情况，则应在更早的孕周就开始监测，至少每周 1 次，直到分娩。一些危险因素如蛋白尿、血小板减少和高血压，尤其是在妊娠早期就出现的话，会增加流产的风险，特别是在那些存在潜在的自身免疫性疾病如 SLE 的继发性 APS 患者中[145]。在妊娠 20 ～ 24 周时进行的子宫和脐动脉多普勒血流检查可有助于预测 APS 患者的先兆子痫和胎盘功能不全的发生[146,147]。李志宏等人的研究发现，在妊娠中期多普勒血流检查结果异常的孕妇中，有 72.2% 的人合并有先兆子痫、早产、胎儿死亡和（或）IUGR。特别是对于患有 SLE 的患者，在整个妊娠期间，最好定期，如每 3 ～ 4 周进行一次风湿病咨询。

18.5.2 产时管理

预防性抗血栓治疗可能会对分娩造成危险，特别是那些需要硬膜外麻醉的患者。因此，为了减少分娩时出血的风险，适当的管理计划包括在妊娠 37 周停止使用 LMWH，并在至少停药 12 h 后再选择生产的时间[26]，但在 37 周后可以使用治疗性 UFH，可以选择自然分娩。阿司匹林可以一直使用到分娩，小剂量的阿司匹林不会影响生产时局部麻醉药物的使用，因为没有证据表明它会增加硬膜外出血的风险[148]。然而，许多麻醉师在进行局部麻醉时要求至少需要提前 3 ～ 7 天停用阿司匹林[149]。如果出现 HELLP 综合征，建议尽快终止妊娠，并建议对一般治疗无反应的患者采用血浆置换疗法来改善妊娠结局[150]。

18.5.3 产后管理

产后预防具有 APS 和血栓史的患者再次发生血栓是非常重要的，因为这一时期血栓复发的风险非常高[53]。对于那先前口服抗凝药的患者，可以在止血完成后重新使用 LMWH，并逐渐转换为华法林（这对于哺乳期来说是安全的）。在大多数情况下，INR 的范围应控制在 3.0 左右[80]。然而，对于那些既往没有血栓史，而是由于既往流产史、分娩后新生儿死亡史、重度子痫前期或胎盘功能不全而被诊断为 APS 的患者，其产后处理方法仍然还没有统一。但大多数专家建议所有患有产科 APS 的患者在产后都应使用 LMWH，同时也建议那些 aPL 阳性的无症状者也使用 LMWH，特别是那些合并有 SLE 的患者[151]。产后的治疗时间各国尚不一致，最短的是英国，仅使用 3 ～ 5 天，特别是在剖宫产的患者中；而最长的是美国，持续时间在 6 ～ 8 周[80]。

18.6 特殊患者的治疗

18.6.1 灾难性 APS 的治疗

灾难性 APS（CAPS）是一种罕见的并会危及患者生命的 APS 严重类型，CAPS 以继发于微血管血栓的多器官功能衰竭为主要特征[152]。CAPS 发生在大约 1% 的 APS 患者中[153]。由于 CAPS 有潜在的致命性，这使得其成为临床医学最重要的研究方向。在妊娠期，CAPS 约占所有病例的 6%，并有着较高的孕产妇死亡率[154]。其特征是具有一系列临床和血液学特征，包括中枢神经系统病变、HELLP 综合征、弥散性血管内凝血（DIC）[155] 和小血管血栓形成。妊娠期 CAPS 的管理方法应着眼于预防任何诱发因素比如感染等，以及维持适当的抗凝治疗。据报道，在高达 60% 的患者中，CAPS 是继发于细菌感染的[156]。在已确诊的 APS 患者中，溶血、肝酶升高和低血小板（HELLP）综合征都与 CAPS 的发生有关[157]。我们应及时评估胎儿肺成熟度，当胎肺成熟度达标时，建议行剖宫产终止妊娠，并建议使用皮质类固醇激素、IVIG 和 PE 进行联合治疗[13]。

18.6.2 难治性 APS 的治疗

在患有 APS 的患者中，有 20% ～ 30% 的病例即使使用肝素或是肝素联合阿司匹林治疗，仍可能会出现不良妊娠结局。目前，尚缺乏针对难治性 APS 开展合适的治疗效果评价的临床试验。尽管如此，临床医师在患者再次妊娠时还是尝试了其他治疗方法。在预防剂量的方案治疗失败的患者中，再次妊娠时可使用治疗剂量的抗凝方案。如果在使用治疗剂量抗凝方案的情况下仍然发生流产，大多数权威专家会倾向于在抗凝方案中联合使用免疫调节剂，如皮质类固醇激素或 IVIG。然而，使用皮质类固醇、IVIG 或血浆置换未能显示出其对妊娠结局有利的一致结果[158]。不过，最近有证据支持使用羟氯喹可以改善难治性 APS 的妊娠结局[130]。

18.6.3 APS 合并 SLE 患者的管理

APS 是 SLE 孕妇不良妊娠并发症的预测因素，特别是中晚期流产和死产的高危因素[159,160]。在使用羟氯喹治疗活动性 SLE 的患者中，目前的共识是在妊娠期间应继续给予羟氯喹治疗[161]。尽管羟氯喹可以通过胎盘，但它在妊娠期使用是安全的，没有对胎儿有毒性的报道[162,163]。最近有许多研究报道了显示羟氯喹治疗的积极作用，并且没有明显的药物毒性[130,132]。在没有合并 SLE 的情况下，妊娠期的治疗方法与 APS 类似。由于先兆子痫和胎儿生长受限在 SLE 患者中更为常见，因此，这些患者在产前进行密切的随访则更为重要。如果患者有慢性高血压，需要先控制血压以降低产妇并发症的发病率。

18.7 总结

尽管现在通常建议对患有 APS 和有不良妊娠结局的孕妇常规使用预防剂量的 UFH 或 LMWH 加小剂量阿司匹林，但由于这些患者在临床试验中的代表性不足，这种方法的有效性至今还是存在争议的。大多数的研究都是回顾性的，为数不多的前瞻性研究都因样本量太小而使得结论可信度不高[70]。皮质类固醇和 IVIG 不推荐作为 APS 孕妇的一线治疗方案。尽管一些研究认为华法林可以在胎儿器官形成之后使用，但华法林一般禁止在妊娠期使用，其使用应限定于特殊条件下。羟氯喹的使用率越来越高，特别是对于难治性病例。由于针对患有 APS 的患者的大多数治疗方案对母亲和胎儿都有很大的风险，因此，应详细告知每一位患者，并且应根据 aPL 介导的并发症的发生风险制订个体化的治疗方案。

补体激活途径可能是 APS 患者导致相关产科并发症的新的机制。如果这一机制在今后的临床试验中被验证，那么它将为评估是否使用补体抑制剂等干预措施提供新思路。

最近的研究发现磷脂酰肌醇 3- 激酶（PI3K）-AKT-mTORC 途径在激活血管内皮，导致血管壁炎症、引起 APS 血管病变中可能起重要作用[164]。该途径与 toll 样受体 4（TLR4）[165]、apoER2 和补体激活等其他途径一起，可能成为 APS 治疗的新靶点。

参 考 文 献

[1] Wilson WA, Gharavi AE, Koike T, Lockshin MD, Branch DW, Piette JC, et al. International consensus statement on preliminary classification criteria for definite antiphospholipid syndrome: report of an international workshop. Arthritis Rheum 1999;42:1309–11.

[2] Levine JS, Branch DW, Rauch J. The antiphospholipid syndrome. N Engl J Med 2002;346:752–63.

[3] Miyakis S, Lockshin MD, Atsumi T, Branch DW, Brey RL, Cervera R, et al. International consensus statement on an update of the classification criteria for definite antiphospholipid syndrome (APS). J Thromb Haemost 2006;4:295–306.

[4] Andreoli L, Chighizola CB, Banzato A, et al. Estimated frequency of antiphospholipid antibodies in patients with pregnancy morbidity, stroke, myocardial infarction, and deep vein thrombosis: a critical review of the literature. Arthritis Care Res 2013;65:1869–73.

[5] Chighizola CB, Gerosa M, Trespidi L, Di Giacomo A, Rossi F, Acaia B, et al. Update on the current recommendations and outcomes in pregnant women with antiphospholipid syndrome. Expert Rev Clin Immunol 2014;10(11):1505–17.

[6] Galarza-Maldonado C, Kourilovitch MR, Pérez-Fernández OM, Gaybor M, Cordero C, Cabrera S, et al. Obstetric antiphospholipid syndrome. Autoimmun Rev 2012;11:288–95.

[7] Wong LF, Porter TF, de Jesús GR. Recurrent early pregnancy loss and antiphospholipid antibodies: where do we stand? Lupus 2014;23(12):1226–8.

[8] Oshiro BT, Silver RM, Scott JR, Yu H, Branch DW. Antiphospholipid antibodies and fetal death. Obstet Gynecol 1996;87:489–93.

[9] Clark EA, Silver RM, Branch DW. Do antiphospholipid antibodies cause pre-eclampsia and HELLP syndrome? Curr Rheumatol Rep 2007;9:219–25.

[10] Branch DW, Silver RM, Blackwell JL, Reading JC, Scott JR. Outcome of treated pregnancies in women with antiphospholipid syndrome: an update of the Utah experience. Obstet Gynecol 1992;80:614–20.

[11] Ornstein MH, Rand JH. An association between refractory HELLP syndrome and antiphospholipid antibodies during pregnancy; a report of 2 cases. J Rheumatol 1994;21:1360–4.

[12] Dekker GA, de Vries JI, Doelitzsch PM, Huijgens PC, von Blomberg BM, Jakobs C, et al. Underlying disorders associated with severe early-onset preeclampsia. Am J Obstet Gynecol 1995;173:1042–8.

[13] Gómez-Puerta JA, Sanin-Blair J, Galarza-Maldonado C. Pregnancy and catastrophic antiphospholipid syndrome. Clin Rev Allergy Immunol 2009;36(2–3):85–90.

[14] Le Thi Thuong D, Tieulie N, Costedoat N, Andreu MR, Wechsler B, Vauthier-Brouzes D, et al. The HELLP syndrome in the antiphospholipid syndrome: retrospective study of 16 cases in 15 women. Ann Rheum Dis 2005;64:273–8.

[15] Steegers EA, von Dadelszen P, Duvekot JJ, Pijnenborg R.

Preeclampsia. Lancet 2010;376(9741):631–44.

[16] Appenzeller S, Souza FH, Wagner Silva de Souza A, et al. HELLP syndrome and its relationship with antiphospholipid syndrome and antiphospholipid antibodies. Semin Arthritis Rheum 2011;41(3):517–23.

[17] Abou-Nassar K, Carrier M, Ramsay T, et al. The association between antiphospholipid antibodies and placenta mediated complications: a systematic review and meta-analysis. Thromb Res 2011;128(1):77–85.

[18] Yamada H, Atsumi T, Kobashi G, Ota C, Kato EH, Tsuruga N, et al. Antiphospholipid antibodies increase the risk of pregnancy-induced hypertension and adverse pregnancy outcomes. J Reprod Immunol 2009;79:188–95.

[19] do Prado AD, Piovesan DM, Staub HL, Horta BL. Association of anticardiolipin antibodies with preeclampsia: a systematic review and meta-analysis. Obstet Gynecol 2010;116(6):1433–43.

[20] Duckitt K, Harrington D. Risk factors for preeclampsia at antenatal booking: systematic review of controlled studies. BMJ 2005;330(7491):565.

[21] Caruso A, De Carolis S, Ferrazzani S, Valesini G, Caforio L, Mancuso S. Pregnancy outcome in relation to uterine artery flow velocity waveforms and clinical characteristics in women with antiphospholipid syndrome. Obstet Gynecol 1993;82:970–7.

[22] Kutteh WH. Antiphospholipid antibody-associated recurrent pregnancy loss: treatment with heparin and low-dose aspirin is superior to low-dose aspirin alone. Am J Obstet Gynecol 1996;174:1584–9.

[23] Lynch A, Marlar R, Murphy J, Davila G, Santos M, Rutledge J, et al. Antiphospholipid antibodies in predicting adverse pregnancy outcome. A prospective study. Ann Intern Med 1994;120:470–5.

[24] Cervera R, Serrano R, Pons-Estel GJ, Ceberio-Hualde L, Shoenfeld Y, de Ramón E, et al. Morbidity and mortality in the antiphospholipid syndrome during a 10-year period: a multicentre prospective study of 1000 patients. Ann Rheum Dis 2015;74(6):1011–18.

[25] de Jesús GR, Rodrigues G, de Jesús NR, Levy RA. Pregnancy morbidity in antiphospholipid syndrome: what is the impact of treatment? Curr Rheumatol Rep 2014;16(2):403.

[26] Ruiz-Irastorza G, Khamashta MA. Antiphospholipid syndrome in pregnancy. Rheum Dis Clin North Am 2007;33:287–97.

[27] Lockshin MD, Druzin ML, Qamar T. Prednisone does not prevent recurrent fetal death in women with antiphospholipid antibody. Am J Obstet Gynecol 1989;160:439–43.

[28] Lima F, Khamashta MA, Buchanan NM, Kerslake S, Hunt BJ, Hughes GR. A study of sixty pregnancies in patients with the antiphospholipid syndrome. Clin Exp Rheumatol 1996;14: 131–6.

[29] Pauzner R, Dulitzki M, Langevitz P, Livneh A, Kenett R, Many A. Low molecular weight heparin and warfarin in the treatment of patients with antiphospholipid syndrome during pregnancy. Thromb Haemost 2001;86:1379–84.

[30] Rey E, Kahn SR, David M, Shrier I. Thrombophilic disorders and fetal loss: a meta-analysis. Lancet 2003;361:901–8.

[31] Sebire NJ, Backos M, Goldin RD, Regan L. Placental massive perivillous fibrin deposition associated with antiphospholipid antibody syndrome. Br J Obstet Gynaecol 2002;109: 570–3.

[32] de Groot PG, Derksen RH. The antiphospholipid syndrome: clinical characteristics, laboratory features and pathogenesis. Curr Opin Infect Dis 2005;18:205–10.

[33] Rand JH, Wu XX, Andree HA, Lockwood CJ, Guller S, Scher J, et al. Pregnancy loss in the antiphospholipid-antibody syndrome – a possible thrombogenic mechanism. N Engl J Med 1997;337:154–60.

[34] Rand JH, Wu XX, Quinn AS, Taatjes DJ. The annexin A5-mediated pathogenic mechanism in the antiphospholipid syndrome: role in pregnancy losses and thrombosis. Lupus 2010;19(4):460–9.

[35] Tanimura K, Jin H, Suenaga T, Morikami S, Arase N, Kishida K, et al. β_2-Glycoprotein I/HLA class II complexes are novel autoantigens in antiphospholipid syndrome. Blood 2015; 125(18):2835–44.

[36] Bas de Laat H, Derksen RH, de Groot PG. B2-glycoprotein I, the playmaker of the antiphospholipid syndrome. Clin Immunol 2004;112(2):161–8.

[37] Ogasawara M, Aoki K, Matsuura E, Kunimatsu M, Ohkubo I, Galli M, et al. Anticardiolipin antibodies in patients with pregnancy loss induce factor Xa production in the presence of beta 2-glycoprotein I. Am J Reprod Immunol 1995;34:269–73.

[38] Derksen RH, de Groot PG. The obstetric antiphospholipid syndrome. J Reprod Immunol 2008;77:41–50.

[39] Quenby S, Mountfield S, Cartwright JE, Whitley GS, Chamley L, Vince G. Antiphospholipid antibodies prevent extravillous trophoblast differentiation. Fertil Steril 2005;83:691–8.

[40] Ulrich V, Gelber SE, Vukelic M, Sacharidou A, Herz J, Urbanus RT, et al. ApoE Receptor 2 mediates trophoblast dysfunction and pregnancy complications induced by antiphospholipid antibodies in mice. Arthritis Rheumatol 2016;68(3):730–9. <http://dx.doi.org/10.1002/art.39453>.

[41] Blank M, Krause I, Dotan N, Anafi L, Eisenstein M, Cervera R, et al. Anti-GalNAcβ: a novel anti-glycan autoantibody associated with pregnancy loss in women with antiphospholipid syndrome and in a mouse experimental model. J Autoimmun 2012;39(4):420–7.

[42] Pierangeli SS, Vega-Ostertag M, Liu X, Girardi G. Complement activation: a novel pathogenic mechanism in the antiphospholipid syndrome. Ann NY Acad Sci 2005;1051:413–20.

[43] Samarkos M, Mylona E, Kapsimali V. The role of complement in the antiphospholipid syndrome: a novel mechanism for pregnancy morbidity. Semin Arthritis Rheum 2012;42(1):66–9.

[44] Xu C, Mao D, Holers VM, Palanca B, Cheng AM, Molina H. A critical role for murine complement regulator crry in feto maternal tolerance. Science 2000;287:498–501.

[45] Girardi G, Berman J, Redecha P, Spruce L, Thurman JM, Kraus D, et al. Complement C5a receptors and neutrophils mediate fetal injury in the antiphospholipid syndrome. J Clin Invest 2003;112:1644–54.

[46] Girardi G, Yarilin D, Thurman JM, Holers VM, Salmon JE. Complement activation induces dysregulation of

angiogenic factors and causes fetal rejection and growth restriction. J Exp Med 2006;203:2165–75.

[47] Oku K, Amengual O, Atsumi T. Pathophysiology of thrombosis and pregnancy morbidity in the antiphospholipid syndrome. Eur J Clin Invest 2012;42(10):1126–35.

[48] Holers VM, Girardi G, Mo L, Guthridge JM, Molina H, Pierangeli SS, et al. Complement C3 activation is required for antiphospholipid antibody induced fetal loss. J Exp Med 2002;195:211–20.

[49] De Carolis S, Botta A, Santucci S, Garofalo S, Martino C, Perrelli A, et al. Predictors of pregnancy outcome in antiphospholipid syndrome: a review. Clin Rev Allergy Immunol 2010;38:116–24.

[50] De Carolis S, Botta A, Santucci S, Salvi S, Moresi S, Di Pasquo E, et al. Complementemia and obstetric outcome in pregnancy with antiphospholipid syndrome. Lupus 2012;21(7):776–8.

[51] Kim MY, Buyon JP, Guerra MM, Rana S, Zhang D, Laskin CA, et al. Angiogenic factor imbalance early in pregnancy predicts adverse outcomes in patients with lupus and antiphospholipid antibodies: results of the PROMISSE study. Am J Obstet Gynecol 2016;214(1):108.e1–108.e14. pii: S0002-9378(15)01105-9. <http://dx.doi.org/10.1016/j.ajog.2015.09.066>.

[52] Branch DW, Peaceman AM, Druzin M, Silver RK, El-Sayed Y, Silver RM, et al. A multicenter, placebo-controlled pilot study of intravenous immune globulin treatment of antiphospholipid syndrome during pregnancy. The Pregnancy Loss Study Group. Am J Obstet Gynecol 2000;182:122–7.

[53] Ginsberg JS, Greer I, Hirsh J. Use of antithrombotic agents during pregnancy. Chest 2001;119:122S–31S.

[54] Bates SM, Greer IA, Hirsh J, Ginsberg JS. Use of antithrombotic agents during pregnancy: the Seventh ACCP Conference on Antithrombotic and Thrombolytic Therapy. Chest 2004;126:627S–44S.

[55] Dentali F, Crowther M. Acquired thrombophilia during pregnancy. Obstet Gynecol Clin North Am 2006;33:375–88.

[56] Levy RA, Jesus GR, Jesus NR. Obstetric antiphospholipid syndrome: still a challenge. Lupus 2010;19(4):457–9.

[57] James AH, Brancazio LR, Price T. Aspirin and reproductive outcomes. Obstet Gynecol Surv 2008;63:49–57.

[58] Rai R, Cohen H, Dave M, Regan L. Randomised controlled trial of aspirin and aspirin plus heparin in pregnant women with recurrent miscarriage associated with phospholipid antibodies (or antiphospholipid antibodies). BMJ 1997;314:253–7.

[59] Farquharson RG, Quenby S, Greaves M. Antiphospholipid syndrome in pregnancy: a randomized, controlled trial of treatment. Obstet Gynecol 2002;100:408–13.

[60] Pattison NS, Chamley LW, Birdsall M, Zanderigo AM, Liddell HS, McDougall J. Does aspirin have a role in improving pregnancy outcome for women with the antiphospholipid syndrome? A randomized controlled trial. Am J Obstet Gynecol 2000;183:1008–12.

[61] Tulppala M, Marttunen M, Soderstrom-Anttila V, Foudila T, Ailus K, Palosuo T, et al. Low-dose aspirin in prevention of miscarriage in women with unexplained or autoimmune related recurrent miscarriage: effect on prostacyclin and thromboxane A2 production. Hum Reprod 1997;12:1567–72.

[62] Cowchock FS, Reece EA. Do low-risk pregnant women with antiphospholipid antibodies need to be treated? Organizing Group of the Antiphospholipid Antibody Treatment Trial. Am J Obstet Gynecol 1997;176:1099–100.

[63] Empson M, Lassere M, Craig J, Scott J. Prevention of recurrent miscarriage for women with antiphospholipid antibody or lupus anticoagulant. Cochrane Database Syst Rev 2005;2:CD002859.

[64] Norgard B, Puho E, Czeizel AE, Skriver MV, Sorensen HT. Aspirin use during early pregnancy and the risk of congenital abnormalities: a population-based case control study. Am J Obstet Gynecol 2005;192:922–3.

[65] Kozer E, Nikfar S, Costei A, Boskovic R, Nulman I, Koren G. Aspirin consumption during the first trimester of pregnancy and congenital anomalies: a metaanalysis. Am J Obstet Gynecol 2002;187:1623–30.

[66] Torfs CP, Katz EA, Bateson TF, Lam PK, Curry CJ. Maternal medications and environmental exposures as risk factors for gastroschisis. Teratology 1996;54:84–92.

[67] Werler MM, Sheehan JE, Mitchell AA. Maternal medication use and risks of gastroschisis and small intestinal atresia. Am J Epidemiol 2002;155:26–31.

[68] Martinez-Frias ML, Rodriguez-Pinilla E, Prieto L. Prenatal exposure to salicylates and gastroschisis: a casecontrol study. Teratology 1997;56:241–3.

[69] Del Ross T, Ruffatti A, Visentin MS, Tonello M, Calligaro A, Favaro M, et al. Treatment of 139 pregnancies in antiphospholipid-positive women not fulfilling criteria for antiphospholipid syndrome: a retrospective study. J Rheumatol 2013;40(4):425–9.

[70] Grandone E, Villani M, Tiscia GL. Aspirin and heparin in pregnancy. Expert Opin Pharmacother 2015;16(12):1793–803.

[71] Cowchock FS, Reece EA, Balaban D, Branch DW, Plouffe L. Repeated fetal losses associated with antiphospholipid antibodies: a collaborative randomized trial comparing prednisone with low-dose heparin treatment. Am J Obstet Gynecol 1992;166:1318–23.

[72] Empson M, Lassere M, Craig JC, Scott JR. Recurrent pregnancy loss with antiphospholipid antibody: a systematic review of therapeutic trials. Obstet Gynecol 2002;99:135–44.

[73] Salmon JE, Girardi G. Antiphospholipid antibodies and pregnancy loss: a disorder of inflammation. J Reprod Immunol 2008;77:51–6.

[74] Girardi G, Redecha P, Salmon JE. Heparin prevents antiphospholipid antibody-induced fetal loss by inhibiting complement activation. Nat Med 2004;10:1222–6.

[75] Derksen RH, Khamashta MA, Branch DW. Management of the obstetric antiphospholipid syndrome. Arthritis Rheum 2004;50:1028–39.

[76] Di Simone N, Meroni PL, D'Asta M, Di Nicuolo F, D'Alessio MC, Caruso A. Pathogenic role of anti-beta2-glycoprotein I antibodies on human placenta: functional effects related to implantation and roles of heparin. Hum

Reprod Update 2007;13(2):189–96.

[77] Sinauridze EI, Panteleev MA, Ataullakhanov FI. Anticoagulant therapy: basic principles, classic approaches and recent developments. Blood Coagul Fibrinolysis 2012;23(6):482–93.

[78] Guerin J, Sheng Y, Reddel S, Iverson GM, Chapman MG, Krilis SA. Heparin inhibits the binding of beta 2-glycoprotein I to phospholipids and promotes the plasmin-mediated inactivation of this blood protein. Elucidation of the consequences of the two biological events in patients with the anti-phospholipid syndrome. J Biol Chem 2002;277(4):2644–9.

[79] Mastrolia SA, Mazor M, Holcberg G, Leron E, Beharier O, Loverro G, et al. The physiologic anticoagulant and anti-inflammatory role of heparins and their utility in the prevention of pregnancy complications. Thromb Haemost 2015;113(6):1236–46.

[80] Branch DW, Khamashta MA. Antiphospholipid syndrome: obstetric diagnosis, management, and controversies. Obstet Gynecol 2003;101:1333–44.

[81] Erkan D, Merrill JT, Yazici Y, Sammaritano L, Buyon JP, Lockshin MD. High thrombosis rate after fetal loss in antiphospholipid syndrome: effective prophylaxis with aspirin. Arthritis Rheum 2001;44:1466–7.

[82] Ruiz-Irastorza G, Khamashta MA, Nelson-Piercy C, Hughes GR. Lupus pregnancy: is heparin a risk factor for osteoporosis? Lupus 2001;10:597–600.

[83] Fausett MB, Vogtlander M, Lee RM, Esplin MS, Branch DW, Rodgers GM, et al. Heparin-induced thrombocytopenia is rare in pregnancy. Am J Obstet Gynecol 2001;185:148–52.

[84] Warkentin TE, Levine MN, Hirsh J, Horsewood P, Roberts RS, Gent M, et al. Heparin-induced thrombocytopenia in patients treated with low-molecular-weight heparin or unfractionated heparin. N Engl J Med 1995;332:1330–5.

[85] Auger WR, Permpikul P, Moser KM. Lupus anticoagulant, heparin use, and thrombocytopenia in patients with chronic thromboembolic pulmonary hypertension: a preliminary report. Am J Med 1995;99:392–6.

[86] Monreal M, Lafoz E, Olive A, del Rio L, Vedia C. Comparison of subcutaneous unfractionated heparin with a low molecular weight heparin (Fragmin) in patients with venous thromboembolism and contraindications to coumarin. Thromb Haemost 1994;71:7–11.

[87] Nelson-Piercy C, Letsky EA, de Swiet M. Low-molecular-weight heparin for obstetric thromboprophylaxis: experience of sixty-nine pregnancies in sixty-one women at high risk. Am J Obstet Gynecol 1997;176:1062–8.

[88] Pettila V, Leinonen P, Markkola A, Hiilesmaa V, Kaaja R. Postpartum bone mineral density in women treated for thromboprophylaxis with unfractionated heparin or LMW heparin. Thromb Haemost 2002;87:182–6.

[89] Petri M, Qazi U. Management of antiphospholipid syndrome in pregnancy. Rheum Dis Clin North Am 2006;32:591–607.

[90] Hall JG, Pauli RM, Wilson KM. Maternal and fetal sequelae of anticoagulation during pregnancy. Am J Med 1980;68:122–40.

[91] Noble LS, Kutteh WH, Lashey N, Franklin RD, Herrada J. Antiphospholipid antibodies associated with recurrent pregnancy loss: prospective, multicenter, controlled pilot study comparing treatment with low-molecular-weight heparin versus unfractionated heparin. Fertil Steril 2005;83:684–90.

[92] Stephenson MD, Ballem PJ, Tsang P, Purkiss S, Ensworth S, Houlihan E, et al. Treatment of antiphospholipid antibody syndrome (APS) in pregnancy: a randomized pilot trial comparing low molecular weight heparin to unfractionated heparin. J Obstet Gynaecol Can 2004;26:729–34.

[93] Fouda UM, Sayed AM, Abdou AM, Ramadan DI, Fouda IM, Zaki MM. Enoxaparin versus unfractionated heparin in the management of recurrent abortion secondary to antiphospholipid syndrome. Int J Gynaecol Obstet 2011;112(3):211–15.

[94] Ziakas PD, Pavlou M, Voulgarelis M. Heparin treatment in antiphospholipid syndrome with recurrent pregnancy loss: a systematic review and meta-analysis. Obstet Gynecol 2010;115(6):1256–62.

[95] Sanson BJ, Lensing AW, Prins MH, Ginsberg JS, Barkagan ZS, Lavenne-Pardonge E, et al. Safety of low-molecular-weight heparin in pregnancy: a systematic review. Thromb Haemost 1999;81:668–72.

[96] Walenga JM, Jeske WP, Prechel MM, Bacher P, Bakhos M. Decreased prevalence of heparin-induced thrombocytopenia with low-molecular-weight heparin and related drugs. Semin Thromb Hemost 2004;30(Suppl. 1):69–80.

[97] Han CS, Mulla MJ, Brosens JJ, Chamley LW, Paidas MJ, Lockwood CJ, et al. Aspirin and heparin effect on basal and antiphospholipid antibody modulation of trophoblast function. Obstet Gynecol 2011;118(5):1021–8.

[98] D'Ippolito S, Marana R, Di Nicuolo F, Castellani R, Veglia M, et al. Effect of Low Molecular Weight Heparins (LMWHs) on antiphospholipid Antibodies (aPL) – Mediated Inhibition of Endometrial Angiogenesis. PLoS One 2012;7(1):e29660.

[99] Carroll TY, Mulla MJ, Han CS, Brosens JJ, Chamley LW, Giles I, et al. Modulation of trophoblast angiogenic factor secretion by antiphospholipid antibodies is not reversed by heparin. Am J Reprod Immunol 2011;66:286–96.

[100] Gu Y, Lewis DF, Wang Y. Placental productions and expressions of soluble endoglin, soluble fms-like tyrosine kinase receptor-1, and placental growth factor in normal and preeclamptic pregnancies. J Clin Endocrinol Metab 2008;93:260–6.

[101] Gysler SM, Mulla MJ, Stuhlman M, Sfakianaki AK, Paidas MJ, Stanwood NL, et al. Vitamin D reverses aPL-induced inflammation and LMWH-induced sFlt-1 release by human trophoblast. Am J Reprod Immunol 2015;73:242–51.

[102] Silver RK, MacGregor SN, Sholl JS, Hobart JM, Neerhof MG, Ragin A. Comparative trial of prednisone plus aspirin versus aspirin alone in the treatment of anticardiolipin antibody-positive obstetric patients. Am J Obstet Gynecol 1993;169:1411–17.

[103] Laskin CA, Bombardier C, Hannah ME, Mandel FP, Ritchie JW, Farewell V, et al. Prednisone and aspirin in

women with autoantibodies and unexplained recurrent fetal loss. N Engl J Med 1997;337:148–53.

[104] Scoble T, Wijetilleka S, Khamashta MA. Management of refractory anti-phospholipid syndrome. Autoimmun Rev 2011;10:669–73.

[105] Bramham K, Thomas M, Nelson-Piercy C, Khamashta M, Hunt BJ. First-trimester low-dose prednisolone in refractory antiphospholipid antibody-related pregnancy loss. Blood 2011;117(25):6948–51.

[106] Pierangeli SS, Espinola R, Liu X, Harris EN, Salmon JE. Identification of an Fc gamma receptor-independent mechanism by which intravenous immunoglobulin ameliorates antiphospholipid antibody-induced thrombogenic phenotype. Arthritis Rheum 2001;44:876–83.

[107] Spinnato JA, Clark AL, Pierangeli SS, Harris EN. Intravenous immunoglobulin therapy for the antiphospholipid syndrome in pregnancy. Am J Obstet Gynecol 1995;172:690–4.

[108] Triolo G, Ferrante A, Ciccia F, Accardo-Palumbo A, Perino A, Castelli A, et al. Randomized study of subcutaneous low molecular weight heparin plus aspirin versus intravenous immunoglobulin in the treatment of recurrent fetal loss associated with antiphospholipid antibodies. Arthritis Rheum 2003;48:728–31.

[109] Jeremic K, Pervulov M, Gojnic M, Dukanac J, Ljubic A, Stojnic J. Comparison of two therapeutic protocols in patients with antiphospholipid antibodies and recurrent miscarriages. Vojnosanit Pregl 2005;62:435–9.

[110] Dendrinos S, Sakkas E, Makrakis E. Low-molecular-weight heparin versus intravenous immunoglobulin for recurrent abortion associated with antiphospholipid antibody syndrome. Int J Gynaecol Obstet 2009;104(3):223–5.

[111] de Jesus GR, dos Santos FC, Oliveira CS, Mendes-Silva W, de Jesus NR, Levy RA. Management of obstetric antiphospholipid syndrome. Curr Rheumatol Rep 2012;14(1): 79–86.

[112] Hunt BJ, Khamashta M, Lakasing L, Williams FM, Nelson Piercy C, Bewley S, et al. Thromboprophylaxis in antiphospholipid syndrome pregnancies with previous cerebral arterial thrombotic events: is warfarin preferable? Thromb Haemost 1998;79:1060–1.

[113] Stevenson RE, Burton OM, Ferlauto GJ, Taylor HA. Hazards of oral anticoagulants during pregnancy. JAMA 1980;243:1549–51.

[114] Schwartz J, Winters JL, Padmanabhan A, Balogun RA, Delaney M, Linenberger ML, et al. Guidelines on the use of therapeutic apheresis in clinical practice-evidence-based approach from the Writing Committee of the American Society for Apheresis: the sixth special issue. J Clin Apher 2013;28(3):145–284.

[115] Bontadi A, Ruffatti A, Marson P, Tison T, Tonello M, Hoxha A, et al. Plasma exchange and immunoadsorption effectively remove antiphospholipid antibodies in pregnant patients with antiphospholipid syndrome. J Clin Apher 2012;27(4):200–4.

[116] Bortolati M, Marson P, Chiarelli S, Tison T, Facchinetti M, Gervasi MT, et al. Case reports of the use of immunoadsorption or plasma exchange in high-risk

pregnancies of women with antiphospholipid syndrome. Ther Apher Dial 2009;13(2):157–60.

[117] Ruffatti A, Salvan E, Del Ross T, Gerosa M, Andreoli L, Maina A, et al. Treatment strategies and pregnancy outcomes in antiphospholipid syndrome patients with thrombosis and triple antiphospholipid positivity. A European multicentre retrospective study. Thromb Haemost 2014;112(4):727–35.

[118] El-Haieg DO, Zanati MF, El-Foual FM. Plasmapheresis and pregnancy outcome in patients with antiphospholipid syndrome. Int J Gynaecol Obstet 2007;99:236–41.

[119] Frampton G, Cameron JS, Thom M, Jones S, Raftery M. Successful removal of anti-phospholipid antibody during pregnancy using plasma exchange and low-dose prednisolone. Lancet 1987;ii:1023–4.

[120] Ruffatti A, Tonello M, Del Ross T, Cavazzana A, Grava C, Noventa F, et al. Antibody profile and clinical course in primary antiphospholipid syndrome with pregnancy morbidity. Thromb Haemost 2006;96:337–41.

[121] Rand JH, Wu XX, Quinn AS, Ashton AW, Chen PP, Hathcock JJ, et al. Hydroxychloroquine protects the annexin A5 anticoagulant shield from disruption by antiphospholipid antibodies: evidence for a novel effect for an old antimalarial drug. Blood 2010;115(11): 2292–9.

[122] Rand JH, Wu XX, Quinn AS, Chen PP, Hathcock JJ, Taatjes DJ. Hydroxychloroquine directly reduces the binding of antiphospholipid antibody-beta2-glycoprotein I complexes to phospholipid bilayers. Blood 2008;112(5):1687–95.

[123] Edwards MH, Pierangeli S, Liu X, Barker JH, Anderson G, Harris EN. Hydroxychloroquine reverses thrombogenic properties of antiphospholipid antibodies in mice. Circulation 1997;96(12):4380–4.

[124] Espinola RG, Pierangeli SS, Gharavi AE, Harris EN. Hydroxychloroquine reverses platelet activation induced by human IgG antiphospholipid antibodies. Thromb Haemost 2002;87(3):518–22.

[125] Chighizola CB, Ubiali T, Meroni PL. Treatment of thrombotic antiphospholipid syndrome: the rationale of current management-an insight into future approaches. J Immunol Res 2015;2015:951424.

[126] Wu XX, Guller S, Rand JH. Hydroxychloroquine reduces binding of antiphospholipid antibodies to syncytiotrophoblasts and restores annexin A5 expression. Am J Obstet Gynecol 2011;205(6):576. e7–576.e14.

[127] Albert CR, Schlesinger WJ, Viall CA, Mulla MJ, Brosens JJ, Chamley LW, et al. Effect of hydroxychloroquine on antiphospholipid antibody-induced changes in first trimester trophoblast function. Am J Reprod Immunol 2014;71:154–64.

[128] Schmidt-Tanguy A, Voswinkel J, Henrion D, Subra JF, Loufrani L, Rohmer V, et al. Antithrombotic effects of hydroxychloroquine in primary antiphospholipid syndrome patients. J Thromb Haemost 2013;11:1927–9.

[129] Sciascia S, Hunt BJ, Talavera-Garcia E, Lliso G, Khamashta MA, Cuadrado MJ. The impact of hydroxychloroquine treatment on pregnancy outcome in women with antiphospholipid antibodies. Am J

Obstet Gynecol 2016;214(2):273.e1–273.e8. pii: S0002-9378(15)01192-8. <http://dx.doi.org/10.1016/j.ajog.2015.09.078>.

[130] Mekinian A, Lazzaroni MG, Kuzenko A, Alijotas-Reig J, Ruffatti A, Levy P, et al. The efficacy of hydroxychloroquine for obstetrical outcome in antiphospholipid syndrome: data from a European multi center retrospective study. Autoimmun Rev 2015;40:498–502.

[131] Serrano F, Nogueira I, Borges A, Branco J. Primary antiphospholipid syndrome: pregnancy outcome in a Portuguese population. Acta Reumatol Port 2009;34(3):492–7.

[132] Tincani A, Branch W, Levy RA, Piette JC, Carp H, Rai RS, et al. Treatment of pregnant patients with antiphospholipid syndrome. Lupus 2003;12:524–9.

[133] Tuthill JI, Khamashta MA. Management of antiphospholipid syndrome. J Autoimmun 2009;33(2):92–8.

[134] Dadhwal V, Sharma AK, Deka D, Gupta B, Mittal S. The obstetric outcome following treatment in a cohort of patients with antiphospholipid antibody syndrome in a tertiary care center. J Postgrad Med 2011;57(1):16–19.

[135] Erkan D, Lockshin MD. New treatments for antiphospholipid syndrome. Rheum Dis Clin North Am 2006;32:129–48.

[136] Lassere M, Empson M. Treatment of antiphospholipid syndrome in pregnancy – a systematic review of randomized therapeutic trials. Thromb Res 2004;114:419–26.

[137] Chighizola CB, Andreoli L, de Jesus GR, Banzato A, Pons-Estel GJ, Erkan D. The association between antiphospholipid antibodies and pregnancy morbidity, stroke, myocardial infarction, and deep vein thrombosis: a critical review of the literature. Lupus 2015;24(9):980–4.

[138] Opatrny L, David M, Kahn SR, Shrier I, Rey E. Association between antiphospholipid antibodies and recurrent fetal loss in women without autoimmune disease: a metaanalysis. J Rheumatol 2006;33:2214–21.

[139] Urbanus RT, Derksen RH, de Groot PG. Current insight into diagnostics and pathophysiology of the antiphospholipid syndrome. Blood Rev 2008;22:93–105.

[140] Galli M, Luciani D, Bertolini G, Barbui T. Lupus anticoagulants are stronger risk factors for thrombosis than anticardiolipin antibodies in the antiphospholipid syndrome: a systematic review of the literature. Blood 2003;101:1827–32.

[141] Lockshin MD, Kim M, Laskin CA, Guerra M, Branch DW, Merrill J, et al. Prediction of adverse pregnancy outcome by the presence of lupus anticoagulant, but not anticardiolipin antibody, in patients with antiphospholipid antibodies. Arthritis Rheum 2012;64(7):2311–18.

[142] James AH, Abel DE, Brancazio LR. Anticoagulants in pregnancy. Obstet Gynecol Surv 2006;61:59–69.

[143] Mak A, Cheung MW, Cheak AA, Ho RC. Combination of heparin and aspirin is superior to aspirin alone in enhancing live births in patients with recurrent pregnancy loss and positive anti-phospholipid antibodies: a meta-analysis of randomized controlled trials and meta-regression. Rheumatology (Oxford)

2010;49(2):281–8.

[144] Ruiz-Irastorza G, Khamashta MA, Hughes GR. Antiaggregant and anticoagulant therapy in systemic lupus erythematosus and Hughes' syndrome. Lupus 2001;10:241–5.

[145] Clowse ME, Magder LS, Witter F, Petri M. Early risk factors for pregnancy loss in lupus. Obstet Gynecol 2006;107:293–9.

[146] Papageorghiou AT, Roberts N. Uterine artery Doppler screening for adverse pregnancy outcome. Curr Opin Obstet Gynecol 2005;17:584–90.

[147] Le Thi Huong D, Wechsler B, Vauthier-Brouzes D, Duhaut P, Costedoat N, Andreu MR, et al. The second trimester Doppler ultrasound examination is the best predictor of late pregnancy outcome in systemic lupus erythematosus and/or the antiphospholipid syndrome. Rheumatology (Oxford) 2006;45:332–8.

[148] Shehata HA, Nelson-Piercy C, Khamashta MA. Management of pregnancy in antiphospholipid syndrome. Rheum Dis Clin North Am 2001;27:643–59.

[149] Wetzl RG. Anaesthesiological aspects of pregnancy in patients with rheumatic diseases. Lupus 2004;13:699–702.

[150] Kupferminc MJ, Lee MJ, Green D, Peaceman AM. Severe postpartum pulmonary, cardiac, and renal syndrome associated with antiphospholipid antibodies. Obstet Gynecol 1994;83:806–7.

[151] Ruiz-Irastorza G, Khamashta MA. Management of thrombosis in antiphospholipid syndrome and systemic lupus erythematosus in pregnancy. Ann NY Acad Sci 2005;1051:606–12.

[152] Asherson RA. The catastrophic antiphospholipid syndrome. J Rheumatol 1992;19:508–12.

[153] Cervera R, Espinosa G. Update on the catastrophic antiphospholipid syndrome and the 'CAPS Registry'. Semin Thromb Hemost 2012;38(4):333–8.

[154] Gomez-Puerta JA, Cervera R, Espinosa G, Asherson RA, Garcia-Carrasco M, da Costa IP, et al. Catastrophic antiphospholipid syndrome during pregnancy and puerperium: maternal and fetal characteristics of 15 cases. Ann Rheum Dis 2007;66:740–6.

[155] Asherson RA, Espinosa G, Cervera R, Gomez-Puerta JA, Musuruana J, Bucciarelli S, et al. Disseminated intravascular coagulation in catastrophic antiphospholipid syndrome: clinical and haematological characteristics of 23 patients. Ann Rheum Dis 2005;64:943–6.

[156] Galli M. Treatment of the antiphospholipid syndrome. Autoimmun Highlights 2014;5:1–7.

[157] Hanouna G, Morel N, Le Thi Huong D, Josselin L, Vauthier-Brouzes D, Saadoun D, et al. Catastrophic antiphospholipid syndrome and pregnancy: an experience of 13 cases. Rheumatology (Oxford) 2013;52(9):1635–41.

[158] Mekinian A, Costedoat-Chalumeau N, Masseau A, Tincani A, De Caroli S, Alijotas-Reig J, et al. Obstetrical APS: is there a place for hydroxychloroquine to improve the pregnancy outcome? Autoimmun Rev 2015;14:23–9.

[159] Simpson LL. Maternal medical disease: risk of antepartum fetal death. Semin Perinatol 2002;26:42–50.

[160] Yasmeen S, Wilkins EE, Field NT, Sheikh RA, Gilbert WM. Pregnancy outcomes in women with systemic lupus erythematosus. J Matern Fetal Med 2001;10:91–6.

[161] Witter FR. Management of the high-risk lupus pregnant patient. Rheum Dis Clin North Am 2007;33:253–65, v–vi.

[162] Clowse ME, Magder L, Witter F, Petri M. Hydroxychloroquine in lupus pregnancy. Arthritis Rheum 2006;54:3640–7.

[163] Levy RA, Vilela VS, Cataldo MJ, Ramos RC, Duarte JL, Tura BR, et al. Hydroxychloroquine (HCQ) in lupus pregnancy: doubleblind and placebo-controlled study. Lupus 2001;10:401–4.

[164] Merashli M, Noureldine MH, Uthman I, Khamashta M. Antiphospholipid syndrome: an update. Eur J Clin Invest 2015;45(6):653–62.

[165] Xie H, Sheng L, Zhou H, Yan J. The role of TLR4 in pathophysiology of antiphospholipid syndrome-associated thrombosis and pregnancy morbidity. Br J Haematol 2014;164(2):165–76.

第 19 章 抗磷脂综合征预后

Prognosis in Antiphospholipid Syndrome

Rosa M Serrano[a], Guillermo J Pons-Estel[a], Gerard Espinosa[a] and Ricard Cervera[a] 著

殷翰林 吕良敬 译

19.1 前言

抗磷脂综合征（APS）是一种以抗磷脂抗体（aPL）中高度升高、反复发生的血栓事件和（或）自发性反复流产等不良妊娠结局为临床特征的获得性自身免疫性疾病。该疾病包含一系列的临床表现，可能是原发，也可能继发于一些其他疾病，主要是系统性红斑狼疮（SLE）[1]。由于 APS 的异质性，疾病的严重程度不同、复发的风险也不同。

虽然30多年前就有关于 APS 的描述[2]，但关于该病的预后[3,4]和自然进程的文献仍很少[5~7]。具体哪些因素会影响 APS 的临床演变，以及 aPL 阳性对患者甚至正常人的影响，目前仍不清楚[4]。

理解疾病和器官损伤的风险因素和预测因素有助于临床医师对 APS 的管理。在本章中，我们将回顾现有的关于 APS 预后的资料。由于其复杂多样，我们会在不同的临床背景下讨论不同情形。

19.2 APS 长期随访患者的病死率和发病率

目前，关于 APS 结局的大部分信息都是基于长期随访的队列数据，其对发病率和生存率有重大影响。比较清楚反映 APS 现状的最大队列研究是"欧洲磷脂项目"。这是欧洲的一个多中心前瞻性研究，纳入 1 000 名 APS 患者，随访了10年。针对 APS 患者在基线、5年和10年的流行病学、临床、实验室、治疗和病死率的分析，提供了有关 APS 结局的重要信息[5~7]。APS 对预后的影响很大，因为它主要影响年轻人，它可能以一种严重的形式发生，称为灾难性 APS（CAPS），虽然经过治疗仍会有很高的发病率和病死率。在这项研究中，有20%的患者在10年的随访中出现了复发，其中80%是血栓性事件，约有一半的事件是在治疗后仍发生的。CAPS 发生频率很低，发生在0.9%（$n=9$）的患者中。值得注意的是，其中6名患者，APS 以 CAPS 形式呈现，5名患者死亡。并发 SLE 的 APS 患者和原发性 APS 患者的临床表现相似。

---

a Department of Autoimmune Diseases, Hospital Clínic, Barcelona, Catalonia, Spain

19.2.1　病死率

过去几年里，人们一直在努力关注APS患者的死亡风险。2009年，以及最近的2015年，"欧洲磷脂项目"报告了5年和10年的随访结果[6,7]。在前5年中[6]，有53例患者死亡（第1年21例，第2年12例，第3年10例，第4年5例，第5年5例），最常见的死亡原因是细菌感染（20.8%），其次是APS的血栓性疾病，如心肌梗死（18.9%）、脑卒中（13.2%）、肺栓塞（9.4%）和CAPS（9.4%）。由于抗凝治疗和恶性肿瘤引起的出血性事件是11.3%的患者死亡的原因（各占11.3%）。在随访的10年时间中[7]，有93例（9.3%）患者死亡（72名女性和21名男性），死亡时的平均年龄为59岁（范围19～94岁）。与研究地区的普通人群相比，总队列的未调整标准化死亡比为1.8（95% CI 1.5～2.1）。其中40例在随访的第2个5年中死亡，2个时期的死亡率相似。然而，在2个时期之间发现了一些差异：在最初的时期，致命性血栓事件的发生率较高，而在后一个时期，恶性肿瘤导致的死亡显著增加。此外，感染和出血占长期随访期间死亡原因的1/3，在2个时期出现的比例类似。当研究者试图找出任何具有预后意义的临床或免疫学参数时，没有任何变量有显著意义。有趣的是，虽然在10年期间生存概率下降，但年龄的增长与死亡率的增加并没有关系。这可能与APS相关的疾病在这个队列中的死亡原因中占主导地位以及这个人群的年龄不大有关。当这个队列的病死率与"欧洲狼疮队列"的1 000名患者进行匹配研究时[8]，APS患者的病死率比SLE患者高25%。

关于这个话题的更多信息来自Ruiz-Irastorza等的系统性综述[9]。该综述主要关注APS的二次血栓预防的疗效。在660例APS或存在aPL的患者中，44例（7%）死亡，其中28例（62%）死亡与血栓性事件直接相关。恶性肿瘤是6例（21%）患者的死因，败血症和多器官功能衰竭各1例。仅有1名患者因抗凝治疗导致的致命性出血死亡（1名支气管扩张患者出现了大出血）。在其余8例患者中，没有具体报告死因，而是归因于相关疾病或合并疾病。有趣的是，有24例（54.5%）的死亡与随访期间的复发性血栓有关（17例动脉血栓，6例静脉血栓，1例广泛性血栓）。此外，该系统性综述中只有一项研究试图确定与死亡率相关的风险因素，然而所分析的变量，如性别、年龄、是否有糖尿病、高血压或高脂血症、血小板计数、IgG或IgM型aCL（抗心磷脂）抗体阳性以及狼疮抗凝物（LA）等在死亡和存活的患者中的比例相似[10]。

19.2.2　发病率

19.2.2.1　脏器损伤

APS复发率和器官功能障碍常取决于累积性的不可逆损害。虽然仍需要更多大型队列的前瞻性研究，但最近的观察性研究结果提供了一些关于器官损伤的预测因素和预后因素的信息。在一项回顾性研究中，Grika等[11]利用SLE国际合作诊所(SLICC)/美国风湿病学会(ACR)损害指数评估了135例APS患者(89例原发性APS和46例APS伴SLE患者)发病后10年的累积器官损害情况。他们根据初始事件对患者进行了分组：动脉血栓、静脉血栓或病理妊娠等。他们观察到，初始呈现的类型与接下来发生的临床事件有关。具体而言，动脉血栓事件之后是动脉血栓事件，静脉血栓事件之后是静脉血栓事件，而病理妊娠后则是病理妊娠更频繁地复发。有1/4的患者发展到器官损害，SLICC/ACR损害指数随时间的推移而升高，与病死率增加有关。发病率最高的是神经系统损害，与静脉血栓组相比，以动脉血栓为初始表现的患者的神经系统损害明显多见。病理妊娠与血栓组相比，损害更少。除了初始事件的类型外，CAPS 和并存的 SLE 是损害的显著调节因子。Tektonidou 等[12]研究了初始临床呈现类型与临床上不良转归的发生率和类型之间的关联。他们的结论是，首次呈现时有 2 种临床事件（动脉、静脉血栓和反复流产）或溶血性贫血并存在抗 β_2GP I 抗体的患者总预后较差。相反，用华法林或阿司匹林治疗对总体预后有一定的改善作用。在一项对 SLE 患者随访了 9.7 年的纵向研究中，Ruiz-Irastorza 等[13]观察到，有血栓性表现的 APS 是 SLE 患者不可逆器官损害和死亡的主要预测因素。所有 APS 患者均有血栓形成，且多发生在动脉。APS 患者的损伤更严重，15 年的累计生存率也低于无 APS 的患者。

至于原发性 APS，Dall'Ara 等[14]在一项随访 35 例原发性 APS 患者 15 年的回顾性研究中也发现了类似的结果。在随访结束时，20% 的患者出现了器官损害（17% 的神经系统和 3% 的肾脏损害），并且与血栓性事件显著相关，尤其是动脉血栓事件。很多因素与器官损害没有显著关系，如 aPL 谱、其他自身抗体的存在、病程的长短以及药物治疗的类型（尤其值得注意）。最后，Erkan 等[15]在一项对 39 例原发性 APS 患者的回顾性研究中发现，发病 10 年后，有 1/3 的患者出现器官损伤，有 1/5 的患者出现功能障碍。

多年来，APS 患者的器官损害采用 SLICC/ACR 损害指数[16]来评估，而该指数仅证实过对 SLE 有效。尽管它包括了 APS 造成的损害，并能提供粗略的 APS 相关器官损害的估计，但有局限性。对于持续的 aPL 阳性的 SLE 患者，应谨慎采用，因为它可能会高估 SLE 相关损害，而低估 aPL 相关损害[17]。因此，为了更好地评估 APS 预后和治疗效果，量化 APS 中的器官损伤是当务之急。Amigo 等人提出了血栓性 APS 患者损伤指数（DIAPS）概念[18]。DIAPS 包含了 37 项指标，专家小组一致认为 DIAPS 可以反映血栓性 APS 器官损伤程度。虽然它没有评估慢性损伤对产科的影响，但不孕症被纳入其中。DIAPS 经过了初步验证，并且最近也显示出与 EuroQoL 有显著的相关性，EuroQoL 是一种用于评估生活质量的通用的、标准的健康测量方法，与慢性损伤有显著的相关性[18]。

19.2.2.2　生活质量

关于 APS 患者的长期生活质量的影响，目前的研究结果是令人担忧的。根据前面提到的 Erkan 等[15]的研究，有 20.5% 的长病程原发性 APS 年轻患者的功能受到影响。他们无法进行对生活质量很重要的日常活动，而造成这种功能障碍的主要原因是认知功能障碍、心血管疾病、失语症和闭锁综合征。Georgopoulou 等人[19]在最近发表的一项研究中，用生活质量评价量表 SF-36（Short Form-36）调查了 270 名 APS 患者的健康相关生活质量（HRQoL）。利用该工具评估了疾病对患者身体状况、心理和社会幸福感的影响。研究的结论是，APS 对患者的 HRQoL 有显著影响；原发性 APS 患者，在身体状况方面普遍优于与并发 SLE 的 APS 患者，但在精神状况方面则较差。APS 影响疾病管理和日常生活的主要问题是疼痛、疲劳、缺乏专业医疗护理人员 / 公众意识不足和药物治疗的不可预测性。另一项法国多中心研究显示了类似的结果，并且观察到有动脉血栓病史的 APS 患者的 HRQoL 明显受损[20]。

19.2.3　血栓形成和复发

血栓形成是 APS 的主要特征，在随访期间经常复发。在欧洲磷脂项目中，第一个 5 年随访期间，有 16.6% 的患者出现了血栓事件，第二个 5 年随访期间，有 15.3% 的患者出现了血栓事件。

最常见的血栓事件是脑卒中（占总队列的5.3%）、短暂性脑缺血发作（4.7%）、深静脉血栓形成（4.3%）和肺栓塞（3.5%）[6,7]。APS患者的远期预后主要受血栓复发的影响，尤其是动脉血栓[11,14]。近年来，已经开展了一些研究来确定APS中血栓形成的风险因素及对aPL的影响。

（1）aPL阳性是血栓形成的预测因素。Ginsburg等[21]在一项前瞻性研究中报道，在健康男性中，较高水平的aCL是深静脉血栓或肺栓塞的风险因素，但不是缺血性脑卒中的风险因素，且独立于年龄和吸烟状况。此外，在一个健康中年男性的前瞻性队列中，Vaarala[22]发现高水平aCL是心肌梗死或心脏死亡事件的独立风险因素。在一项大型前瞻性研究中，Finazzi等[23]指出，在未筛选的LA和（或）aCL阳性患者中，高IgG型aCL是血栓形成的重要预测因素。Reynaud等[24]的荟萃分析量化了无症状携带者中aPL与动静脉血栓形成风险之间的关联，发现LA和aCL与静脉血栓形成风险增加相关，而抗β_2GP Ⅰ则相反。标准的抗体（LA、aCL和抗β_2GP Ⅰ）和其他抗体如抗凝血酶原和抗磷脂酰丝氨酸抗体等可以预测动脉血栓形成。此外，在APS患者中，IgG型aCL阳性、网状青斑、高血压及高胆固醇血症等已被确定为动脉血栓形成的风险因素[25]。

（2）aCL滴度高的患者比aCL滴度低的患者更容易发生血栓。Galli等人[26]发现，LA阳性或中高水平aCL的患者发生静脉和动脉血栓和（或）血栓栓塞的风险增加。Shah等[27]研究了52例aCL水平升高的患者，经过10年的随访，有29%的APS患者出现了新的血栓栓塞事件。此外，有52%的患者有aCL但缺乏APS的临床特征，最终也发展成了APS。

（3）aPL的多重阳性与血栓栓塞事件有明显的相关性[28,29]。Pengo等[30]在研究一项大型回顾性分析后得出结论：aPL三重阳性（LA、aCL和抗β_2GP Ⅰ）的APS患者是未来发生血栓栓塞事件的高危人群。虽然口服抗凝药可以显著降低血栓栓塞的风险，但口服抗凝药后血栓复发仍然频繁。

（4）aCL的存在是复发的一个风险因素。Schulman等人[31]对首次出现静脉血栓栓塞、已经经过6个月华法林抗凝治疗的412例患者进行了一项大型前瞻性研究，结果表明，aCL阳性的患者在停止抗凝治疗后的头6个月内复发的风险是aCL阴性者的2倍，复发风险随aCL滴度的增加而增加。

最近，关于预测血栓发生的评分标准的研究取得了重大进展。Oku等[32]引入了抗磷脂评分，这是一种评估aPL概况的定量方法。他们验证了该评分在APS诊断中的效能和对血栓形成的预测价值。该评分是诊断APS的量化指标，但除了aPL谱外，它并没有考虑血栓形成的常规危险因素，也没有评估aPL的风险。另一个评分是由Sciascia等[33]人研发的针对原发性APS的整体APS评分（GAPSS）。该评分是由血栓形成和病理妊娠的独立危险因素综合得出的，考虑了aPL谱（标准和非标准aPL）、常规心血管危险因素和自身免疫抗体谱。事实证明，GAPSS是一个有效的评分工具，大大改进了原发性APS中血栓形成的风险分层。

血栓性事件的部位、并发症、复发和严重程度都会影响APS的预后。深静脉血栓形成是最常见的血栓事件，可为多发性、双侧性、伴有浅表性血栓性静脉炎，也可因慢性静脉瘀血性溃疡累及内踝。此类溃疡应与下肢外侧多发性小静脉闭塞引起的溃疡相鉴别。四肢中或大动脉闭塞也可产生坏疽，甚至导致截肢。此外，有1/3的APS深静脉血栓患者并发肺栓塞。复发性肺栓塞可导致肺动脉高压和右心受累的临床表现，虽经治疗，预后仍差[34]。

中枢神经系统（CNS）血栓是另一个重要的并发症和死亡原因。脑卒中和短暂性脑缺血发作是APS最常见的动脉血栓性表现，常可进展为血管性痴呆[11]。最近，研究者发现在APS患者中常发生认知功能障碍，通常伴有网状青斑和脑磁共振成像影像学的白质病变，这种病变与其他任何中枢神经系统受累史无关[35]。

心脏受累有多种形式（即心肌梗死、心肌病变及血栓性瓣膜病变）。这些病变均对疾病转归有很大的影响[36]。aPL 与早发动脉粥样硬化之间也有关联[37]。外周动脉病变伴有 aCL 也与总病死率和心血管事件病死率有关[38]。

肾脏病变也与不良结局有关。虽然血栓可能发生在肾脏血管内任何部位，但 APS 特征性肾脏损伤是血栓性微血管病变。这种病变的严重程度和范围可有不同，其临床表现包括严重的肾血管性高压和肾功能衰竭。终末期肾病患者的血液透析通路、动静脉内瘘血栓以及移植后的肾血栓发生率很高。免疫抑制治疗对减少其发生是否有益需要进一步研究[39～43]。

19.2.4 出血性并发症

除血栓复发外，随访期间最常见的并发症是出血，而出血最常见的原因是抗血栓治疗。在欧洲磷脂项目 10 年的随访期间，共发生 61 例大出血，均为抗血栓治疗的患者，其中 33% 的患者国际标准化比值（INR）> 3（50.8% 为黏膜出血，24.6% 为脑出血，16.4% 为胃肠出血，8.2% 为腹腔内出血），有 10 例发生了（16.4%）致命的出血[7]。Dall' Ara 等[14]记录到 34% 的患者在治疗中出现出血。在接受口服抗凝药治疗和接受抗血小板治疗的患者之间，出血风险没有显著差异。26% 的患者为轻度出血事件（瘀血、鼻出血、牙龈出血及轻度甲状腺出血），而 8% 的患者（均为口服抗凝药治疗的患者）发生了严重的出血性并发症（硬膜下血肿、严重甲状腺出血及食管静脉曲张出血）。但目前的治疗措施总体是安全的，是可以接受的，很少出现大出血事件，且明显与治疗的强度无关[44]。

血小板减少是与 APS 相关的常见表现，但严重的血小板减少并不常见，通常不需要治疗，因为它很少引起大出血。然而，在 APS 并发 SLE 的患者中，血小板减少与死亡风险增加有关[45]。

19.3 产科 APS

在过去的 20 年中，由于多学科综合管理（产科医师、内科医师、风湿科医师、血液科医师等）以及孕前评估和咨询（包括潜在的孕产妇和产科的问题），使 APS 患者的预后有了很大的改善[46]。

不同的临床和免疫学特征对预后具有明显的意义，是指导临床决策的一个极为重要的工具。PROMISSE 研究 (Predictors of Pregnancy Outcome: Biomarkers in Antiphospholipid Antibody Syndrome and Systemic Lupus Erythematosus study，妊娠结局的预测因素：APS 和 SLE 的生物标志物研究) 是一项由美国国立卫生研究院（NIH）资助的多中心前瞻性观察性研究，研究对象为 aPL 阳性、患有 SLE 或两者兼有的孕妇。PROMISSE 研究表明，孕产妇危险因素容包括既往血栓、低龄孕产妇、临床特征明显的 SLE 或合并其他系统性自身免疫性疾病。令研究人员惊讶的是，既往流产次数并不具有预测性。当根据有无 LA 对患者进行分层时，LMWH 和 UFH（在确认怀孕时开始使用）均不影响结局，而阿司匹林（除 1 名患者外，所有患者均接受 81 mg/d）与较少的不良事件有关。羟氯喹和皮质类固醇治疗均不影响结局，但很少有患者服用这两种药物[47]。

在免疫学特征方面，研究人员发现，在没有自身免疫性疾病的妇女中，LA 阳性是预测妊娠 24

周前发生胎儿丢失的最有效的方法。而在同一组中，IgG 型 aCL 与早期和晚期反复妊娠丢失有关，中至高滴度增强了这种关联。同时，IgM 型 aCL 与晚期反复妊娠丢失有关；没有发现抗 β_2GP Ⅰ 抗体与反复妊娠丢失之间的关系[48]。Ruffatti 等[49]的一项研究，在原发性 APS 中也观察到了类似的结果，其中 LA 是对妊娠结局影响最大的 aPL。此外，aPL 检测超过一次阳性的妇女的妊娠结局较差；与 aPL 检测一次或两次阳性的妇女相比，三次检测均为阳性的妇女，其妊娠丢失率明显更高。Simchen 等[50]也研究了胎儿/新生儿不良结局的风险：抗体滴度高于正常值上限 4 倍的孕妇，其不良结局的风险为 5.7 倍。Lockshin 等[47]研究了 APS、SLE 或同时患有 APS 和 SLE 的患者的妊娠结局，35% 的患者有 LA 和低滴度（< 40 GPL 单位）IgG 型 aCL 的妇女有不良妊娠结局，多数为活婴，43% 的有 LA 和高滴度 aCL 的妇女也有不良妊娠结局（低滴度和高滴度 aCL 之间的差异不显著）。相比之下，低滴度 aCL 的患者没有出现不良结局，没有 LA 的高滴度 aCL 的女性中也只有 8% 出现了不良结局，这个比例与正常人无异。如果女性有 SLE 和 LA 阳性，其不良结局率为 55%，如果 LA 阳性但没有 SLE，其不良结局率为 35%。IgM 型抗 β_2GP Ⅰ 抗体阳性和三阳性与 LA 阳性的情况相似。第一次妊娠期的检测结果就预测了结局，随后的妊娠期检测结果并不改变之前的结论。

APS 不良妊娠结局的其他预后指标还包括用多普勒检测的子宫血流动力学指标。该方法可无创测量子宫胎盘血流，能够检测到由于循环 aPL 的存在而导致的胎盘灌注受损的情况[51,52]。这对于识别不良妊娠结局风险较高的 APS 孕妇是一个很实用的工具[53]。弓形虫、风疹、巨细胞病毒、疱疹病毒（TORCH）复合物的假阳性 IgM 也可能与妊娠不良结局有关，因为它反映了免疫系统的失调，从而导致自身免疫介导的胎盘损伤。此外，低水平的补体成分与产科并发症增加有关，提示胎盘免疫复合物的沉积和补体的级联激活可能导致 APS 相关的胎盘功能衰竭[54]。

aPL 的存在被认为是子痫前期的风险因素。在一项荟萃分析中，do Prado 等[55]发现 aCL 与子痫前期之间存在关联性（OR 为 2.86，95% CI 1.37 ～ 5.98），aCL 与重度子痫前期之间也存在关联性（OR 为 11.15，95% CI 2.66 ～ 46.75），而非重度子痫前期与 aCL 没有关联。Abou-Nassar 等人[56]的另一项荟萃分析纳入了评估 LA、aCL 和抗 β_2GP Ⅰ 与子痫前期、晚期妊娠丢失、胎儿生长受限和胎盘早剥等不良妊娠结局的关联的研究。在 10 项病例-对照研究中，子痫前期中 LA 阳性的比例增加（OR 为 2.34，95% CI 1.18 ～ 4.64），但在 3 项队列研究中没有发现与 LA 有关（OR 为 5.17，95% CI 0.6 ～ 44.56）。在 19 项病例对照研究中，子痫前期有更高的 aCL 阳性率（OR 为 1.52，95% CI 1.05 ～ 2.2），但在队列研究中没有发现这个现象。此外，在队列研究中，抗 β_2GP Ⅰ 抗体在子痫前期患者中更常见（OR 为 19.14，95% CI 6.34 ～ 57.77），但在病例-对照研究中不常检测到。有趣的是，按研究类型进行分析时，这些关联并不一致。此外，在第二次荟萃分析中，滴度为 5 的 GPL/MPL 被认为是阳性，这比国际标准定义要低得多。

在欧洲磷脂项目的 10 年随访期间，有 127 名女性（15.5%）怀孕（1 ～ 4 次）。总共发生了 188 次妊娠，其中 72.9% 的妊娠成获得了 1 次或多次活产（1 ～ 3 次之间；活产总数为 137 例）。最常见的产科并发症是早期流产（< 10 周），在 16.5% 的孕妇中发生。在研究的最后 5 年中，产科发病率较低，没有妇女出现子痫前期/子痫。在胎儿发病率方面，最常见的是早产（占总活产的 48.2%）和宫内生长受限（26.3%）[7]。

产科患者的远期血栓预后远非乐观。Erkan 等[57]首次报道了 31 例服用阿司匹林（49±37）个月的产科患者的血栓形成率为1.3/100例/年，34例不服用阿司匹林随访（35±33）个月的产科患者的血栓形成率为7.4/100例/年。孕妇的抗体情况也可能影响血栓形成率。2011年，Lefèvre等[58]报道了32例产科APS患者的血栓形成率为3.3/（100例/年），当考虑到至少2种aPL抗体阳性（LA、aCL和抗β$_2$GPⅠ抗体）、抗核抗体阳性或并发SLE的APS患者时，血栓形成率分别为4.6、4.5和10/（100例/年）。产科APS中还需要考虑到其他危险因素，如含雌激素的避孕药、预防性抗凝和长期卧床等。

19.4 灾难性 APS

CAPS并不常见（只有不到1%的APS患者会出现这种并发症）。然而它具有潜在的致命性，病死率接近35%。CAPS登记处的研究人员对280名患者的主要诱发因素进行了研究。结果显示，最常见的是诱发因素是感染和手术治疗。其他不常见的原因包括停抗凝药、低INR、药物使用、产科并发症、肿瘤性疾病和SLE复发[59]。

Erkan等[60]评估了最初灾难性事件后存活下来的患者的预后。结果显示，在大约6年的随访中，有66%的患者仍无血栓形成，17%的患者发展为进一步的APS相关表现。在该队列中，没有患者出现CAPS复发。对功能结局的分析发现，15%的患者因最初的CAPS事件而出现明显的功能障碍。

复发CAPS在CAPS患者中并不常见。在CAPS登记册中，复发率是3%。红细胞碎片和微血管病性溶血性贫血与复发有关[61]。

在CAPS登记中心的280例患者中，有123例（44%）在CAPS事件发生时死亡，死亡率较高[59]。不同团队对CAPS患者病死率的预测因素进行了分析。Bucciarelli等[62]在一项250例患者的研究中发现，SLE和抗核抗体滴度阳性与较高的死亡风险有关。相反地，性别、平均年龄、CAPS事件发生时是否存在诱发因素以及受累器官的数量与不良预后无关。Bayraktar等[63]发表的一项研究显示，在CAPS诊断时，调整了年龄、性别、器官受累和治疗等因素后，发现合并SLE患者的死亡风险高于无SLE患者。

参 考 文 献

[1] Miyakis S, Lockshin MD, Atsumi T, et al. International consensus statement on an update of the classification criteria for definite antiphospholipid syndrome (APS). J Thromb Haemost 2006;4(2):295–306.

[2] Hughes GR. Thrombosis, abortion, cerebral disease, and the lupus anticoagulant. Br Med J (Clin Res Ed) 1983;287(6399):1088–9.

[3] Alarcon-Segovia D, Perez-Ruiz A, Villa AR. Long-term prognosis of antiphospholipid syndrome in patients with systemic lupus erythematosus. J Autoimmun 2000;15(2):157–61.

[4] Amigo MC. Prognosis in antiphospholipid syndrome. Rheum Dis Clin North Am 2001;27(3):661–9.

[5] Cervera R, Piette JC, Font J, et al. Antiphospholipid syndrome: clinical and immunologic manifestations and patterns of disease expression in a cohort of 1,000 patients. Arthritis Rheum 2002;46(4):1019–27.

[6] Cervera R, Khamashta MA, Shoenfeld Y, et al. Morbidity and mortality in the antiphospholipid syndrome during a 5-year period: a multicentre prospective study of 1000 patients. Ann Rheum Dis 2009;68(9):1428–32.

[7] Cervera R, Serrano R, Pons-Estel GJ, et al. Morbidity and mortality in the antiphospholipid syndrome during a 10-year period: a multicentre prospective study of 1000 patients. Ann Rheum Dis 2015;74(6):1011–18.

[8] Cervera R, Khamashta MA, Font J, et al. Morbidity and mortality in systemic lupus erythematosus during a 10-year period. A comparison of early and late manifestations in a cohort of 1,000 patients. Medicine (Baltimore) 2003;82:299–308.

[9] Ruiz-Irastorza G, Hunt BJ, Khamashta MA. A systematic review of secondary thromboprophylaxis in patients with antiphospholipid antibodies. Arthritis Rheum 2007;57(8):1487–95.

[10] Giron-Gonzalez JA, Garcia del Rio E, Rodriguez C, Rodriguez-Martorell J, Serrano A. Antiphospholipid syndrome and asymptomatic carriers of antiphospholipid antibody: prospective analysis of 404 individuals. J Rheumatol 2004;31(8):1560–7.

[11] Grika EP, Ziakas PD, Zintzaras E, Moutsopoulos HM, Vlachoyiannopoulos PG. Morbidity, mortality, and organ damage in patients with antiphospholipid syndrome. J Rheumatol 2012;39(3):516–23.

[12] Tektonidou MG, Ioannidis JP, Boki KA, Vlachoyiannopoulos PG, Moutsopoulos HM. Prognostic factors and clustering of serious clinical outcomes in antiphospholipid syndrome. QJM 2000;93(8):523–30.

[13] Ruiz-Irastorza G, Egurbide MV, Ugalde J, Aguirre C. High impact of antiphospholipid syndrome on irreversible organ damage and survival of patients with systemic lupus erythematosus. Arch Intern Med 2004;164(1):77–82.

[14] Dall'Ara F, Reggia R, Taraborelli M, et al. Patients with longstanding primary antiphospholipid syndrome: retrospective analysis of organ damage and mortality. Lupus 2014;23(12):1255–8.

[15] Erkan D, Yazici Y, Sobel R, Lockshin MD. Primary antiphospholipid syndrome: functional outcome after 10 years. J Rheumatol 2000;27(12):2817–21.

[16] Stoll T, Seifert B, Isenberg DA. SLICC/ACR Damage Index is valid, and renal and pulmonary organ scores are predictors of severe outcome in patients with systemic lupus erythematosus. Br J Rheumatol 1996;35(3):248–54.

[17] Barbhaiya M, Erkan D. The optimal tool for assessment of organ damage in antiphospholipid syndrome. J Rheumatol 2013;40(1):89.

[18] Amigo MC, Goycochea-Robles MV, Espinosa-Cuervo G, et al. Development and initial validation of a damage index (DIAPS) in patients with thrombotic antiphospholipid syndrome (APS). Lupus 2015;24(9):927–34.

[19] Georgopoulou S, Efraimidou S, MacLennan SJ, Ibrahim F, Cox T. Antiphospholipid (Hughes) syndrome: description of population and health-related quality of life (HRQoL) using the SF-36. Lupus 2015;24(2):174–9.

[20] Zuily S, Rat AC, Regnault V, et al. Impairment of quality of life in patients with antiphospholipid syndrome. Lupus 2015;24(11):1161–8.

[21] Ginsburg KS, Liang MH, Newcomer L, et al. Anticardiolipin antibodies and the risk for ischemic stroke and venous thrombosis. Ann Intern Med 1992;117(12):997–1002.

[22] Vaarala O. Antiphospholipid antibodies and myocardial infarction. Lupus 1998;7(Suppl. 2):S132–4.

[23] Finazzi G, Brancaccio V, Moia M, et al. Natural history and risk factors for thrombosis in 360 patients with antiphospholipid antibodies: a four-year prospective study from the Italian Registry. Am J Med 1996;100(5):530–6.

[24] Reynaud Q, Lega JC, Mismetti P, et al. Risk of venous and arterial thrombosis according to type of antiphospholipid antibodies in adults without systemic lupus erythematosus: a systematic review and meta-analysis. Autoimmun Rev 2014;13(6):595–608.

[25] Matyja-Bednarczyk A, Swadzba J, Iwaniec T, et al. Risk factors for arterial thrombosis in antiphospholipid syndrome. Thromb Res 2014;133(2):173–6.

[26] Galli M, Luciani D, Bertolini G, Barbui T. Lupus anticoagulants are stronger risk factors for thrombosis than anticardiolipin antibodies in the antiphospholipid syndrome: a systematic review of the literature. Blood 2003;101(5):1827–32.

[27] Shah NM, Khamashta MA, Atsumi T, Hughes GR. Outcome of patients with anticardiolipin antibodies: a 10 year follow-up of 52 patients. Lupus 1998;7(1):3–6.

[28] Pengo V, Biasiolo A, Pegoraro C, Cucchini U, Noventa F, Iliceto S. Antibody profiles for the diagnosis of antiphospholipid syndrome. Thromb Haemost 2005;93(6):1147–52.

[29] Lee EY, Lee CK, Lee TH, et al. Does the anti-beta2-glycoprotein I antibody provide additional information in patients with thrombosis? Thromb Res 2003;111(1-2):29–32.

[30] Pengo V, Ruffatti A, Legnani C, et al. Clinical course of high-risk patients diagnosed with antiphospholipid syndrome. J Thromb Haemost 2010;8(2):237–42.

[31] Schulman S, Svenungsson E, Granqvist S. Anticardiolipin antibodies predict early recurrence of thromboembolism and death among patients with venous thromboembolism following anticoagulant therapy. Duration of Anticoagulation Study Group. Am J Med 1998;104(4):332–8.

[32] Oku K, Amengual O, Atsumi T. Antiphospholipid scoring: significance in diagnosis and prognosis. Lupus 2014;23(12):1269–72.

[33] Sciascia S, Sanna G, Murru V, Roccatello D, Khamashta MA, Bertolaccini ML. The global anti-phospholipid syndrome score in primary APS. Rheumatology (Oxford) 2015;54(1):134–8.

[34] Sandoval J, Amigo MC, Barragan R, et al. Primary antiphospholipid syndrome presenting as chronic thromboembolic pulmonary hypertension. Treatment with thromboendarterectomy. J Rheumatol 1996;23(4):772–5.

[35] Tektonidou MG, Varsou N, Kotoulas G, Antoniou A, Moutsopoulos HM. Cognitive deficits in patients with antiphospholipid syndrome: association with clinical, laboratory, and brain magnetic resonance imaging findings. Arch Intern Med 2006;166(20):2278–84.

[36] Asherson RA, Cervera R. Cardiac manifestations of the antiphospholipid syndrome. Coron Artery Dis 1993;4(12):1137–43.

[37] Vaarala O. Antiphospholipid antibodies and atherosclerosis. Lupus 1996;5(5):442–7.

[38] Puisieux F, de Groote P, Masy E, et al. Association between anticardiolipin antibodies and mortality in patients with peripheral arterial disease. Am J Med 2000;109(8):635–41.

[39] Hernandez-Molina G, Garcia-Trejo LP, Uribe N, Cabral AR. Thrombotic microangiopathy and poor renal outcome in lupus patients with or without antiphospholipid syndrome. Clin Exp Rheumatol 2015;33(4):503–8.

[40] Amigo MC, Garcia-Torres R, Robles M, Bochicchio T, Reyes PA. Renal involvement in primary antiphospholipid syndrome. J Rheumatol 1992;19(8):1181–5.

[41] Korkmaz C, Kabukcuoglu S, Isiksoy S, Yalcin AU. Renal involvement in primary antiphospholipid syndrome

and its response to immunosuppressive therapy. Lupus 2003;12(10):760–5.

[42] Mondragon-Ramirez G, Bochicchio T, Garcia-Torres R, et al. Recurrent renal thrombotic angiopathy after kidney transplantation in two patients with primary antiphospholipid syndrome (PAPS). Clin Transplant 1994;8(2 Pt 1):93–6.

[43] Prieto LN, Suki WN. Frequent hemodialysis graft thrombosis: association with antiphospholipid antibodies. Am J Kidney Dis 1994;23(4):587–90.

[44] Espinosa G, Cervera R. Current treatment of antiphospholipid syndrome: lights and shadows. Nat Rev Rheumatol 2015;11(10):586–96.

[45] Uthman I, Godeau B, Taher A, Khamashta M. The hematologic manifestations of the antiphospholipid syndrome. Blood Rev 2008;22(4):187–94.

[46] Nalli C, Iodice A, Andreoli L, et al. The effects of lupus and antiphospholipid antibody syndrome on foetal outcomes. Lupus 2014;23(6):507–17.

[47] Lockshin MD, Kim M, Laskin CA, et al. Prediction of adverse pregnancy outcome by the presence of lupus anticoagulant, but not anticardiolipin antibody, in patients with antiphospholipid antibodies. Arthritis Rheum 2012;64(7):2311–18.

[48] Opatrny L, David M, Kahn SR, Shrier I, Rey E. Association between antiphospholipid antibodies and recurrent fetal loss in women without autoimmune disease: a metaanalysis. J Rheumatol 2006;33(11):2214–21.

[49] Ruffatti A, Tonello M, Cavazzana A, Bagatella P, Pengo V. Laboratory classification categories and pregnancy outcome in patients with primary antiphospholipid syndrome prescribed antithrombotic therapy. Thromb Res 2009;123(3):482–7.

[50] Simchen MJ, Dulitzki M, Rofe G, et al. High positive antibody titers and adverse pregnancy outcome in women with antiphospholipid syndrome. Acta Obstet Gynecol Scand 2011;90(12):1428–33.

[51] Holers VM, Girardi G, Mo L, et al. Complement C3 activation is required for antiphospholipid antibody-induced fetal loss. J Exp Med 2002;195(2):211–20.

[52] Tincani A, Rebaioli CB, Andreoli L, Lojacono A, Motta M. Neonatal effects of maternal antiphospholipid syndrome. Curr Rheumatol Rep 2009;11(1):70–6.

[53] De Carolis S, Botta A, Garofalo S, et al. Uterine artery velocity waveforms as predictors of pregnancy outcome in patients with antiphospholipid syndrome: a review. Ann NY Acad Sci 2007;1108:530–9.

[54] De Carolis S, Botta A, Santucci S, et al. Predictors of pregnancy outcome in antiphospholipid syndrome: a review. Clin Rev Allergy Immunol 2010;38(2–3):116–24.

[55] do Prado AD, Piovesan DM, Staub HL, Horta BL. Association of anticardiolipin antibodies with preeclampsia: a systematic review and meta-analysis. Obstet Gynecol 2010;116(6):1433–43.

[56] Abou-Nassar K, Carrier M, Ramsay T, Rodger MA. The association between antiphospholipid antibodies and placenta mediated complications: a systematic review and meta-analysis. Thromb Res 2011;128(1):77–85.

[57] Erkan D, Merrill JT, Yazici Y, Sammaritano L, Buyon JP, Lockshin MD. High thrombosis rate after fetal loss in antiphospholipid syndrome: effective prophylaxis with aspirin. Arthritis Rheum 2001;44(6):1466–7.

[58] Lefèvre G, Lambert M, Bacri JL, et al. Thrombotic events during long-term follow-up of obstetric antiphospholipid syndrome patients. Lupus 2011;20(8):861–5.

[59] Cervera R, Bucciarelli S, Plasin MA, et al. Catastrophic antiphospholipid syndrome (CAPS): descriptive analysis of a series of 280 patients from the 'CAPS Registry'. J Autoimmun 2009;32(3–4):240–5.

[60] Erkan D, Asherson RA, Espinosa G, et al. Long term outcome of catastrophic antiphospholipid syndrome survivors. Ann Rheum Dis 2003;62(6):530–3.

[61] Espinosa G, Rodriguez-Pinto I, Gomez-Puerta JA, Pons-Estel G, Cervera R, Catastrophic Antiphospholipid Syndrome Registry Project Group. Relapsing catastrophic antiphospholipid syndrome potential role of microangiopathic hemolytic anemia in disease relapses. Semin Arthritis Rheum 2013;42(4):417–23.

[62] Bucciarelli S, Espinosa G, Cervera R, et al. Mortality in the catastrophic antiphospholipid syndrome: causes of death and prognostic factors in a series of 250 patients. Arthritis Rheum 2006;54(8):2568–76.

[63] Bayraktar UD, Erkan D, Bucciarelli S, Espinosa G, Asherson R, Catastrophic Antiphospholipid Syndrome Project G The clinical spectrum of catastrophic antiphospholipid syndrome in the absence and presence of lupus. J Rheumatol 2007;34(2):346–52.

索　引